秦医师细话：心脑血管病的康复运动+饮食调养

秦丽娜◎主编

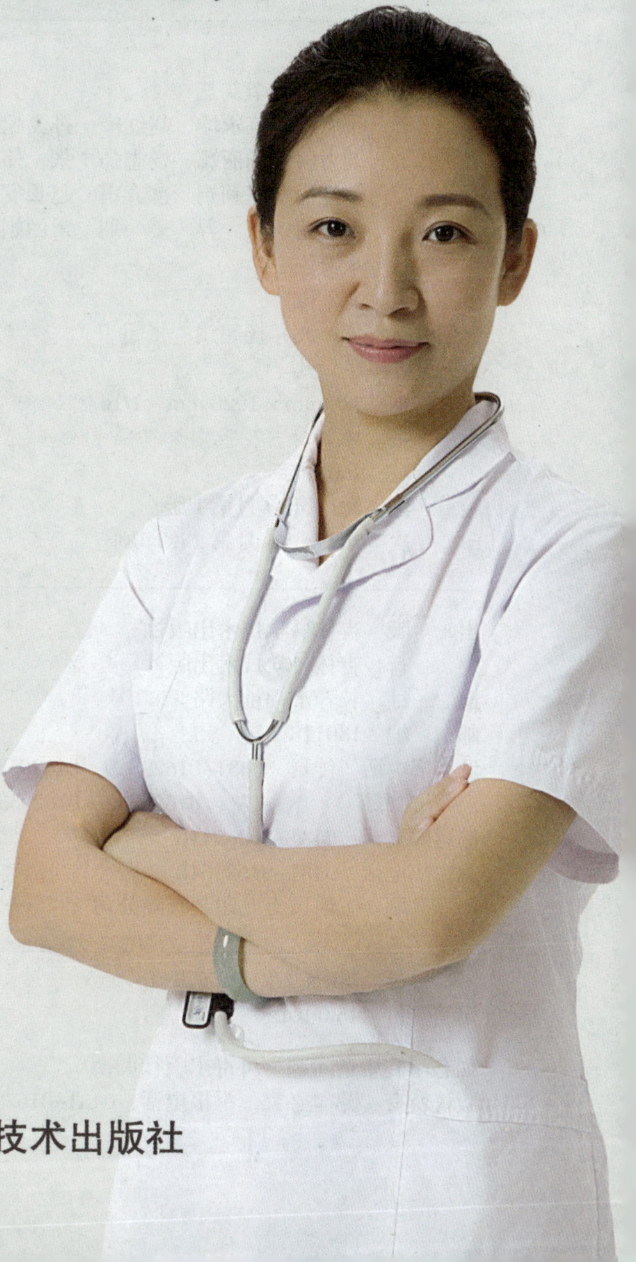

吉林科学技术出版社

图书在版编目（CIP）数据

秦医师细话：心脑血管病的康复运动 + 饮食调养 / 秦丽娜主编．-- 长春：吉林科学技术出版社，2017．6（2025．6 重印）．

ISBN 978-7-5578-1376-5

Ⅰ．①秦… Ⅱ．①秦… Ⅲ．①心脏血管疾病—诊疗 ②脑血管疾病—诊疗 Ⅳ．① R54 ② R743

中国版本图书馆 CIP 数据核字（2016）第 227669 号

秦医师细话：心脑血管病的康复运动＋饮食调养

QIN YISHI XI HUA: XINNAOXUEGUANBING DE KANGFU YUNDONG +YINSHI TIAOYANG

主　　编　秦丽娜
副 主 编　杨　帅　李艾芝
编　　委　张海媛　范永坤　赵红瑾　孙灵超　张志军　曾剑如　陈　涤　李玉兰　刘力硕　杨丽娜　杨志强　张　伟　黄　辉　黄建朝　黄艳素　贾守琳　李红梅　赵莉娟　郝介甫　赵长发　毛燕飞　逯　莹　王永新　吴　强　韦杨丽　张　羿　姜　朋　常丽娟　孟宪婷　寿　婕　祝　辉　王雪玲　张天佐
出 版 人　宛　霞
责任编辑　孟　波　杨超然　张超
封面设计　冬　凡
开　　本　720 mm × 1020 mm　1/16
印　　张　14
字　　数　260 千字
版　　次　2017 年 6 月第 1 版
印　　次　2025 年 6 月第 2 次印刷

出　　版　吉林科学技术出版社
发　　行　吉林科学技术出版社
地　　址　长春市福祉大路 5788 号
邮　　编　130118
发行部电话 / 传真　0431-81629529　81629530　81629531　81629532　81629533　81629534
储运部电话　0431-86059116
编辑部电话　0431-81629518
印　　刷　三河市万龙印装有限公司

书　　号　ISBN 978-7-5578-1376-5
定　　价　45.00 元

如有印装质量问题　可寄出版社调换

♡ 健康新定义

什么是健康？大家的第一反应就是不生病、不虚弱。然而，亚健康呢？心理疾病呢？对此，世界卫生组织给健康下了一个比较规范的新定义：健康是指一种身体上、心理上和社会适应等方面的良好状态。

♡ 动脉粥样硬化

动脉粥样硬化是冠心病、脑梗死、外周血管病的主要原因。脂质代谢障碍为动脉粥样硬化的病变基础，其特点是受累动脉病变从内膜开始，一般先有脂质和复合糖类积聚、出血及血栓形成，进而纤维组织增生及钙质沉着，并有动脉中层的逐渐蜕变和钙化，导致动脉壁增厚变硬、血管腔狭窄。由于在动脉内膜积聚的脂质外观呈黄色粥样，因此被称为动脉粥样硬化。

♡ 心律失常

心律失常是心脏活动的起源或传导障碍导致心脏搏动的频率或节律异常。心律失常是心血管疾病中重要的一组疾病，可单独发病，亦可与其他心血管病伴发。其预后与心律失常的病因、诱因、演变趋势、是否导致严重血流动力障碍有关，可突然发作而致猝死，亦可持续累及心脏而致其衰竭。

♡ 心力衰竭

简称心衰，是指由于心脏的收缩功能或舒张功能发生障碍，不能将静脉回心血量充分排出心脏，导致静脉系统血液淤积，动脉系统血液灌注不足，从而引起心脏循环障碍症候群，此种障碍症候群集中表现为肺淤血、腔静脉淤血。心力衰竭并不是一种独立的疾病，而是心脏疾病发展的终末阶段。

♡ 脑卒中

脑卒中，又称中风、脑血管意外，是一种急性脑血管疾病，是由于脑部血管突然破裂或因血管阻塞导致血液不能流入大脑而引起脑组织损伤的一组疾病，包括缺血性和出血性卒中。调查显示，脑卒中已成为我国第一位死亡原因，具有发病率高、死亡率高和致残率高的特点。

人的生命只有一次，健康长寿是我们每个人的愿望。社会进化至今，影响人类健康的罪魁祸首已经不再是因营养不良导致的疾病或传染病，而是由营养过剩、运动过少等不良生活方式导致的心脑血管疾病。

在我的康复治疗室里，我曾无数次听到患者们诸如此类的话：“得了这病真是无奈，自己痛苦不说还拖累孩子们，这点养老金都交给医院了……”没错，心脑血管疾病不仅会给患者自身带来痛苦甚至生命威胁，还会耗费大量的金钱与精力，给病人造成身体及心灵上的双重打击。

前段时间，我翻阅了世界卫生组织发布的2016年的《世界卫生统计》报告，其中有这样一段话：中国的人均预期寿命为76.1岁，而新中国刚成立时人均寿命仅有35岁。60多年来，我国人均寿命大幅提高，但“量”的增长并不代表“质”跟得上去，很多人的实际健康寿命要比76.1岁这个数据低很多。我们把“人均寿命”比作生命的长度，即能活多久；而“健康寿命”比作生命的宽度，指健康生活的年数。如果后者落后于前者，意味着人们虽活得越来越长，但在一生中的最后几年，甚至十几年、二十几年都是在病痛的折磨中度过的，生活和生命质量很低，这样的生活相信并不是人们所期盼的，而心脑血管疾病正是导致这种生活的首要疾病，之所以下这样的结论，并非武断。据《中国心血管病报告 2013》数据显示，我国城乡居民中因患心血管病死亡占总死亡原因的首位，其中农村为38.7%，城市为41.1%。近年来，世界各国的心脑血管疾病发病率、病死率仍在快速增长。

在如此大形势下，我们能做的不是等待疾病的审判，而是积极地预防心脑血管病，对于已经患病的人们，我们要拿起知识的武器对抗疾病，不能任由疾病对我们的身体造成伤害。

知识信息时代，最好的医生就是自己。“授人以鱼，不如授人以渔。”我比不过那些医学大家的名望与地位，我能做的就是把学到的医学知识和这十几年的临床经验以及毕生所学尽我最大的努力，以通俗易懂的方式传授给大家。在出版社编辑的帮助下，尽可能多地将预防及治疗心脑血管疾病的方法，并将医院临床所用的康复治疗手法普及到广大家庭中，真正做到一书在手，将康复治疗室搬回家。

我真心希望广大读者，能尽早意识到心脑血管疾病的可怕性，不管有无家族遗传史，尽早做好预防措施，从生活上、饮食上纠正偏颇的习惯，做到未病先防，这才是增加生命宽度的明智之举。

秦丽娜

2016.7.12

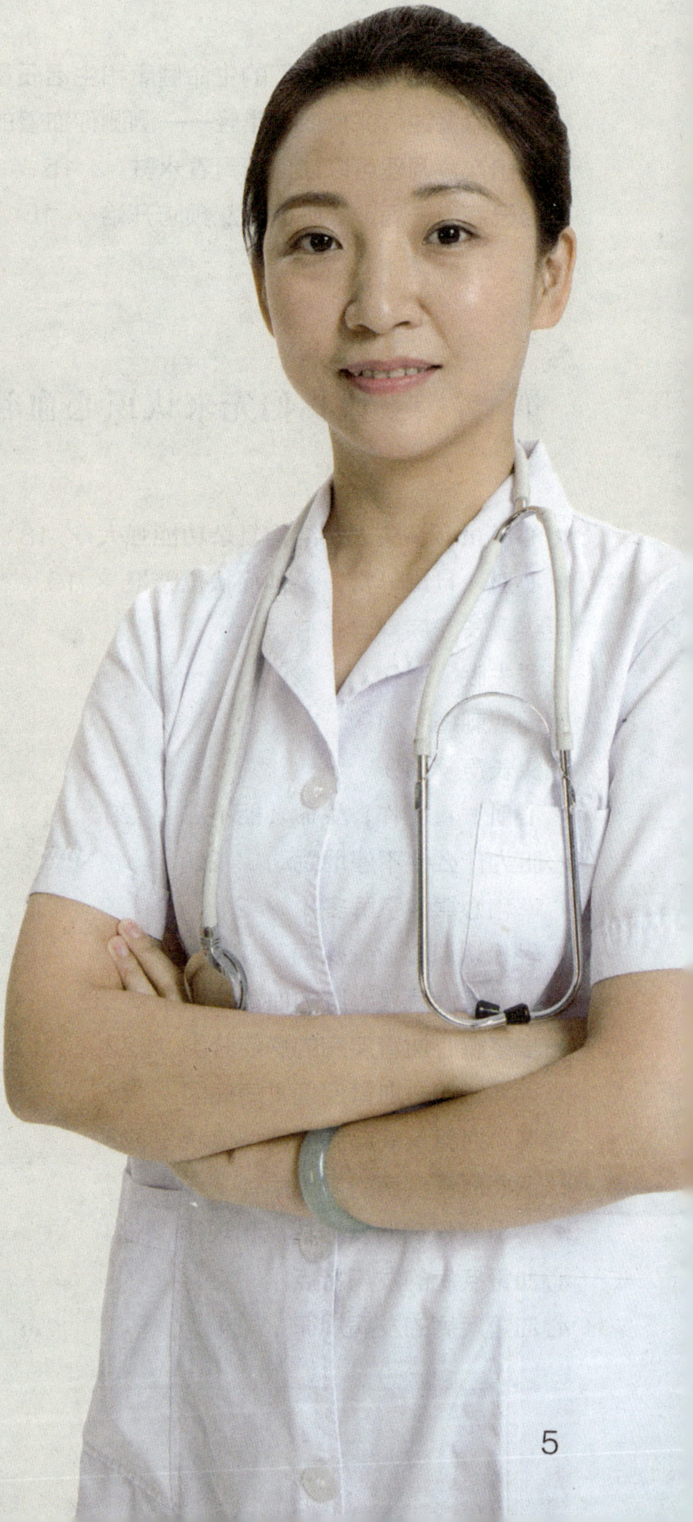

目录

CONTENTS

心血管病正在破坏着我们的生命健康和生活质量 / 13
敲响生命警钟，保持血管常轻——测测你血管的健康状态 / 14
运动和饮食调理可以让血管青春永驻 / 15
不治已病治未病，心脏健康从预防开始 / 16

第一章 让我们先来认识心血管病的核心——心脏

♥ **心脏虽有拳头大，结构复杂功能强大** / 18
♥ **心脏一旦出异常，多种症状拉警报** / 19
舌头上长溃疡 / 19
心悸失眠 / 19
胸闷或刺痛 / 19
额头长痘 / 19
♥ **心脏一直工作，生命才能不息** / 20
心脏为什么会不停地跳动 / 20
心率和心律你了解多少 / 21
♥ **轻松认识心血管疾病** / 22
心血管疾病就是心脏的血管生病了 / 22
初步了解心血管疾病的病症分类 / 22
必须熟知的心血管疾病发病病因 / 23
警惕心血管疾病起病的典型症状 / 23
认识心血管疾病的常见病种 / 23
♥ **心血管疾病的发病特点和规律** / 24
心血管疾病的发病特点 / 24
心血管疾病的发病规律 / 24

第二章 再来看看我们人体的司令部——脑

- 脑——神奇的人体“指挥部” / 26

小体积大容量——了解人脑的生理功能 / 27

神奇的大脑——交叉支配的脑神经中枢 / 27

- 了解为大脑输送养料的血液循环系统 / 28

脑的两大动脉系统 / 28

脑的静脉系统 / 30

- 脑血管疾病知识大讲堂 / 31

脑血管疾病就是脑部的血管生病了 / 31

初步了解脑血管疾病的病症分类 / 31

必须熟知的脑血管疾病的发病病因 / 32

警惕脑血管疾病起病的典型症状 / 32

认识脑血管疾病的常见病种 / 32

学会风险控制，降低脑血管疾病的危险因素 / 32

- 脑血管疾病的发病特点和规律 / 34

第三章 看秦医师白话解读心脑血管病的主角——血管

- 揭秘血管的庐山真面目 / 36

血管的种类 / 36

血管系统 / 38

正常血管和病变血管的样子 / 38

- 关于血压的基本知识 / 39

正常血压的标准 / 39

血压并非恒定不变的 / 39

- 血管为什么会“生病” / 40
- 你跳进心脑血管养生误区了吗 / 42

别再迷信饭后百步走 / 42

一定不要饱餐后洗澡 / 42

小心晨练要了命 / 42

养生也要按时吃药 / 43

热水烫脚，心脏受不了 / 43

做支架不等于万事大吉 / 43
心电图正常，心脏就健康吗 / 43
❤ **药补不如食补，吃对食物血管不老** / 44
控压调脂：富含膳食纤维的食物 / 44
防止胆固醇沉积：磷脂少不了 / 44
抗氧化：维生素 C 不可或缺 / 44
天然降压药：钠元素的天敌——钾 / 44
防血管硬化：B 族维生素 / 45
维生素 E：保护心血管 / 45
❤ **运动调养：为什么运动可以使血管青春永驻** / 46

第四章 不幸中招——相关心脑血管病的检查和治疗要了然于心

❤ **导致心脑血管发病的十大因素，你中招几个** / 48
❤ **你中招了吗？提前了解心脑血管疾病发病的症状表征** / 50
❤ **秦医师手把手教你怎么选医院、选医生和选治疗方案** / 52
选医院 / 52
选医生 / 52
选治疗方案 / 52
❤ **不幸中招了，心血管病检查应如何选择** / 53
实验室检查 / 53
心脏电学检查 / 54
B 超检查 / 54
超声心动图检查 / 55
❤ **不幸中招了，脑血管病检查应如何选择** / 56
神经系统查体 / 56
血液检查 / 56
头颅 CT / 56
MRI 检查 / 56

脑血管解剖本身的检查 / 57
❤ 心脑血管疾病患者如何进行家庭调养 / 58
出院后的工作和生活安排 / 58
坚持按医嘱服药 / 58
定期复诊 / 58
血压监测 / 58
不良习惯的更正 / 58

第五章 出现急症——与时间赛跑，家庭必须掌握的急救常识

❤ 时间就是心肌——急性心肌梗死的急救常识 / 60
胸痛立刻去医院 / 60
善用急救车会用 120 / 60
溶栓越早，心肌梗死范围越小 / 61
❤ 时间就是大脑——牢记急性脑血管病的“黄金 3 小时” / 62
急性脑血管病的先兆 / 62
脑中风要牢记“黄金 3 小时” / 63
脑中风患者的急救措施 / 64

第六章 专属定制——常见心脑血管疾病的针对性调养

❤ 第一节 高血压 / 66
秦医师白话血压的关键点 / 66
高血压的临床症状表现 / 68
高血压的易患人群和防治 / 69
高血压的检查和治疗 / 71
高血压患者避免进食“三高”食物 / 73
高血压患者适宜做八段锦 / 74
❤ 第二节 高脂血症 / 76
秦医师白话高脂血症的关键点 / 76
警惕高脂血症不明显的临床表征 / 78
需要明确的几个血脂概念 / 79
高脂血症的易发人群和防治 / 82
高脂血症的检查和治疗 / 83
高脂血症患者需限制膳食总热量 / 84
高脂血症的运动降脂要点 / 86
高脂血症的中医其他调养方法 / 87

❤ 第三节　动脉粥样硬化 / 88
秦医师白话动脉粥样硬化的关键点 / 89
动脉粥样硬化的临床表现 / 91
动脉粥样硬化的检查和治疗 / 92
动脉粥样硬化的易发人群 / 94
动脉粥样硬化的日常饮食调理 / 96
适合动脉粥样硬化患者的运动方式 / 98
动脉粥样硬化的中医其他调养方法 / 98
❤ 第四节　心肌缺血 / 100
秦医师白话心肌缺血的关键点 / 100
心肌缺血的临床表现 / 103
你属于心肌缺血的高危人群吗 / 105
心肌缺血的检查与治疗 / 106
心肌缺血患者的日常饮食原则 / 108
心肌缺血患者运动有“度” / 110
心肌缺血的中医其他调养方法 / 111
❤ 第五节　冠心病 / 112
秦医师白话冠心病的关键点 / 112
冠心病的临床表现 / 116
冠心病的易发人群 / 118
冠心病的检查和治疗 / 119
冠心病患者的日常饮食调理 / 120
冠心病患者的运动调养 / 122
冠心病的中医其他调养方法 / 123
❤ 第六节　心肌梗死 / 124
秦医师白话心肌梗死的关键点 / 124
心肌梗死的临床表现 / 127
心肌梗死的检查与治疗 / 128
心肌梗死的易发人群 / 129
不同阶段心肌梗死患者的饮食原则 / 130
心肌梗死的运动调养 / 132
心肌梗死的中医其他调养方法 / 133

♥ 第七节　脑卒中 / 134
秦医师白话脑卒中的关键点 / 134
脑卒中的危险因素 / 136
警惕脑卒中的早期预警信号，及早发现临床症状 / 137
脑卒中检查治疗需趁早 / 140
脑卒中的易发人群 / 141
脑卒中患者的日常饮食调理 / 142
不同阶段的脑卒中患者分级运动法 / 144
脑卒中的中医其他调养方法 / 145
♥ 第八节　血管性痴呆 / 146
秦医师白话血管性痴呆的关键点 / 146
血管性痴呆的易发人群 / 149
血管性痴呆的临床表现 / 150
血管性痴呆的检查与治疗 / 152
适合血管性痴呆患者的健脑按摩操 / 153
血管性痴呆的日常饮食调理 / 156
血管性痴呆的中医其他调养方法 / 158

第七章　查漏补缺——了解其他心脑血管疾病的日常调养之道

♥ 第一节　心律失常 / 160
秦医师白话心律失常的基础知识 / 160
心律失常的日常饮食调理 / 162
心律失常的运动调养 / 163
♥ 第二节　心肌疾病 / 164
秦医师白话心肌疾病的关键点 / 164
心肌疾病的日常饮食调理 / 166
心肌疾病的运动调养 / 167
心肌疾病的中医其他调养方法 / 167

♥ 第三节　先天性心脏病 / 168
秦医师白话先天性心脏病的关键点 / 168
先天性心脏病的日常饮食调理 / 172
先天性心脏病的运动调养 / 173
先天性心脏病的中医其他调养方法 / 173
♥ 第四节　心脏瓣膜病 / 174
秦医师白话心脏瓣膜病的关键点 / 174
心脏瓣膜病的日常饮食调理 / 177
心脏瓣膜病的运动调养 / 178
心脏瓣膜病的中医其他调养方法 / 178

第八章　只有医生知道的心脑血管疾病护理及康复法

♥ 心为脏腑大主，养生从“养心”开始 / 180
心主血脉：养护心脏功能，减轻心脏负担 / 180
心主神志：保持情志平和，环境适宜最养心 / 182
可提高心脑生理功能，家庭药膳能帮忙 / 183
♥ 只有医生知道的心脑血管病危重病人护理法 / 186
发生急症时该怎么办 / 186
患者发生昏迷时，科学的护理便更加重要了 / 187
瘫痪最无奈，护理得当能改变现状 / 189
发生吞咽障碍时，做好居家护理帮助患者尽快自理 / 193
褥疮病人的居家护理要诀 / 195
♥ 只有中医知道的心脑血管病的术后康复法 / 198
秦医师浅谈“康复医学” / 198
关节活动度的康复训练 / 199
关节松动技术 / 209
失语症 / 221
记忆障碍 / 224

心血管病正在破坏着我们的生命健康和生活质量

社会的经济繁荣发展至今，影响人类健康长寿的主要疾病已经不再是饥饿、营养不良和传染病，而是心脏病、脑血管疾病等现代文明病，或者说是"生活方式病"。

2005年7月2日夜间，曾出演毛泽东主席的特型演员古月突发心肌梗塞死亡；2005年8月18日凌晨，著名小品演员高秀敏心脏病突发猝死；2007年6月23日，著名相声表演艺术家侯耀文因心肌梗塞抢救无效去世……

近年来，心血管疾病已经成为威胁我国居民生命健康的重要疾病。从2006年开始，中国心血管病死亡率的上升趋势明显。

1990-2012年中国城乡居民心血管疾病死亡率变化

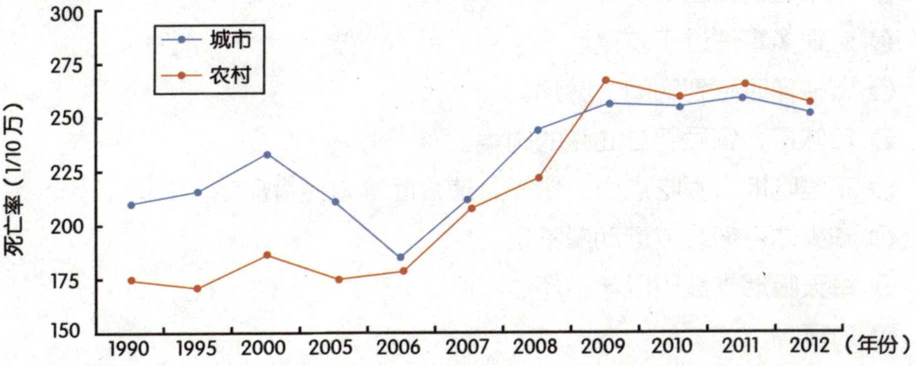

从上表可见，我国2012年心血管病死亡率为农村255/10万，城市250/10万。预计每年约350万人死于心血管病，即每天9590人，每小时400人，每10秒钟1人死于心血管病。不仅如此，近年来，世界各国的心脑血管疾病发病率、病死率仍在快速增长，对人类健康造成很大危害。对此，我们需要认识心脑血管疾病，了解心脑血管疾病的预防和调养措施。

截止到2013年年底，我国心脑血管病患者已达2.9亿，其中高血压2.7亿，脑卒中至少700万，心肌梗死250万，心力衰竭450万，肺心病500万，风心病250万，先心病200万。每5个成人中就有1人患心脑血管病。如此触目惊心的数据，是否为你敲响了生命警钟？

敲响生命警钟，保持血管常轻——测测你血管的健康状态

人体的生命活动依托一个完整的循环系统，血管就是这个系统最核心的管道，它负责把氧气和营养物质运输到机体的各个系统、器官和组织，再把代谢产物运走，从而保证机体的新陈代谢，维持生命活动。打个比方来说：人体的血管系统就相当于城市的地下水管道，通往千家万户，管道畅通家家户户才能喝上干净的水，保证污水排放出去，一旦管道堵塞，就会给生活带来麻烦。

人体的血管也如此，一旦堵了，管道流通不畅，机体就会生病，就容易导致中风、心肌梗塞等疾病。因此说血管是人类生命之河一点也不为过。要想生命常青，保持血管常轻。那么，你的血管健康吗？跟着我一起测测你的血管健康状态吧！

❶ 经常性情绪压抑。
❷ 对很多事情过于较真。
❸ 爬楼梯时感到胸闷、胸痛。
❹ 口味重，偏爱肥甘油腻的肉类。
❺ 不爱吃饭，爱吃点心、饼干、速食面等方便食品。
❻ 缺少体育锻炼或运动量不足。
❼ 每天吸烟支数乘以年龄超过400。
❽ 血压高。
❾ 血糖值高或胆固醇高。
❿ 亲属中有人死于脑卒中、心脏病。
⓫ 经常感到四肢无力，疲劳。
⓬ 记忆力下降，尤其是近期记忆力下降。

测试结果分析：

符合项在0～4项者，说明血管正常，运行状态良好；

符合5～7项者，血管健康状态比较差；

达到8～12项者，血管健康状态很差，请注意心脑血管疾病的预防和治疗。

运动和饮食调理可以让血管青春永驻

心脑血管疾病已经成为危害我们生命健康的重要疾病，由此看来，如何防治心脑血管疾病就成为大家关注的焦点。心脑血管疾病说到底就是血管被堵，血管出了问题，我们只要保证血管通畅即可。要想血管年轻非常简单：运动+饮食调养。

运动帮血管驻龄

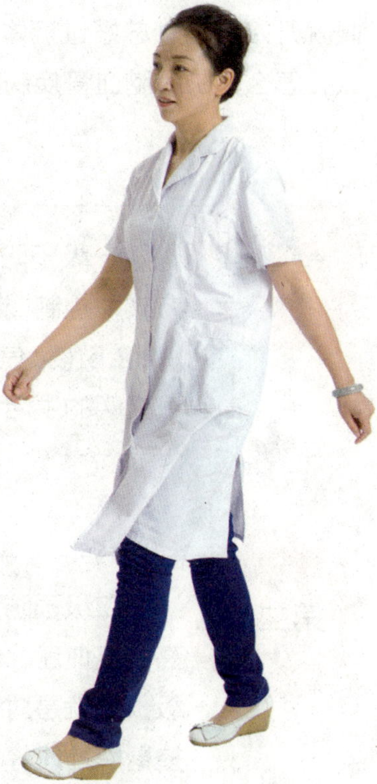

“生命在于运动”不是一句空话，是有确凿的医学依据的。医学研究证明，每天运动半小时，如走路、慢跑、骑自行车等，可以促进血液微循环，提高血管“年轻化”程度，防止变老。如果长期缺乏运动，血管内的垃圾会逐渐累积，形成粥样硬化斑块这个“不定时炸弹”，影响毛细血管的供血，并且随时可能被引爆！

秦医师特别提醒

快步走是一种不错的心脑血管操，可以增强肌耐力并增强血管弹性。

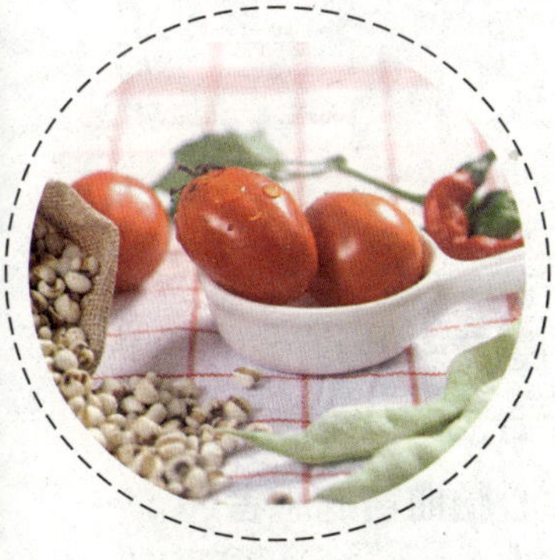

● 常吃蔬果五谷保持血管常轻。

饮食调养让血管常轻

医生和养生专家都提倡清淡饮食，是因为现代人习惯进食“高盐、高糖、高脂”的肥甘油腻食物，这些食物会导致血管内的脂肪越来越多，容易造成血管堵塞。“低盐、低糖、低脂”的清淡食物，有利于血管通畅。具体的饮食调养法将在本书的正文中详细提到。

不治已病治未病，心脏健康从预防开始

中医提倡不治已病治未病，因此产生的理论论据也非常多，如《素问·四气调神大论》云："是故圣人不治已病治未病。"如果说治疗疾病是10个医护人员抢救一个患者的问题，那么教大家预防疾病就是1个医生帮助千千万万个人解决未来健康的问题。所以，永远不要拒绝和你谈健康的人。从没生病的时候就开始预防，总好过机体生病后的"缝缝补补"，后者无异于亡羊补牢。那么，怎么预防心脑血管疾病呢？以下三步务必要记牢。

第一步

一级预防，全民预防策略。是指全民层次的健康理念和方式，控制或减少疾病的危险因素。诸如公共场所无烟、控制PM2.5（大气中直径小于或等于2.5微米的颗粒物）、倡导健康文明的生活方式等。

第二步

二级预防，防"危险事件"。抽烟、肥胖、压力大、血脂高、高血压、糖尿病等都是心脑血管病的危险因素。因此，二级预防就是对于这些高危人群进行预防，让他们戒烟、控重、控糖、控压等，将危险因素降到最低。

第三步

三级预防，防后果。这是针对已患病的患者来讲的预防。心脑血管疾病急症随时威胁人类的健康和生命，一旦患病，及早干预，及早就医。即便急性期治疗结束，心脑血管病患者还需要后期康复和护理，预防不必要的复发。

第一章

让我们先来认识心血管病的核心——心脏

心脏是什么？心脏是生命的源动力，心脏停止跳动，生命就会终止；心脏是人体的发动机，心脏停止工作，人体就挡机；心脏是心血管疾病的核心，心血管疾病的发生、发展十几年，致死致残一瞬间。认识心脏，呵护心脏，就是挽救生命。

心脏虽有拳头大，结构复杂功能强大

胸中有个大梨子，拳头大小差不离。劳逸结合巧分工，任劳任怨不停息。

——打人体一器官。

是什么？是不是谜底马上呼之欲出？对！就是我们人体的司令部——心脏。我们一起来看看正常心脏的解剖结构图吧！

心脏的位置、形状、大小

心脏位于胸腔中部偏左下方，在两肺之间。

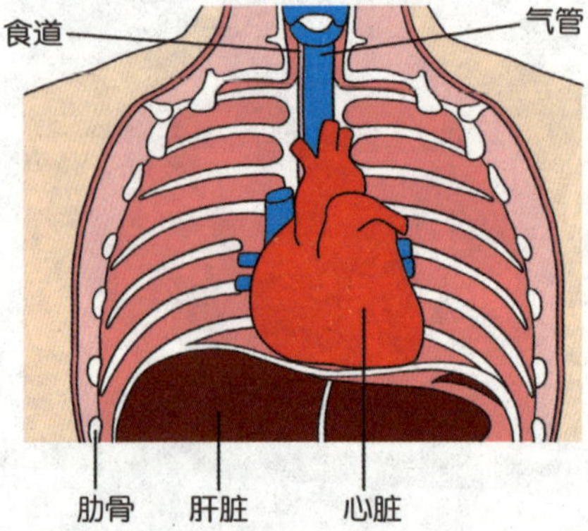

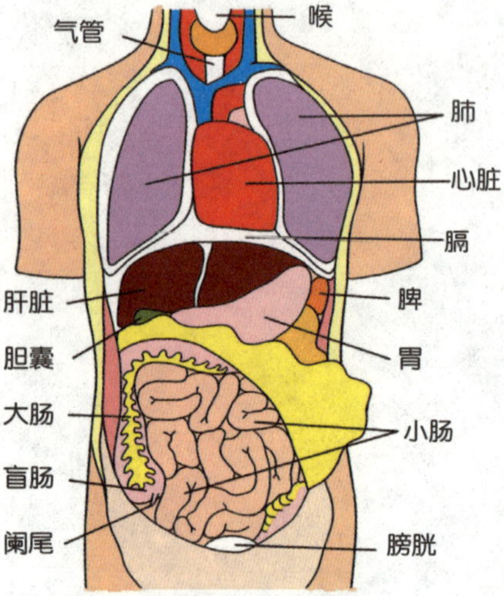

从形状上看，心脏的外形就好似一个倒挂的鸭梨，大小约等同于本人的拳头。如果用准确的数据来表示，健康成年人的心脏长径12～14厘米，横径9～12厘米，前后径6～7厘米，重量则约260克。

从位置上看，心脏位于胸腔内两肺之间偏左，膈肌（用于分隔胸腔和腹部）上方。绝大多数人的心脏约2/3位于身体正中线的左侧，1/3在中线的右侧，因此我们通常在左侧胸前可以触及明显的心脏跳动。有极少数人的心脏主要位于右侧，影视作品中经常有这种桥段：主角心脏中枪未亡，原来他的心脏是“右位心”，也是有一定的医学依据的。

从结构上看，心脏主要分为左右两侧，心脏内部有四个腔：左侧有左心房和左心室，右侧有右心房和右心室。

心脏一旦出异常，多种症状拉警报

心脏是人体的发动机，发动机出了问题，整个人体的运转就会出现问题。心脏出现问题，医生一般通过询问病史和查体来进行诊断，然后再通过实验室、心电图等检查来确诊、评估疾病的严重程度以及随后的治疗方案。其实，我们自己可以通过简单的症状表现来判断自己的心脏是否出现异常情况。

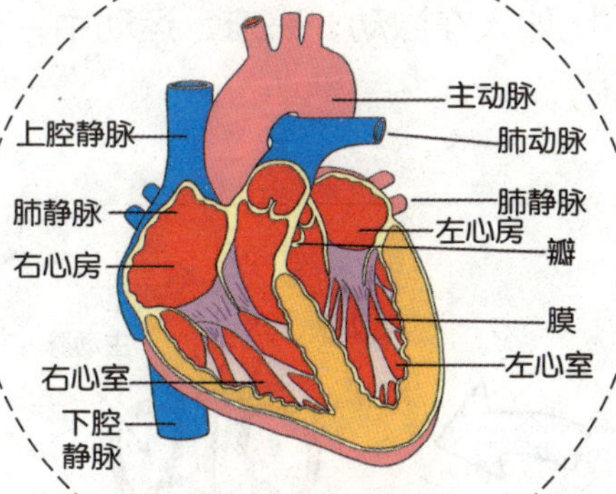

● 心脏剖面图

舌头上长溃疡

中医认为："舌为心之苗"，就是说舌是心的外在表现，和心的关系最为密切，通过舌相可推断心的阴阳盛衰。因此，溃疡长在舌头上，通常认为是心有内热，或是火毒。

心悸失眠

心悸，也就是心慌；失眠，也叫作不寐。这通常被认为是心脏病的典型症状之一。心阳不振、心血不足或心血瘀阻时，就会出现睡眠不安稳、心慌等症状。

胸闷或刺痛

胸闷或刺痛可能提示患有心脏病，但也可能是呼吸系统疾病和胃肠道疾病。心脏病的胸闷通常是一种压迫阻塞感，多数伴有不同程度的呼吸困难，就像在公路上堵车，轻一些的是胸闷，重一些的则会出现刺痛。这是心脏内出现瘀血或缺血的一种表征。

额头长痘

额头是心脏管辖的一个属地，心火旺盛成为火毒时，这个属地也会沸腾，于是此起彼伏地出现很多痘痘。

心脏疾病没有特异症状，只是某些症状能提示心脏病存在的可能性，但当几种症状同时出现时，常能得出几乎肯定的诊断。

秦医师特别提醒

心脏病的症状包括胸痛、心悸、头晕目眩等，但出现这些症状并非必然存在心脏病，需要进一步去医院确诊。

心脏一直工作，生命才能不息

健康成年人的心脏每分钟约跳70次，一生就要跳动近4000万次。心脏不停地跳动，生命充满活力永不停息；心脏停止跳动，生命就会死亡。心脏是一台令生命充满活力的永不停息的发动机。那么，这台发动机是怎么工作的呢？

十 心脏为什么会不停地跳动

心脏之所以能不停地跳动源于心肌细胞的自动节律性特点和起搏功能。

首先，心脏本身的传导功能中有个叫窦房结的起搏组织，它可以有规律地发出脉冲到下面的结构，比如房室结、房室束等，以窦房结为首的心脏传导系统就像发电厂一样能自动有规律地释放脉冲电流，促使心脏跳动。心脏不停地收缩和扩张，形成了有节律、有规律的搏动。

此外，心脏的跳动还受交感神经支配，比如人在激动、兴奋、运动中，交感神经兴奋，则心跳的速度就会加快。

聪明的心脏是怎么工作的

心脏是一个任劳任怨又非常聪明的人体器官。它永不停息地跳动，但又坚持奉行劳逸结合的“工作制度”。心脏的收缩期为工作期，舒张期为休息期。心脏每收缩和舒张一次构成一个心动周期，心房和心室交替收缩（工作）、交替舒张（休息）。

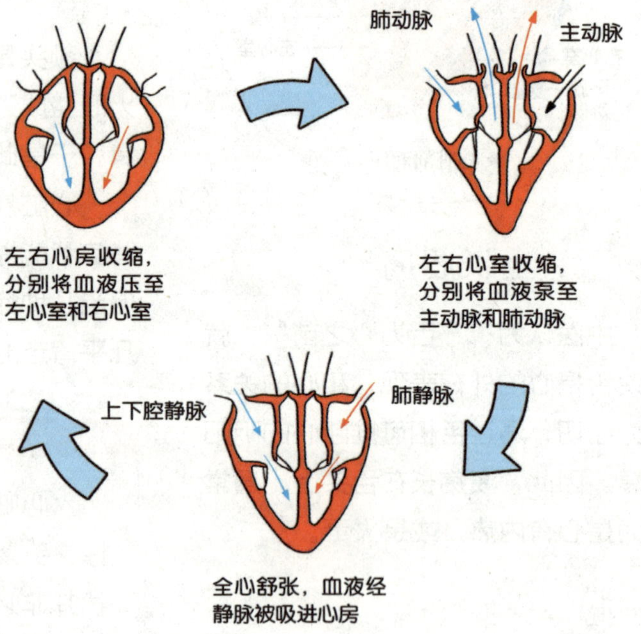

通过心脏工作图我们可以明显看到，心脏和与它相连的大血管组成一个密闭的管道网——血液循环系统。心脏的四个腔都连接大血管，心房与静脉相连，心室与动脉相连。两个心房的作用是回收流回心脏的血液，两个心室的作用是将血液射向全身。

左心室所连的血管是主动脉，功能是把血液（富含营养物质和氧气的动脉血）输送到全身各处；右心室所连的血管是肺动脉，功能是与肺泡进行气体交换，获得氧气。通过气体交换，动脉血变成了静脉血，回流到心房，周而复始地循环。心脏就是这样吸进和放出血液，让血不停运转、循环的。由此，生命才能够得以生生不息地延续、发展。

十 心率和心律你了解多少

有生命的人体，身体是温热的，那是因为血液在周而复始地流动；如果心脏停跳，血液就不再流动，身体就会逐渐变得冰冷。因此，心脏跳动是生命的节律。在介绍心血管疾病之前，让我们先来了解两个心脏跳动的常见医学术语。

心率

心率是心脏搏动的频率，即每分钟心脏跳动多少次。健康的成年人在清醒、安静状态下的正常心率通常在每分钟60～100次之间，多数为70～80次。婴幼儿或儿童的心率比较快，但随着年龄的增长，心率会逐渐趋缓；运动员或者经常运动的人心率比较慢，一般在60～70次之间；剧烈活动后心率可达到160次/分钟或以上；睡眠时，健康成年人的心率会降至40～50次。

心律

心律是指心脏搏动的节律，即心跳是否规律。健康的心律应该是十分均匀的节律，正常人窦房结产生的脉冲频率为60～100次/分钟，称为窦性心律。

秦医师面对面

窦性心律是什么意思？窦性心律不齐是心脏有异常吗？

在心电图报告中，大家经常会看到“窦性心律不齐”这个医学术语，有些人非常疑惑，担心自己心脏是否有异常。其实，窦房结是心脏正常心律的起搏点，简称窦性心律。也就是说，窦性心律是正常心律，而房性心律、室性心律等则意味着异常心律。吸气时窦性心律快一些，呼气时窦性心律慢一些，所以，窦性心律不齐是正常健康的心率。

轻松认识心血管疾病

心脏的跳动是生命不息的表征，血管年轻才能保证生命常青。由此可见，心脏和血管的健康情况是影响我们健康和生命的关键因素。那么，我们就要来认识一下让中老年朋友“恨之入骨”的疾病——心血管疾病。

心血管疾病就是心脏的血管生病了

心血管疾病，说到底其实就是心脏的血管生病了，从而导致心脏组织病变而出现的一系列临床症状，主要是指发生在心脏、血管（包括动脉、静脉、毛细血管）或相关组织的疾病。通常，心血管疾病多见于45岁以上的中老年人，且男性患者明显多于女性，肥胖人士的患病率也较正常体重人士要高。

初步了解心血管疾病的病症分类

“心血管疾病？是哪种？急性还是慢性？先天性还是后天性？之前做过病理分析吗？”当我们就医时提到自己或家人患有“心血管疾病”时，有的医生可能会下意识地问出这些问题。其实，他只是在判断你的病症分类。心血管疾病一般按病程、病因、病理解剖和病理生理分类。

病程分类法	● 急性心血管疾病 ● 慢性心血管疾病
病因分类法	● **先天性心血管病：**简称为先心病，为心脏大血管在胎儿期发育异常所致，病变可累及心脏各组织和大血管 ● **后天性心血管病：**为出生后心脏受到外来或机体内在因素作用而致病，主要有动脉粥样硬化、风心病、原发性高血压、肺心病、血液性心脏病、心脏神经官能症等
病理解剖分类法	● **心内膜病：**如心内膜炎、弹性纤维组织增生、心瓣膜脱垂等导致瓣膜狭窄或关闭不全 ● **心肌病：**如心肌炎症、肥厚、缺血、坏死等导致心脏扩大，心肌收缩力下降 ● **心包疾病：**如心包炎症、心包积液、积血或积脓、心包缺损等 ● **大血管疾病：**如动脉粥样硬化、动脉瘤、中膜囊样变性、血管炎症、血栓形成、栓塞等 ● 各组织结构的先天性畸形

病理生理分类法	●**心力衰竭**：主要指心肌机械收缩和舒张功能不全，主要表现为急性或慢性，左心、右心或全心衰竭 ●**休克**：为周围循环血液灌注不良造成的内脏和外周组织缺血等一系列变化 ●**冠状循环功能不全**：为冠状动脉供血不足造成的心肌缺血变化 ●**乳头肌功能不全**：二尖瓣或三尖瓣乳头肌缺血或病变，不能正常调节瓣叶的启闭，引起瓣膜关闭不全 ●**心律失常**：为心脏的自律、兴奋或传导功能失调，引起心动过速、过缓和心律不规则的变化 ●**高动力循环状态**：为心排血量增多、血压增高、心率加快、周围循环血液灌注增多的综合状态 ●**心脏压塞**：为心包腔大量积液、积血或积脓，或纤维化、增厚妨碍心脏充盈和排血 ●**其他**：体动脉或肺动脉、体静脉或肺静脉压力的增高或降低等

必须熟知的心血管疾病发病病因

由于心血管疾病的致病因素很多，一般认为动脉硬化是心血管疾病的主要病因。此外，随着年龄的增长，缺乏运动、肥胖、抽烟、空气污染以及精神长期处于紧张或抑郁状态也会诱发心血管疾病。而高胆固醇饮食、高血压等也会增加心血管疾病的发病风险。因此，人至中年，要保持低脂低盐的清淡饮食习惯，并控制血压。

警惕心血管疾病起病的典型症状

心血管疾病的典型症状是心悸、眩晕、疲劳、呼吸困难和紫绀。

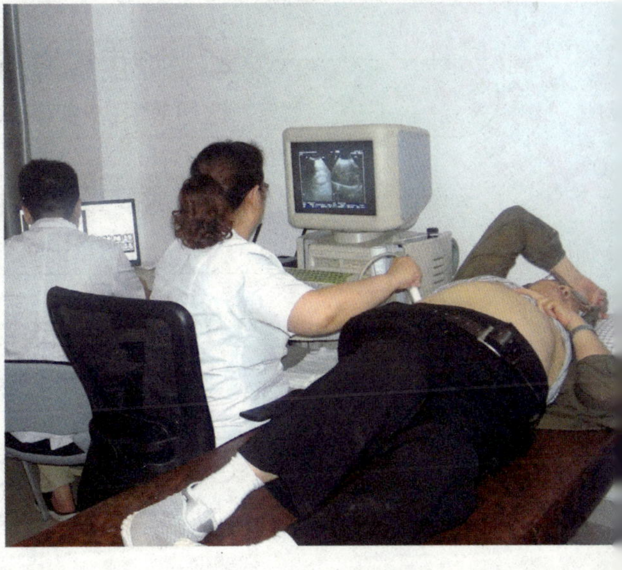

认识心血管疾病的常见病种

高脂血症、高血压、冠心病、急性心肌梗死。

心血管疾病的发病特点和规律

心血管疾病的发病特点

心血管疾病的发病具有三高一慢的特点。

发病率高：发病人数占总人口量的41%左右。

死亡率高：我国每年死于心血管疾病的人数达300万以上，死于中风、冠心病的人数占全国总死亡率的70%。

致残率高：90%的心血管病患者都有后遗症，比如不能从事重体力劳动、胸闷、气短等。

恢复慢：发病后由于神经组织损伤恢复起来很慢，常留下后遗症。

心血管疾病的发病规律

1 男性患者多于女性患者

男性患心血管疾病的概率约是女性的2.5～3.5倍。

2 城市患者多于农村患者

这可能和城乡的饮食和生活习惯相关。

3 脑力劳动者多于体力劳动者

约为2～2.5倍。

4 北方患者多于南方患者

北方的饮食口味偏重。

5 秋冬季节发病率高

秋冬季节是心血管疾病的高发季节。

第二章

再来看看我们人体的司令部——脑

大脑是什么？大脑是人体的司令部。我们每一个不好的生活习惯，不论多么微小，都会日积月累影响着健康。比如每一次高脂饮食都是低密度脂蛋白胆固醇的来源，每一根香烟都会加重脑血管的动脉硬化，每一次血压升高都是对脑血管的极大挑战。关爱大脑，关爱血管，就是关注我们的健康和生命。

脑——神奇的人体“指挥部”

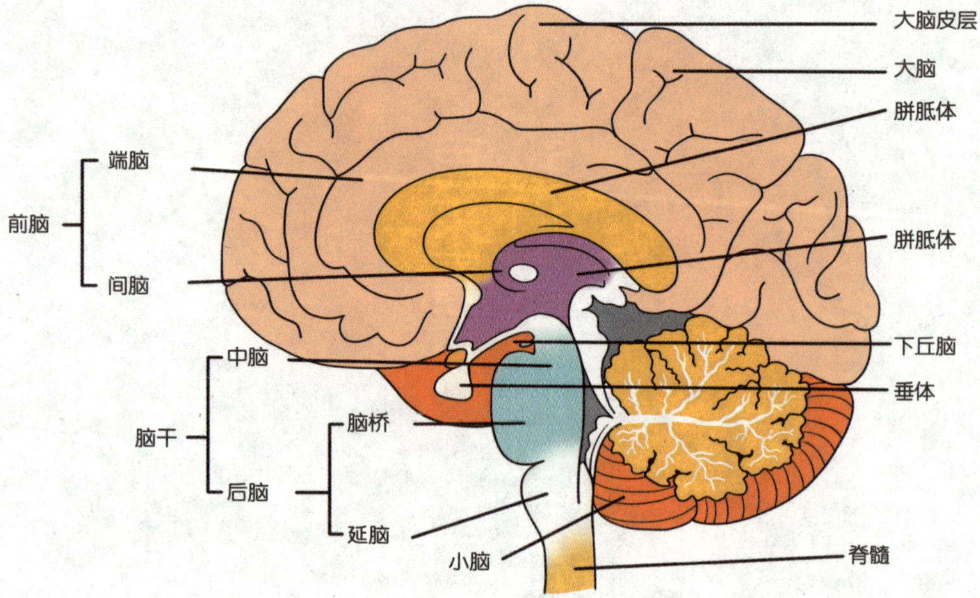

从形状上看，人体的大脑像核桃仁，或像两个拳头对握。如果用准确的数据来表示，健康成年人的大脑重1300～1500克。大脑的外壳是硬的，但里面是软的，软硬度像豆腐块一样。

从位置上看，人脑位于颅腔内，由大脑、小脑、间脑和脑干等部分组成。大脑是脑的主要部分，约占颅腔容积的3/4，覆盖间脑及小脑，分为左右大脑半球；小脑包括左右半球及中间的上下蚓部；间脑位于大脑两半球之间；脑干是由中脑及后脑组成，而后脑又包含了脑桥、延脑，它们相互连接，背后连接小脑，头端连接间脑，尾端连接脊髓。

秦医师面对面

为什么保持脑血管系统的正常运行非常重要

人脑作为机体的最高指挥系统，需氧量非常巨大，约是心脏耗氧量的10倍。我们知道，人脑自身并没有能力储存能源，那么其巨大的耗氧量就必须完全依赖于血液中的葡萄糖来保证供应。因此，当脑的营养运输中发生了阻塞、缺血或出血等异常，神经细胞就会受到伤害。如果动脉血流中断达10～30秒，神经细胞尚可恢复；中断3～5分钟以上，神经细胞就很难恢复正常；如果持续中断达30分钟以上，神经细胞功能就难以恢复。因此，保持脑血管系统的正常运行对于维持脑的生理机能极为重要。

小体积大容量——了解人脑的生理功能

我前面提到了，人脑的重量为1300～1500克，按健康成年人的标准体重70公斤来估算，人脑的重量仅占全身重量的2%，然而却容纳着300亿个神经元和高于此5～10倍的神经胶质细胞，掌控着人体所有的意识、思维、精神、记忆、计算、语音和行为，并可通过植物神经支配机体的内脏器官活动。意识支配人体的一切生命活动，所以说脑是机体的最高指挥系统，是人体的司令部。

神奇的大脑——交叉支配的脑神经中枢

如果说人脑是人体的CPU（中央处理器），那么大脑就是CPU的核心，而这个核心的某些功能非常奇特，“神奇的大脑”就是由这些功能引申而出的。我们可以举一个最常见的例子来说明大脑的神奇之处。比如脑血管患者就医，明明是左侧偏瘫了，但医生却说是患者的右侧脑血管出了问题。为什么呢？这就是由大脑神奇的交叉支配特点决定的。

人体所有的肌肉运动和感官都受大脑的支配，聪明的大脑作为中枢指挥系统，各个部分的分工非常明确，而且对身体各个部位的支配都是交叉性的——左半球支配右侧肢体和面舌肌，右半球支配左侧肢体和面舌肌。因此，一侧大脑半球发现出血或缺血，患者对侧的身体就会出现不同程度的功能障碍或损伤。

了解为大脑输送养料的血液循环系统

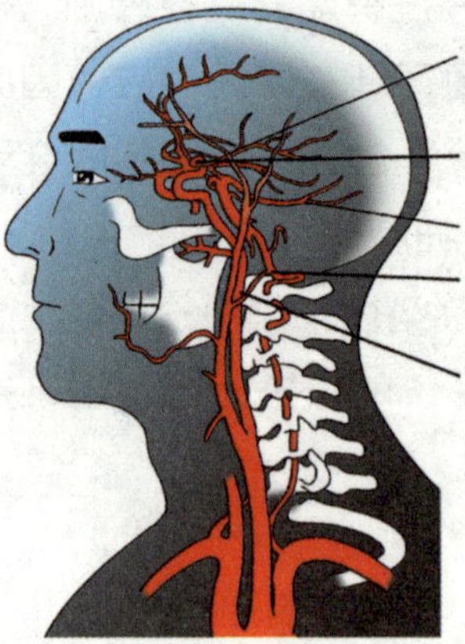

人体的司令部——大脑既神奇又神秘，掌握身体的一切命令，对于身体的其他组织器官来讲，绝对是至高无上的统治者。那么，它是“吃什么”成为身体的主宰呢？这就要从为大脑输送养料的血液循环系统讲起。脑的血液循环系统，主要是动脉系统和静脉系统两大系统。

一 脑的两大动脉系统

脑部的血液供应主要通过两套不同的供血系统：颈动脉系统和椎-基底动脉系统。请看上图，颈内动脉位于端脑前2/3，间脑的前部。椎-基底动脉则位于端脑后1/3，间脑后部脑干和小脑。

颈动脉系统

我们首先来了解一下颈动脉系统。颈动脉系统是脑部的主要供血系统，负责大脑供血，属于“前循环”。

颈总动脉左侧起于主动脉弓，右侧起于头臂干。两侧颈总动脉均经胸锁关节后方，沿食管、气管和喉的外侧上行，至甲状软骨上缘高度分为颈内动脉和颈外动脉。

左侧起于主动脉弓动脉　　右侧起于头臂干

↓

两侧颈总动脉均经胸锁关节

↓

沿食管、气管和喉外侧上行

↓

至甲状软骨上缘

↙　↘

颈内动脉　　颈外动脉

颈内动脉直径4～7毫米，是颈动脉比较粗的分支，颈总动脉约有70%的血流向颈内动脉，只有30%的血流向颈外动脉。颈内动脉位置较深，不易触摸到，全长没有任何分支，是4根给大脑供血的2支主要血管，主要为大脑和眼睛供血。所以如果我们出现头晕、晕倒等一过性大脑意识丧失或视力模糊等症状，多是颈内动脉血液循环出了问题。

秦医师特别提醒

颈动脉系统出现异常通常表现在颈内动脉上，一般发生在颈动脉分叉处，比较常见的是颈动脉狭窄和动脉粥样硬化斑块两种病情。

颈外动脉直径4～6毫米，位于颈内动脉的前内侧，为头面部和颈部（不包括大脑和眼睛）供血。颈外动脉有8根主要的血管分支，通过这些分支可以区分颈内动脉和颈外动脉。颈外动脉有病变一般不处理。

椎－基底动脉系统

起源于左右锁骨下动脉

↓

左右椎动脉

↓

加入基底动脉

↓

分为左右大脑后动脉

秦医师特别提醒

椎–基底动脉出现异常常见于中老年人，当椎–基底动脉出现供血不足、血流不畅时，患者经常出现眩晕、失语、肢体麻木、半身不遂等症状。

椎-基底动脉系统负责大脑后半球的血液供应，也就是主要供应小脑和脑干部分的血液，属于“后循环”。

椎动脉直径约3～6毫米，从左右的锁骨发出，为小脑和后面的大脑半球供血。穿过椎间孔进入颅腔，左右椎动脉和基底动脉形成椎基底动脉系统。

基底动脉系统直径约3～4毫米，分为左右大脑后动脉，是颅内的主要血管，对大脑的循环非常重要。从椎动脉和基底动脉又发出很多粗细不等的小血管，供应人脑的枕叶、小脑、脑干、丘脑及内耳等部位。

脑的静脉系统

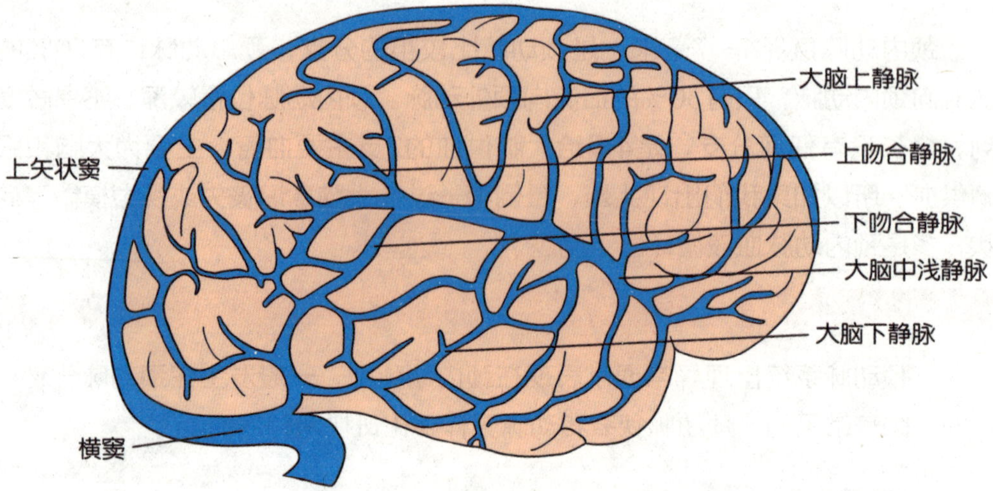

脉引流路线将静脉血液引流至硬脑膜静脉窦和颈内静脉。大脑静脉分为浅静脉和深静脉。浅静脉通常位于大脑半球的表面，大多数汇入上矢状窦，深静脉则引流内部结构的血液并且汇入至横窦。

大脑浅静脉主要分布于大脑外侧面的广阔区域，收集皮质和邻近髓质的静脉血，分为三条主要的浅静脉：大脑上静脉、大脑中静脉和大脑下静脉。

大脑深静脉在解剖学上变化比浅静脉少，主要的深静脉是大脑内静脉。

秦医师特别提醒

静脉性偏瘫的特点是对侧偏瘫不涉及面肌，无言语障碍，下肢受累重于上肢，受累肢体伴有精细感觉为主的感觉障碍，症状具有很大的波动性。

脑血管疾病知识大讲堂

和心血管疾病类似，脑血管疾病也是中老年患者的主要病症之一。那么，什么是脑血管疾病，脑血管病是怎么形成的？它的典型症状是什么呢？

脑血管疾病就是脑部的血管生病了

脑血管疾病，顾名思义是脑血管生病了。临床医学对脑血管病的定义是：脑部血液供应障碍引起的脑部疾病的总称。脑血管的病理变化是脑血管突然破裂或突然闭塞，从而造成该血管支配区域脑组织的功能障碍。临床表现为中风、半身不遂，也就是我们常说的脑卒中。脑血管病的发病年龄段多集中在40～45岁左右，冬季的发病率明显高于夏季，但并没有明显的性别差异。

初步了解脑血管疾病的病症分类

脑血管疾病是指各种原因导致的脑的血管病变或血流障碍所引起的脑部疾病的总称。临床上常以猝然晕倒、不省人事，或者口眼歪斜、言语不利和偏瘫为主要表现。脑血管疾病的分类根据不同的角度有不同的分类方法，最常见的是将其分为缺血性脑血管病和出血性脑血管病两大类。

缺血性脑血管病

名称	病因
短暂性缺血发作，简称 TIA，又名小中风或一过性脑缺血发作	与脑动脉硬化有关，是脑组织短暂性、缺血性、局灶性损害所致的功能障碍
脑血栓	多由动脉粥样硬化、各类动脉炎、外伤或其他物理因素引起的脑血管局部病变形成的血凝块堵塞而发病
栓塞	由心脏病、骨折或外伤后脂肪入血、病菌感染等多种疾病所产生的栓子进入血液，阻塞脑部血管而诱发

出血性脑血管病

名称	病因
脑出血	脑实质血管破裂出血，不包括外伤性脑出血，多由高血压、脑动脉硬化、肿瘤等引起
蛛网膜下腔出血	由于脑表面和脑底部的血管破裂出血，血液直接流向蛛网膜下腔所致

随着CT和核磁共振等先进设备的广泛应用，临床上也发现一些出血和梗塞并存的脑血管病，即混合性脑卒中。在我参加交流的同级医院中，这种混合性脑卒中约占同期各种脑血管病住院人数的3%左右。该病的病因和发病机制目前医学界尚无完全定论，多认为高血压和动脉硬化是其主要原因，并与其严重程度密切相关。

必须熟知的脑血管疾病的发病病因

血管壁的病变	血管壁病变是大多数脑血管病发生的基础，主要以动脉粥样硬化最为常见。动脉粥样硬化或高血压性细小动脉硬化会导致血管壁增厚或变硬，失去弹性和管腔变小，甚至完全闭塞，或易于破裂
血压变化	包括各种原因引起的血压升高或血压骤然降低
动脉栓塞	来自大动脉、心脏或其他器官不溶于血液中的栓子，随血流进入颅内动脉造成脑血管阻塞
血液病或血液流变学异常	比如血液黏滞度增高、凝血机制异常、严重贫血、白血病等
心脏疾病	心律失常、脉搏异常、心肌梗死等影响脑血液循环，导致脑卒中
代谢疾病	糖尿病、高脂血症可促进或造成动脉硬化等血管损伤
药物反应	药物中毒、药物过敏等伴发的血管病变
其他	诸如颈椎病、肿瘤压迫邻近大血管影响供血

警惕脑血管疾病起病的典型症状

脑血管病患者由于病变的部位、范围和性质不同，临床表现也有所差异，其主要表现有偏瘫、呕吐、头痛、失语和意识障碍。

认识脑血管疾病的常见病种

脑血栓、脑出血、脑梗死、高血压脑病。

学会风险控制，降低脑血管疾病的危险因素

中医学有“上医治未病”的说法，是说在疾病未发生时就采取一定的预防或治疗措施，非常适合脑血管疾病的防治。防治脑血管疾病，就要看哪些因素

可能导致脑血管疾病，我们要去认知并干预这些危险因素。

脑血管疾病的危险因素可分为可干预危险因素和不可干预危险因素两大类，如果我们可以对一些确定的可改变的危险因素进行有效的干预，就可以降低脑卒中的发病率和死亡率。

不可干预危险因素

1.年龄：脑血管疾病的发病率和死亡率随着年龄的增长而增高，尤其是50岁以后，每增加5~8岁，脑卒中发生率就约增加1倍。因此，50岁以上人群应重点防治脑卒中。

2.性别：临床数据显示：男性脑卒中的发病率高于女性。

3.遗传：家庭有直系亲属死于脑血管疾病者，患病率和危险率显著高于无该病家族史者。

可干预危险因素

然而，很多因素是我们可以提前预防，并进行调控的。

1.高血压：高血压是脑出血和脑梗死最主要也是独立的危险因素。芬兰2013年的一项研究表明：降压治疗效果不好的高血压患者，近期和长期发生脑卒中的风险明显增加，脑卒中死亡率也明显升高。我国近几年的临床数据也同样显示：脑卒中的发病率与收缩压和舒张压的升高均呈正相关，而老年性单纯收缩期高血压是脑卒中的重要危险因素。可见，控制血压对于预防脑血管病具有重大意义。

2.房颤：心房纤颤的简称，是一种常见的心律失常，是导致脑卒中的一个非常重要的危险因素，能使缺血性脑卒中风险显著增加，且随着年龄的增加风险会更大。有资料显示，中老年脑卒中风险能增加3~4倍。可见对房颤进行有效的治疗可以预防脑卒中的发生。

3.糖尿病：无论是什么种族和年龄段，伴有糖尿病的患者发生脑卒中风险显著增高，其中风的风险也随着患病年限的增长而增高。也就是说，控制血糖同样是预防脑卒中的重要环节。

4.其他心脏病：已证实伴有心脏病可增加脑卒中的危险性，如冠心病、瓣膜性心脏病（如二尖瓣脱垂、人工瓣膜）、扩张型心肌病、先心病（如卵圆孔未闭、房间隔缺损）、心脏黏液等均增加栓塞性卒中的发生率。据估计，缺血性卒中约有20%是心源性栓塞，高达40%的隐源性卒中与潜在的心脏栓子来源有关。

秦医师特别提醒

抗高血压预防中老年人脑血管疾病的益处主要来源于降压本身，建议健康中老年朋友选择低脂低盐低糖的清淡饮食，有高血压的中老年患者应遵医嘱选择降压药物和设定降压目标值。

脑血管疾病的发病特点和规律

相对于心血管疾病来讲，脑血管疾病更是让中老年人“谈虎色变”。因为大脑是司令部，脑血管出了问题，那是指挥中枢的瘫痪啊。其高发病率、高致残率、高致死率、高复发率和季节性的特点，严重威胁着人们的生活质量。

高发病率：发病率是指十万人口中一年新发病的频率。根据《中国脑血管病防治指南》调查数据发现，世界脑血管疾病的平均发病率为200/10万，而我国高达300/10万，其死亡率超过100/10万。也就是说，我国每年有300多万人发生脑血管病。

高致残率：大量资料表明，患脑血管病经抢救存活者中，50%～80%留下不同程度的致残性后遗症，如半身不遂、讲话不清、智力减退、关节僵硬等，甚至出现痴呆。其中约有3/4患者丧失劳动能力，有16%长期卧床或住院，2/3需人帮助料理生活，只有10%～20%的患者可达到基本痊愈。随着我国人口老龄化程度不断增高，脑血管疾病居高不下的致残率给家庭、给社会都带来了非常大的压力和负担。

高致死率：死亡率指某地某年每10万人口的死亡数。世界脑血管病死亡率在100/10万上下，我国脑血管病死亡率为116/10万，占全部死因的第二位。据推算，我国每年死于脑血管病者约有100万以上，脑血管病病死率约为45%。

高复发率：据不完全统计，脑血管病经抢救治疗存活者中，在5年内有20%～47%的复发率，而在1年内复发的最多。如果忽视了高血压的控制、心脏病的治疗及防止其他诱发因素等，则脑血管病复发的可能性更大。

秦医师面对面

冬季是脑血管疾病的高发季节

脑血管疾病在临床上具有较明显的季节性特点：冬季是脑血管疾病的高发季节，其中脑出血患者冬季发病率最高，秋季次之；脑梗死患者春季发病率最高，冬季次之。

从中医学角度来讲：“积之始生，得寒乃生，厥乃成积累。”从西医观点来看，寒冷的刺激会促使血管收缩，血压上升，在原来已有高血压和动脉硬化的基础上，易诱发脑出血。

第三章

看秦医师白话解读 心脑血管病的主角——血管

心脑血管疾病是心脏血管和脑血管疾病的统称，心脑血管疾病，说到底就是血管生病了。人体的循环系统是由心脏、血管和调节血液循环的神经体液组成的，血管起着上传下达的媒介作用，血管堵了，人体的动脉、静脉就会被不断硬化阻塞，最后当人体最重要的脏器——心脏和脑部也梗塞坏死的时候，人的生命也就结束了。所以，血管是“生命的蜡烛”。要想生命常青，保持血管常轻。

揭秘血管的庐山真面目

血管是指血液流过的一系列管道，是人体内重要的组成物质。人体除了毛发、牙齿、指（趾）甲、角膜及上皮外，血管遍布全身。血液在人体内不停地流动，把氧气和养料输送到全身各处，把细胞产生的二氧化碳等废物运走。

血管是人体的生命之河，它分布在身体的各个部位。有数据表示，人体全部的血管连起来全长可达11万千米，这个长度可以绕地球2.5周。就像道路是交通的核心，血管同样是人体健康的核心，心血管科学有句话说得很对："人的寿命和血管一样，要想永葆年轻，保持血管常轻。"

那么，我们来具体认识一下人体的血管。

一 血管的种类

根据血管的构造功能不同，血管可以分为动脉、静脉和毛细血管三种。

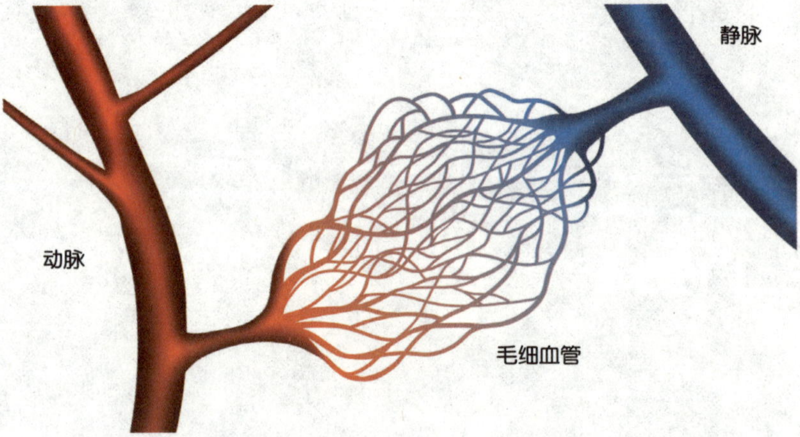

请看上图，从建构上看：动脉起自心脏，不断分支，管道变细，最后分成大量的毛细血管，分布到全身各组织和细胞间。毛细血管再汇合，逐级形成静脉，最后返回心脏。

从功能上分析：动脉和静脉是人体输送血液的管道，毛细血管是血液和组织进行物质交换的场所。动脉和静脉通过心脏连通，全身的血管构成了封闭式管道。

动脉

动脉管壁较厚，根据血管直径的不同可分为大动脉、中动脉和小动脉三种。

1.大动脉：包括主动脉、颈总动脉、无名动脉、锁骨下动脉和髂动脉。大动脉分三层结构，内膜是三层中最薄的一层，由内皮细胞层、内皮下层和内弹力膜层组成。中层最厚，约占管壁厚度的2/3，有丰富的弹性组织和平滑肌细胞。外膜较薄，含胶原纤维和丰富的滋养小血管、淋巴管和神经纤维。

2.中动脉：直径1毫米以上，结构类似大动脉，特点是中膜内含有大量平滑肌，因此又被称为肌性动脉。

3.小动脉：直径在0.1～1毫米之间。小动脉的内膜只有内皮细胞和内弹力膜，中层有完整的平滑肌、少量弹性纤维和胶质纤维，外膜有纤维结缔组织和少量弹性组织，没有滋养血管。

静脉

静脉管腔较大，管壁薄而弹性纤维少，静脉壁的三层结构分界不如动脉清楚。但四肢的静脉腔内有内膜褶皱形成的瓣膜，可以阻止血液逆流。

毛细血管

毛细血管是人体中极其细微的血管，管径只有7～9微米。毛细血管的数量最为庞大，除了软骨、角膜、毛发、上皮和牙釉质外，毛细血管遍布人体的全身。毛细血管的管壁薄，管径小，血流很慢，但通透性大，其主要功能就是促进血液与组织之间进行物质交换。

动脉、静脉和毛细血管的关系

	动脉	静脉	毛细血管
分布	身体较深的部位	身体较浅的部位	数量多，分布广
功能	把血液从心脏输送到全身各处	把血液从全身各处输送到心脏	连接最小动脉和静脉，便于血液与组织细胞充分地进行物质交换
血流速度	快	慢	最慢
管壁特点	管壁厚，弹性大	管壁薄，弹性小	管壁最薄，由一层细胞构成

╋ 血管系统

心脏要将血液泵到全身各个组织和器官，必须具备传送运输血液的管道：血管系统。血管系统是一个统一密闭的管道动力系统，按其流过的血液是新鲜还是使用过的，是离开还是返回心脏的特性分为动脉和静脉。在动脉和静脉之间，有一种极细的血管，就是毛细血管。

╋ 正常血管和病变血管的样子

心脑血管疾病归根结底就是血管生病。那么健康的血管和生病的血管是什么样子的呢？

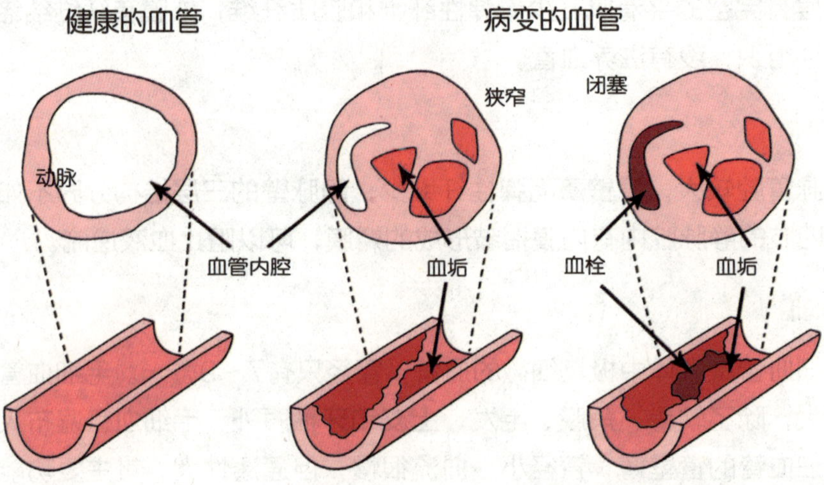

请看上图，健康血管的内腔是中空的，血液可以在里面尽情流通，营养物质和氧气在其内得以交换。而病变血管的内腔是狭窄或闭塞的，有血垢和血栓，影响血流流通和营养物质、氧气的相互交换。

血垢是长期不健康饮食和血液杂质沉积在血管壁上的斑块、硬块和堆积物，包括胆固醇、甘油三酯和低密度蛋白等。如果把血管比喻成人体的水管，那么血垢就是老化水管上的锈斑，它不但会导致血管壁的弹性下降，导致血压起伏，更是导致血管硬化、狭窄，造成心脑血管等大动脉病变的直接诱因。

血栓是血液发生凝固或血液中某些有形成分析出凝集形成的固体质块。血栓的形成条件有三，一是血管内皮细胞损伤，二是血流减慢或血液产生旋涡，三是血液凝固性增加。

关于血压的基本知识

血压是指流动中的血液对血管壁的压力。血压的原动力是心脏的收缩力。当心脏收缩时，动脉中的血液受到压迫就会增加，导致血液压力增大，就是最高血压，也就是收缩压。当心脏舒张时，动脉中的血液压力减小，血压降低，就是最低血压，也就是舒张压。

正常血压的标准

我国健康成年居民的正常血压范围是收缩压在90～140 mmHg之间，舒张压在60～90 mmHg之间。经反复测量，高压总在150 mmHg以上，低压总在90 mmHg以上者为高血压。

血压并非恒定不变的

人体的血压并非恒定不变的，会随着身体各项条件的变化而变化。

1.运动与血压：运动可以影响血压升高。这是因为运动时，人体的血液流动增加，血压也随之上升。当然，当人体发生轻微运动时，由于末梢血管扩张减少血流的阻抗力，血压不会变化太大。当人体发生剧烈运动时，由于从心脏压迫出来的血流量增多，因此可使血压短时间内迅速升高。

2.精神状态和血压：我们医生总是嘱咐心脑血管病患者要保持情绪稳定，不要大悲大喜，是因为患者的情绪也会影响血压。愤怒、惊吓、担忧等感情使中枢兴奋会导致血压上升，临床多见中老年患者由于生气、担忧而导致血压骤升的案例。

3.季节和血压：也就是气温和血压的关系。临床发现，高血压患者一般在冬季血压较高，在夏季较低。这个显著的季节性特点，证明血压的高低也和每天的气温变化有密切关系。

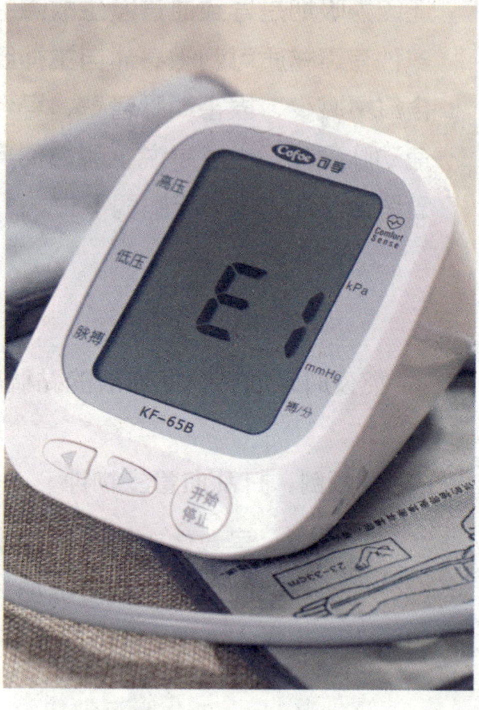

血管为什么会“生病”

很多人认为，心脑血管疾病是老年人的专属疾病，年轻人不用为血管操心。其实不然，人体的血管就像家里的自来水管，用的时间长了，管道内壁就会结垢、生锈，而血管斑块的变大是从30岁以后就开始加速了。如果我们长期不管这些“水垢”，时间久了，血管壁弹力下降，血液流动受阻，最终就会因缺血而引起心、脑血管疾病。

那么，是哪些因素导致血管被堵，让血管“生病”了呢?

1. 餐餐荤腥油腻，血管容易堵

有些人由于工作需要或者其他方面的原因，常在外面应酬，血管深受其害。这是因为餐馆里的菜多用“高油、高盐、高糖”和“浓油赤酱”炮制，过多食用会导致血管里的脂肪增多，容易将血管堵塞。

2. 一天两包烟，血管易“中毒”

“吸烟有害健康”，不仅仅是指尼古丁对肺部有很大的毒害作用，还因为吸烟是导致血管发生故障的元凶之一。香烟中以尼古丁为代表的多种有毒物质可刺激身体自主神经，使血管痉挛、小动脉变细、血液中含氧量减少，损害动脉管壁，导致血压升高，脑血管舒缩功能下降及加速动脉硬化。也就是说，哪怕你身体再好，一天两包烟，也肯定会给血管留毒，让它一天天脆弱下去。

秦医师特别提醒

熬夜时吸烟，会使血液的黏稠度比正常时升高8倍以上。

3. 昼夜颠倒，打乱血管生物钟

熬夜时，导致体内过多地分泌肾上腺素和去甲肾上腺素，让血管收缩、血液流动缓慢、黏稠度增加。长期“黑白颠倒”的人，患心脏病的风险会比正常人增加一倍。

4. 运动少，血管垃圾多

下肢血管也很重要，但常被大家忽视。多运动能让更多的毛细血管开放，促进血液微循环；而长期不运动，血管内的垃圾会逐渐累积，形成粥样硬化斑块这个“不定时炸弹”，还会影响到毛细血管供血，并且随时可能被引爆。

5. 高血压、糖尿病拖累心脑血管

高血压患者发生脑梗死的概率是正常人的4～7倍，特别是无症状或者没有控制好的高血压，是引发诸多心脑血管病的导火索。因此，建议50岁以上的中老年朋友，每隔半年测量1次血压。如果血压增高，应该在医生的指导下合理饮食、运动并及时服药控制。

高血糖不仅累及微血管，还会导致大血管发生病变，其危害半点不低于高血压。据调查，血糖高的人，脑卒中的发生率比正常人高2～3倍。因此，50岁以上的中老年朋友，除了每半年测量一次血压外，定期查验血糖也是保护血管的一大力措。

6. 肥胖

也许朋友们注意到了：人至中年，脂肪越来越青睐于你，肥胖随之而来。肥胖不单单影响人的体形，最主要的是它与糖尿病、高血压、高脂血症等“现代文明病”如影随形，从而导致血管老化的程度大大提速。无论是男性还是女性，不要单单把减肥定位在“体形美”的表层概念上，而应该从保护血管健康的深层次高度来认识，并切实付诸行动。

7. 精神压力

智能经济时代，人们的物质文明水平高速发展，人的精神压力也越来越大。适当的压力是生活的动力，然而压力太大不利于身心健康。“笑一笑，十年少”是有一定医学依据的。这里的“少”指的是“年轻”。要想生命年轻，保持血管常轻。精神压力可引起血管内膜收缩，加速血管老化，故保持良好的心态有利于延缓血管衰老。

你跳进心脑血管养生误区了吗

别再迷信饭后百步走

“饭后百步走，活到九十九。”对一个健康人来说，也许并没有多大的不良影响，最多引起消化不良。然而，对于患有心血管疾病的中老年朋友，心脑血液供应本就不足，此时散步会使一部分血液向下肢肌肉输送，不仅胃肠供血明显减少，影响食物消化吸收，还会进一步加重心脑缺血的情况，可能引发心绞痛、脑缺血等心脑血管疾病。

纠正：晚餐不宜过饱，以八成饱为宜，饭后坐着适当休息一会儿再散步。

一定不要饱餐后洗澡

有些朋友饱餐后习惯泡一个热水澡，这对于心脑血管疾病患者是万万要不得的，我就接诊过好几位老年人，都是饭后洗澡晕倒在浴室的。这是因为在刚吃饱饭的时候，人体大量的血液集中在胃部用于消化食物，供应给其他器官的血液就会相对减少，如果这个时候洗澡，周身的皮肤和肌肉血管扩张，血液流量加大，就会造成供给消化器官的血液减少，从而影响消化吸收，容易引起低血压，甚至出现虚脱、昏倒的情况。

纠正：洗澡最好在饭后1～2个小时。天气转冷、季节交替之际，是心血管疾病高发时期，要特别注意保护头部的温度，洗头后要及时擦干，不要湿着头发就睡觉。

秦医师特别提醒

饱餐后不宜洗澡，同样饥饿时洗澡也不好，因为人在饥饿的情况下，血糖水平最低，无法保证洗澡时所需要的热量消耗，使人容易出现头昏眼花甚至休克等症状。

小心晨练要了命

晨练对健康人是有益的，但不提倡老年人春季早晨锻炼，而是建议他们到下午三四点钟再锻炼。因为早上气温低，反而容易刺激血管，对患者健康不利。

纠正：心血管病患者可以选择在上午10点左右或者下午3点左右进行锻炼。

养生也要按时吃药

“是药三分毒”让不少中老年朋友对药物敬而远之，但如果本来有高血压、糖尿病、心肌梗死等心脑血管疾病的患者，还是要按时吃药。

纠正：遵医嘱按时吃药，可以使药物在人体最合适的时间发挥作用。

热水烫脚，心脏受不了

热水烫脚可以加速末梢血液循环，因此很多人热衷于热水烫脚，但患有心脑血管病的中老年人不适宜。因为心脑血管病患者本身的气血都不太足，再迫使血液往四肢流动就会导致心脏缺血。心脏病患者烫脚后出现心慌的感觉就是证明。

纠正：心血管病患者睡前可以用温热水洗脚，但时间以5~10分钟为宜。

做支架不等于万事大吉

在临床上我们经常遇到一些做了心脏支架的患者二次就诊时责问医生：“为什么我父亲做个支架又有心绞痛发作？”想当然认为心脏病患者做了支架就应该万事大吉的。实则不然，支架上了，冠脉通了，但心肌供血不一定就能完全恢复。也就意味着疾病并未彻底治愈，还要进一步保护微血管，消除或改善“无再流”或“慢血流”现象。

纠正：支架手术不是一劳永逸的，药物治疗一定要跟上，还应建立科学的生活方式和行为习惯，要想一个支架撑起生活的全部是不可能的，支架顶多就是一个“管道工”。要想全身畅通，全身的环境都得进行综合治理。

心电图正常，心脏就健康吗

心电图检查是心脏检查中最重要最常用的一种检查方法，但心脏病发作持续时间往往很短，有时很难及时捕捉到犯病时的心电图，等记录时有可能心脏恢复正常。临床确有发现，许多冠心病急性胸痛发作的患者事后心电图也正常，所以在临床上，有经验的医生已经不把心绞痛发作时心电图的变化作为依据。

纠正：如果出现胸痛、胸闷、心悸等不适症状，哪怕常规心电图检查正常，建议尽早到心内科做详细检查。

药补不如食补，吃对食物血管不老

人的寿命和血管年龄成正比，血管老，人就老，血管老化不容小觑。民以食为天，那么我们吃什么食物可以保养血管呢？

控压调脂：富含膳食纤维的食物

膳食纤维是一种多糖，既不能被胃肠道消化吸收，也不能产生能量，但却在保持消化系统健康上扮演着重要的角色，尤其是其控压调脂，对预防心血管疾病有重要意义。健康成人每天应摄入膳食纤维25克。

富含膳食纤维的食物：豆角、芹菜、胡萝卜、卷心菜、西红柿、苹果、香菇、金针菇、黄豆、黑豆、芸豆、坚果、全谷食物和薯类等。

防止胆固醇沉积：磷脂少不了

磷脂是脂蛋白的成分之一，而脂蛋白好比携带胆固醇的“小船”，可以促进胆固醇的合理转运与代谢，防止胆固醇在血管壁的沉积。因此，要想防止血管硬化，建议健康成年人每天摄入6～8克的磷脂。

富含磷脂的食物：蛋黄、黄豆、瘦肉、动物肝脏、葵花子、亚麻籽、芝麻籽等。

抗氧化：维生素C不可或缺

维生素C不仅是女性美容的必需营养素，它还是一种强有力的水溶性抗氧化剂，能有效地清除各种自由基和活性氧，防止血管中脂质过氧化，从而减少动脉粥样硬化等心脑血管疾病的发生。

富含维生素C的食物：新鲜的蔬菜和水果，比如西蓝花、菜花、油菜、橙子、橘子、山楂、鲜枣等。

● 新鲜的蔬菜和水果富含较多的维生素C。

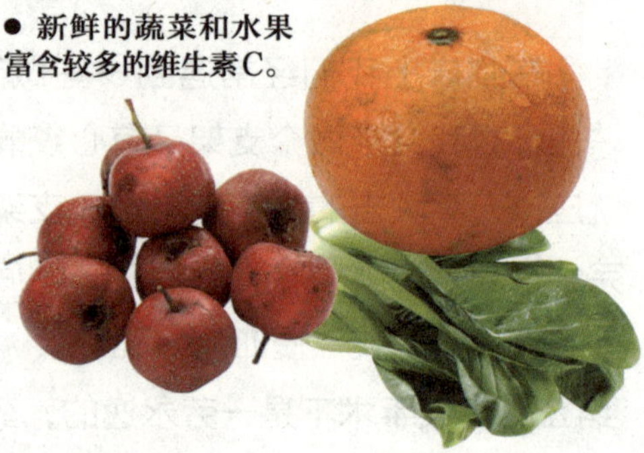

天然降压药：钠元素的天敌——钾

如果说钠盐摄取过多是人体血压升高的直接原因，那么钾元素就是人体的“天然降压药”。钾通过扩张血管，降低血管阻力来降低血压，从而减少了心脏病、中风等的发病风险。中国营养学会建议健康成年人每日钾的适宜摄入量为3500微克。

防血管硬化：B 族维生素

叶酸、维生素B_6和维生素B_{12}等，能及时清除蛋白质中过多的代谢产物同型半胱氨酸，而同型半胱氨酸是导致血管硬化的又一因素，比胆固醇的危险还要高出3倍之多。

富含B族维生素的食物：绿叶蔬菜、黄瓜、蘑菇、西红柿、鱼类、虾、香蕉等。

维生素 E：保护心血管

胆固醇代谢遭到破坏，人体就更容易患高血压、脑卒中等心脑血管疾病。维生素E能预防胆固醇堵塞血管，清除体内垃圾。

富含维生素E的食物：粗粮、坚果、植物油等。

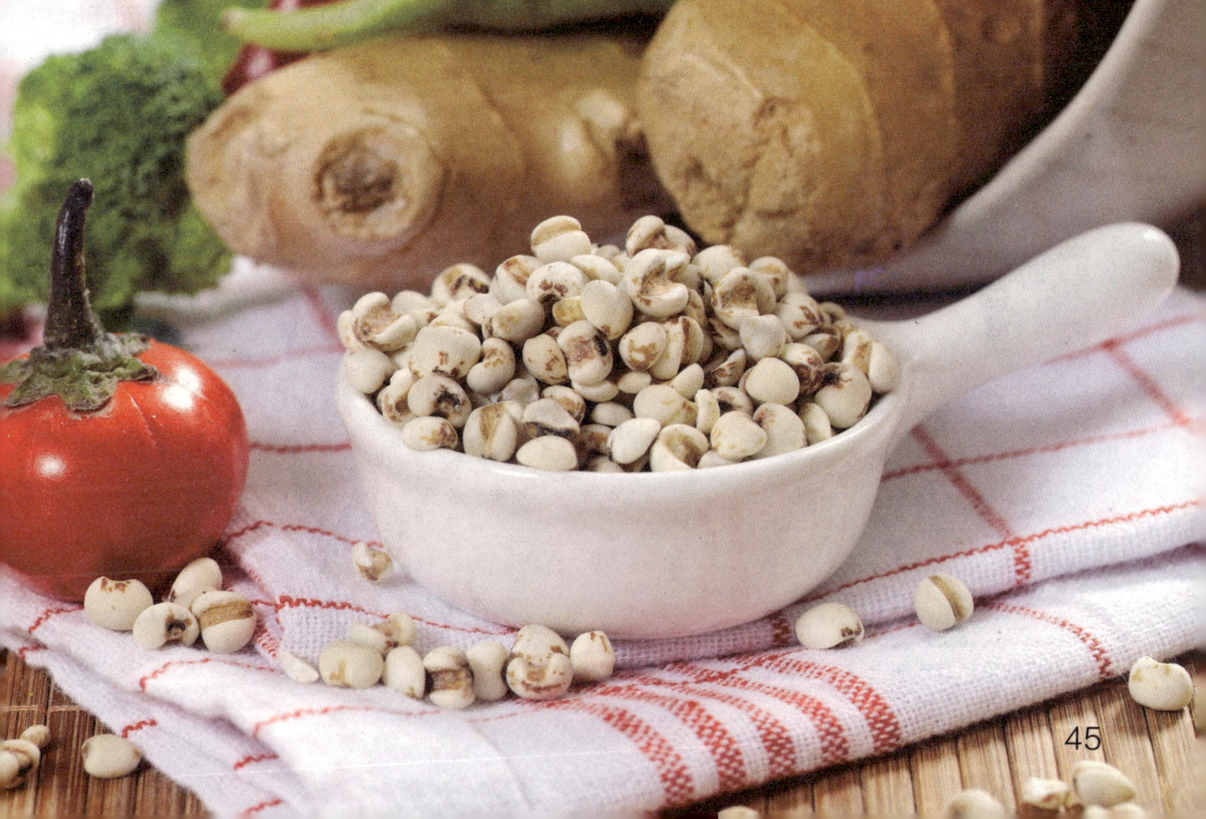

运动调养：为什么运动可以使血管青春永驻

生命在于运动，血管亦然。我曾对自己五年内接诊的心脑血管病患者进行过一次访谈调研，发现约有七成以上患者都是长期缺乏运动锻炼。而在术后康复过程中，那些遵医嘱坚持有规律的运动和康复治疗者，其康复程度明显高于缺乏运动者。

国外也有研究表明：老年运动员血液中自由基的水平和年轻人一样低，而不爱运动的老年人则自由基水平较高，而自由基是衰老的元凶。

运动可以促使血管常轻的奥妙在于，运动可以提升体内的高密度脂蛋白胆固醇水平，也就是我们通常所理解的“好胆固醇”。高密度脂蛋白胆固醇的“好”在于其颗粒小、密度高，可以自由进出动脉血管壁，清除沉积在血管壁、引起动脉粥样硬化的低密度脂蛋白，使动脉壁免遭侵蚀，故又享有“血管的清道夫”之美誉。

建议中老年朋友，每天运动半小时。运动方式可以是快步走、慢跑、游泳等。

如果饭前适度运动，保护血管的效果更好。研究表明，享受丰盛的饭菜前进行较长距离的散步，可以减少脂肪对血管功能的损害，含有较多脂肪的食物能使血脂水平短暂升高，也能对血管内皮的功能造成损害，而运动可将这种损害降到最低程度。

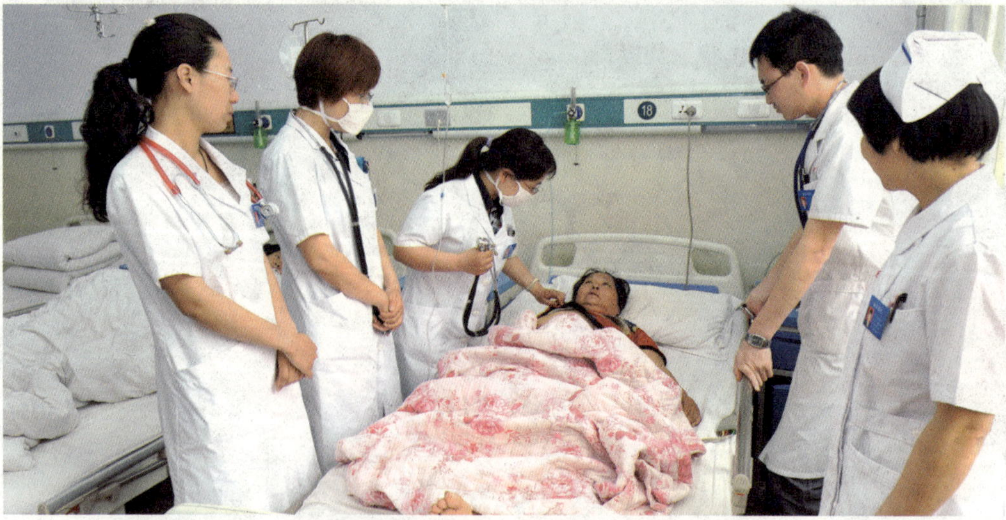

● 不良的生活方式加上缺乏运动很容易导致血管老化生病住院。

第四章

不幸中招——相关心脑血管病的检查和治疗要了然于心

年近中年的你是不是经常感到疲惫、四肢无力、头晕目眩、时不时胸闷、胸痛，甚至记忆力下降，视力模糊？那可真是“千防万防血管未防”，心脑血管疾病很可能找上了你。不幸成为心脑血管疾病的潜在患者不要慌，按部就班按下面的步骤进行检查，早发现早治疗。

导致心脑血管发病的十大因素，你中招几个

一、高血压

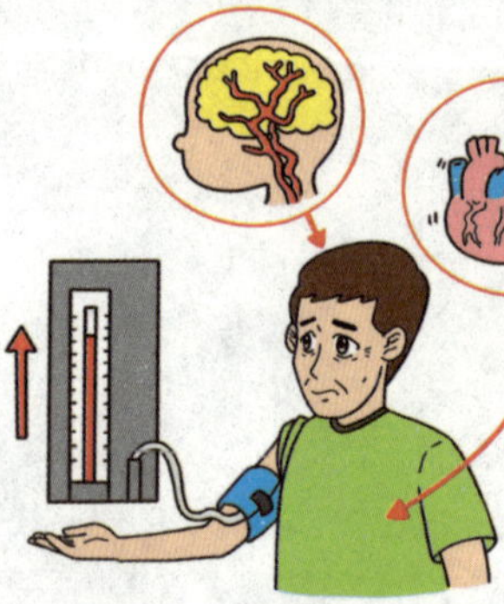

高血压是一种独立的疾病，
也是冠心病、脑卒中的重要
病因。

二、吸烟

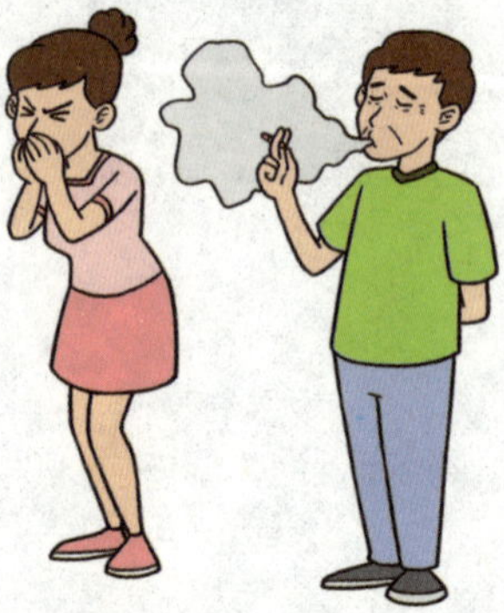

直接吸烟、间接吸烟均有害。

三、高血脂

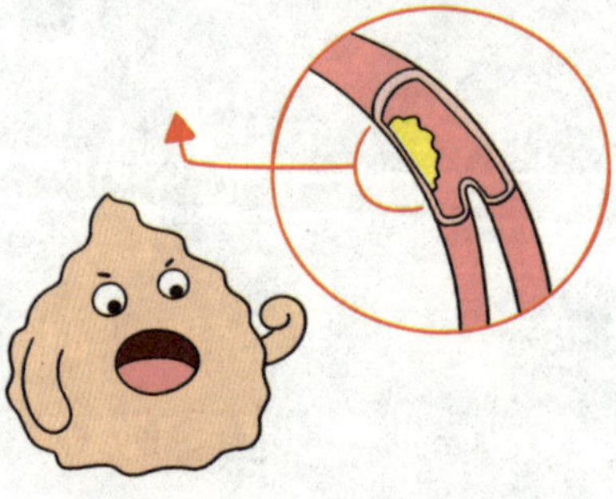

血清总胆固醇高于5.72 mmol/L。

四、饮食失调

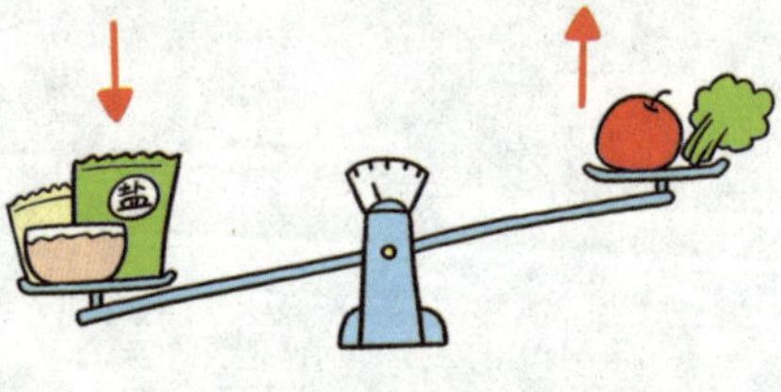

食用脂肪、盐过多，青菜、水果
过少，易发生心脑血管疾病。

五、超重肥胖

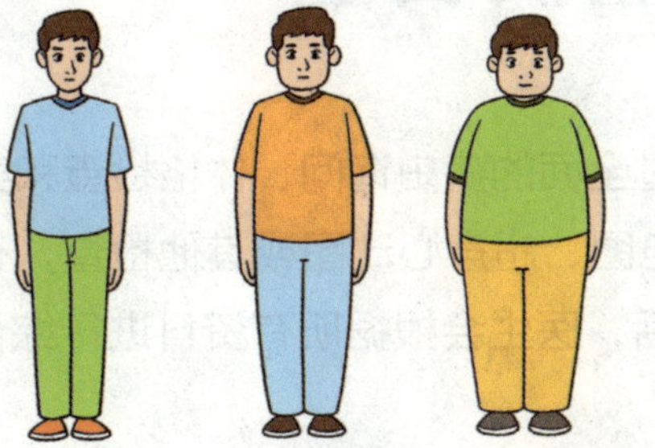

正常体重　超重 10% 偏胖　超重 20% 肥胖

正常体重（千克）= 身高（厘米）–105
超重 10% 为偏胖，超重 20% 为肥胖。

六、缺少运动

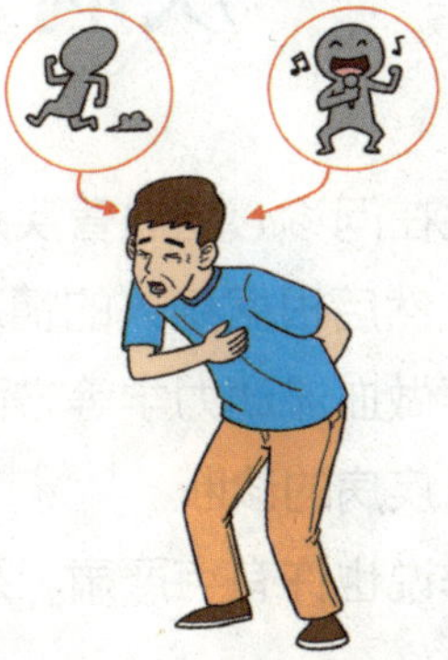

缺乏锻炼和文化娱乐活动。

七、糖尿病

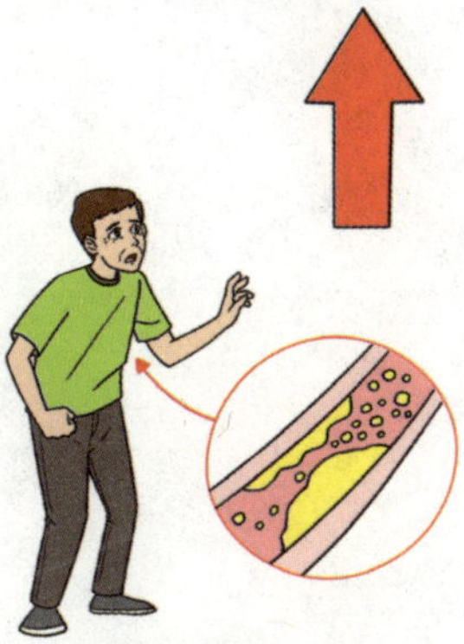

易发生动脉粥样硬化。

八、心理因素

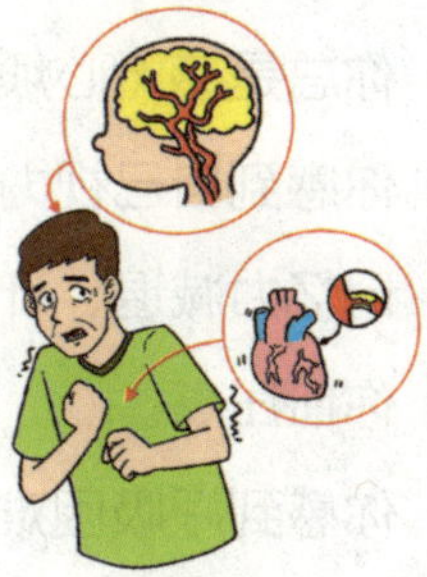

精神紧张，缺乏心理保健易引发心脑血管疾病。

九、熬夜

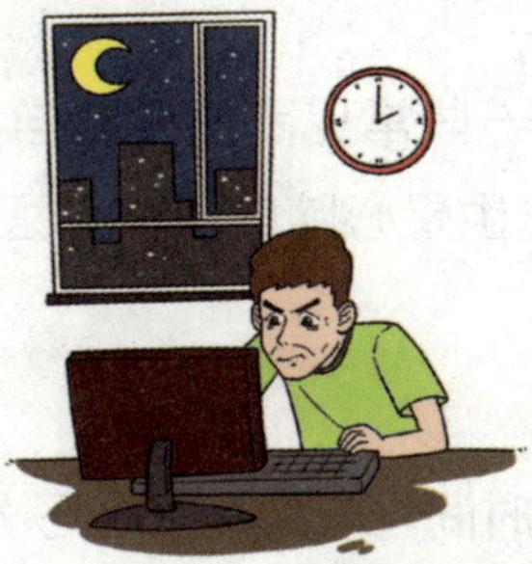

经常熬夜、作息不规律的人，易引发心脑血管疾病。

十、家庭病史

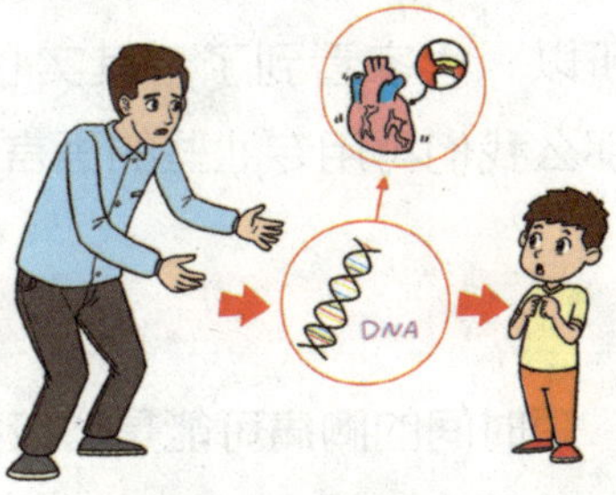

父母有心脑血管疾病的人，发病的可能性大于一般人。

你中招了吗？提前了解心脑血管疾病发病的症状表征

医生在问诊心脑血管疾病时，一般通过全面的病史询问、体格检查和实验室检查，然后根据病人的情况做X线、心电图、超声心动图或其他检查，有些病人需要做血流动力学等方面的检查。最后，医生会根据所有资料进行综合分析，作出疾病的诊断。

这样说也许有点严肃，那么我们换一个轻松的方式。首先，来回答我几个问题。

- Q1 你是不是时常会感到四肢无力和非常疲惫?
- Q2 你感到头晕目眩。
- Q3 你总是感觉心烦意乱。
- Q4 你感到自己视力下降，或视力模糊。
- Q5 记忆力减退、计算能力下降。
- Q6 你血压高。
- Q7 你感到呼吸困难，冒冷汗。
- Q8 你时不时感到胸痛，持续时间较短。

如果上述8个问题，你的回答是肯定的，那么你的心血管系统健康情况欠佳，可能对现在或将来的身体健康产生不良影响。

所以，大家看到了，其实心脑血管疾病是有一些常见而重要的自觉症状的。那么我们再用专业些的语言归纳总结一下，这也是心脑血管专科医生会问

秦医师特别提醒

短时间的胸痛可能是心绞痛，心绞痛的持续时间一般只有3～5分钟，如果持续疼痛数小时甚至数十小时，可能是急性心肌梗死，而且多在左前胸疼痛，不会向周围辐射。肺栓塞、肋骨神经痛、颈椎病等也会引起胸痛。

诊到的病症表现。

1.心悸：一种主观的、自觉心脏跳动的不适感或心慌感，是心动过速、心律失常或高动力循环状态所引起的，其实就是心脏搏动时的一种不适感，常被视为心脏病的特殊症状之一。

2.心绞痛：这个词形容心脑血管疾病非常生动，但其实就是胸痛，这是冠状动脉供血不足引起的主要症状，典型的表现是胸骨后的压迫或紧缩性痛，向左肩及左上肢放射。心绞痛的发作常有诱因，且持续时间仅3～5分钟。

3.呼吸困难：轻者表现为情绪紧张、劳累后呼吸困难或阵发性夜间呼吸困难，重者表现为呼吸困难持续且需要端坐呼吸，也有患者伴随有哮喘。这是左心功能不全、肺瘀血的主要症状。

4. 水肿：水肿是人体组织间隙过多的液体积聚，使组织肿胀或体腔内液体积聚形成的积液。一般多见于各种突发肢体肿胀或下午加重，要小心静脉血栓。

5.紫绀：血液中含有过量的血红蛋白或异常的血红蛋白衍化物，导致皮肤和黏膜出现青紫颜色，多见于口唇、舌、鼻尖、耳垂和四肢末端等。一般来讲，出现紫绀和心脏缺氧密切相关。

6.晕厥：心脑血管病患者由于脑供血不足、心律失常等常会出现晕厥情况。要特别注意是否是心源性晕厥。心源性晕厥是指由于心脏疾患引起的心排血量突然减少或暂停而致的晕厥，多由于心律失常和器质性心脏病引起。心源性晕厥多见于老年人，持续时间长且病情凶险，遇到晕厥需及时就医。

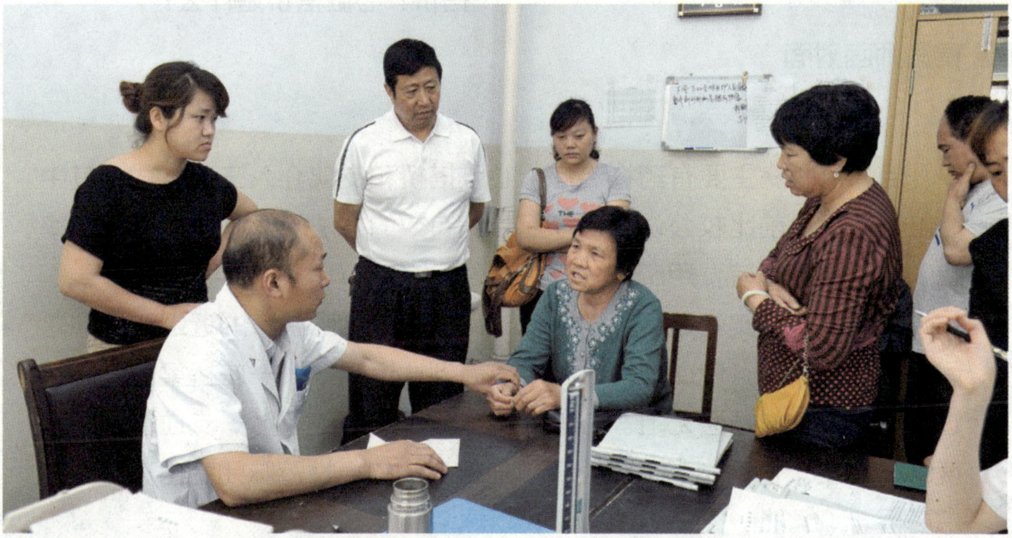

● 中老年朋友出现有胸闷、晕厥等症状时，要及时去医院进行就医问诊。

秦医师手把手教你怎么选医院、选医生和选治疗方案

得了心脑血管疾病，怎么选医院，选医生，哪种治疗方案适合自己，这是大家最关心的话题。

选医院

每个地区的各家医院都有自己擅长的领域，患者可以根据口碑来选择适合自己的医院。如果你所在的地区距离所选的医院特近，那么身体出现问题可以及时到医院进行医治。

选医生

专家是权威，但专家一般是坐门诊的，很少亲自主管住院病号。因此，如果你已经选择住院治疗，你的主管医生很可能是副主任医师或主治医生。不要担心，专家即便不亲自主管每一位患者，但科室每天早晨交接班、专家查房等，他都会参与，指导管床医生认真治疗每一位患者。因此，选医生先选科室，选择你信任专家所在的科室，方便你就诊的专家时刻关注你的病情。在以后的治疗中，尽量选择同一个专家、同一个主管医生。

选治疗方案

每个病人的情况不尽相同，医生会根据病人的具体情况作出适宜的治疗方案。我这里讲一下大家比较感兴趣的心脏搭桥，什么时候需要心脏搭桥？心脏搭桥是什么？

秦医师面对面

浅谈心脏搭桥

治疗冠心病主要有药物治疗、心脏搭桥和支架介入三种方式，其中心脏搭桥是目前比较公认的治疗冠心病有效的方法。心脏搭桥的成功率在97%左右，住院费用5万～6万。

心脏搭桥其实就是冠脉搭桥术，即在冠状动脉狭窄的近端和远端之间建立一条通道，使血液绕过狭中位而到达远端，如一座桥梁使公路跨过山壑江河一样畅通无阻。心脏搭桥主要用于心脏冠脉一支血管狭窄程度90%以上，同时引起血管痉挛、血栓形成的急性冠脉闭塞出现时才考虑搭桥。

不幸中招了，心血管病检查应如何选择

当中老年朋友出现心悸、心绞痛、晕厥、紫绀等症状时，应考虑是不是心血管出了问题。那么，面对众多的心血管疾病监测项目，大家应该怎样选择呢？一般来讲，心血管疾病检查主要包括实验室检查、心脏电学检查（心电图、心音图）、颈动脉和超声心动图等几种。

一 实验室检查

实验室检查简单来讲是验血、验尿，通过实验室化学检验来检查有无相关疾病的指标数据，指导医生临床治疗。心脑血管疾病主要的临床检查包括以下几项内容。

血脂检查

血脂是血浆中甘油三酯、胆固醇、磷脂、糖脂、固醇、类固醇的脂类总称，血脂含量可以反映体内脂类代谢的情况。一般医院检查项目是血脂四项，需要早晨空腹取血。血脂异常很可能诱发高脂血症。血脂检查的重点对象是：有高血压、糖尿病、冠心病及家族有上述病情者、肥胖者，同时建议45岁以上的中年男性和绝经期女性每年做一次血脂检查，如有异常，尽早就医干预。

秦医师特别提醒

血脂检查必须早晨空腹抽血，而且抽血前几天注意少吃高糖高脂的食物，才能反映患者血脂的实际水平，否则意义不大。

血糖检查

血清中的糖称为血糖，绝大多数情况是葡萄糖。测血糖一般先测空腹血糖，空腹血糖>6.0 mmol/L，再测餐后血糖，如果餐后血糖>7.8 mmol/L，一般称为高血糖。血糖升高不仅是糖尿病的隐患，也会加大患心脑血管病的危险。

血液流变学检测

血液流变学检测主要是全血黏度测定和血浆黏度测定。血液黏度增高常见于冠心病、心肌梗死、脑血栓形成或动脉粥样硬化的表征。

心肌酶

测定心肌酶时，与心肌损伤相关的酶合称为心肌酶谱，对诊断心肌梗死有一定的价值。如果天门冬氨酸氨基转移酶、肌酸磷酸激酶、乳酸脱氢酶升高，提示可能为心肌梗死。

凝血功能

凝血检查在医院临检项目中通常为凝血四项，归属于血栓性疾病检查，为手术前必查项目、血栓检查项目。因为凝血功能高的人容易激活凝血酶，形成较大的凝块，大的凝块脱落了，堵到哪里梗就在哪里，就发生了心梗。这就是为什么很多人吃阿司匹林，因为阿司匹林可以让血液保持低凝状态，不容易血栓。

十 心脏电学检查

心电图

心电图检查是利用心电图机从体表记录心脏每一心动周期所产生的电活动变化图形的技术，是目前诊断心血管疾病中最方便、最经济、最实用的项目。心电图检查可以记录人体正常心脏的点活动，常用于诊断心律失常、心肌缺血、心肌梗死等。凡是发现心悸、心跳过快等都应做心电图检查。

24 小时动态心电图

心电图虽然对心律失常的诊断有重要价值，但其不足之处在于不能连续动态观察心脏的点活动，而24小时动态心电图则弥补了这一缺陷，可以长时间连续记录并编集分析人体心脏在活动和安静状态下心电图变化状况，记录全部的异常电波，能检出各类心律失常和病人在24小时内各状态下所出现的有或无症状性心肌缺血，为各种心脏病的诊断提供精确可靠的依据，尤其对早期冠心病有较高的检出率。

平板运动心电图

也被称为心电图平板运动试验，是心电图负荷试验中最常见的一种，故又称运动负荷试验，它是目前诊断冠心病最常用的一种辅助手段。很多冠心病患者没有心肌缺血的现象，心电图可能完全正常。平板运动心电图可以通过运动或其他方法给心脏以负荷，增加心肌耗氧量，诱发心肌缺血，辅助临床对心肌缺血做出判断。

心音图

心音图可以将心脏活动过程中产生的振动，通过特制的电子仪器将振动变为线条图形而记录下来。心音图检查可以验证心脏听诊所见，并补充听诊的不足，协助诊断某些心血管疾病，如冠心病、二尖瓣狭窄的估计、动脉导管未闭等。

十 B 超检查

颈动脉彩超

引起脑中风的血栓往往是颈动脉的血栓，它随血液上行堵塞了脑血管。因此，脑中风筛查的主要方法就是做颈动脉彩色B超，看看颈动脉是

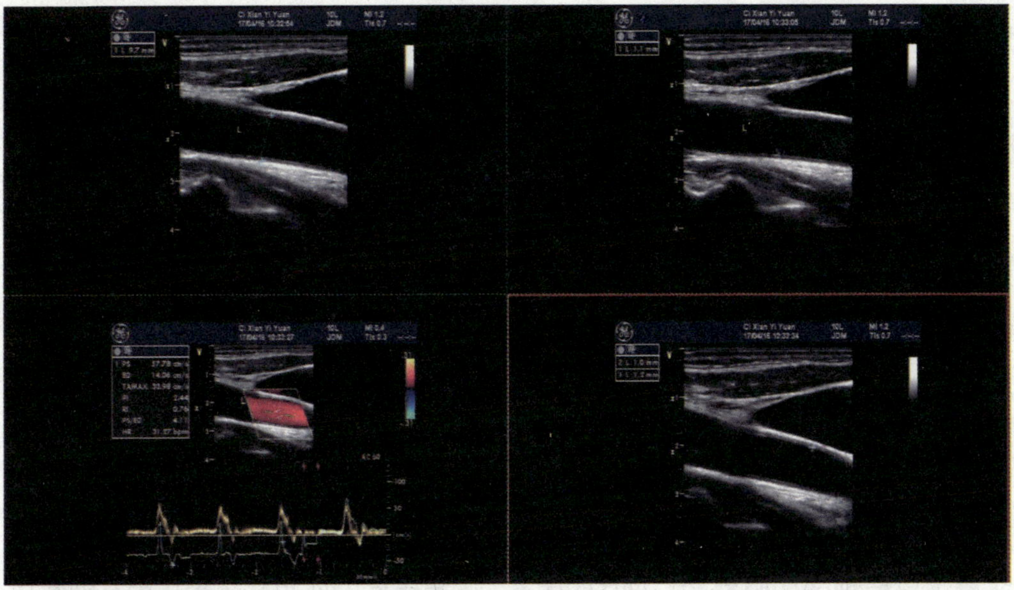

● 双侧颈部血管超声：可见动脉粥样硬化伴斑块形成。

否狭窄，如果狭窄，就要治疗。颈动脉在脖子两侧，做B超很方便。

TCD

TCD是经颅多普勒的简称，是利用超声多普勒效应来检测颅内脑底动脉环上各个主要动脉血流动力学及各血流生理参数的一项无创伤性血管疾病的检查方法。近年来在国内外迅速发展，成为目前脑血管疾病诊断的重要手段之一。

心脏彩超

心脏彩超是唯一能动态显示心腔内结构、心脏的搏动和血液流动的仪器，对人体没有任何损伤。主要检查心脏的形态有没有什么异常，以及心功能是否正常，特别对先天性心脏病是首选的检查方法，诊断冠心病最确切。

心脏造影

之前所有的检查都是无创检查，看不到血管里面，而心脏造影检查属于有创检查，就是将一根很细的导管插入到你的主动脉里，然后通过导管前面的小口向主动脉血液注入造影剂，使X射线可以将沿血管流动的造影剂在显示屏中显示出血管及心脏的形态来。心脏造影检查可以查到血管内部冠脉有没有狭窄、斑块等。

十 超声心动图检查

超声心动图是利用超声的特殊物理学特性，检查心脏和大血管的解剖结构及功能状态的一种首选无创性技术。

不幸中招了，脑血管病检查应如何选择

当中老年朋友出现头痛、头晕、神经功能障碍等症状，当考虑为脑血管运行不畅去医院检查时，除了神经系统查体、抽血化验等检查外，最重要的一项内容是对脑血管进行检查，主要包括常规的头颅CT、头颅磁共振成像（MRI）和脑血管解剖本身的检查（包括颈部动脉彩超、MRA造影剂、DSA检查）。

+ 神经系统查体

一般检查

包括意识状态、精神状态和头颈部及躯干四肢检查等，比如查看患者的瞳孔、眼球活动、言语、疼痛反应、呼吸循环条件、昏迷程度、记忆力等。

颅神经检查

颅神经的组成有12对，分别是一嗅二视三动眼，四滑五叉六外展，七面八听九舌咽，迷走与副舌下完。其实就是检查患者的嗅觉、视力、眼底、瞳孔、舌头等。

运动系统检查

检查脑干各颅脑神经运动核、椎体系统、小脑系统等中枢神经系统。

+ 血液检查

主要查血常规、尿常规及肝肾功能。急性高血压在血常规检查中可伴畸形红细胞，血红蛋白高者血液黏稠度增加，易有血栓形成；脑血管疾病患者早期的尿常规基本正常，随着肾病的进展，尿蛋白量会增多；肾实质受损时，血尿素氮和肌酐会有变化。

+ 头颅 CT

CT是电子计算机断层扫描，主要是针对人体大脑进行扫描。急性脑血管病第一项检查应首选CT，因为CT具有扫描时间快、图像清晰的特点，基本上10分钟之内就可以确定出来，而且可以在早期区别出来是脑出血还是脑缺血。

+ MRI 检查

MRI是头颅磁共振成像的简称，利用磁共振现象从人体中获取电磁信号，并重建人体信息。一般来讲，急性脑血管病发作期，立刻做CT/MRI两项检查，就可以大致判断脑部疾病，指明方向，是脑部肿瘤还是血管病。

十 脑血管解剖本身的检查

脑血管的解剖检查是从形态上观察脑血管的病变情况，这里主要包括颈部动脉彩超、MRA和DSA检查。

颈部动脉彩超

颈部动脉彩超是检测颈部血管斑块最有效的首选方法，具有无创、简便、安全的优点。颈部动脉彩超可以清晰地显示颈部血管膜是否增厚，发现动脉瘤、动脉夹层，观察颈部血管（颈动脉、椎动脉、锁骨下动脉开口）是否存在动脉硬化伴狭窄，有无斑块形成，是软斑块还是硬斑块、斑块形成的部位、大小等。临床医生可以根据斑块的情况进行评估分析，给出专业的建议。

正常颈动脉血管 VS 颈动脉血管斑块

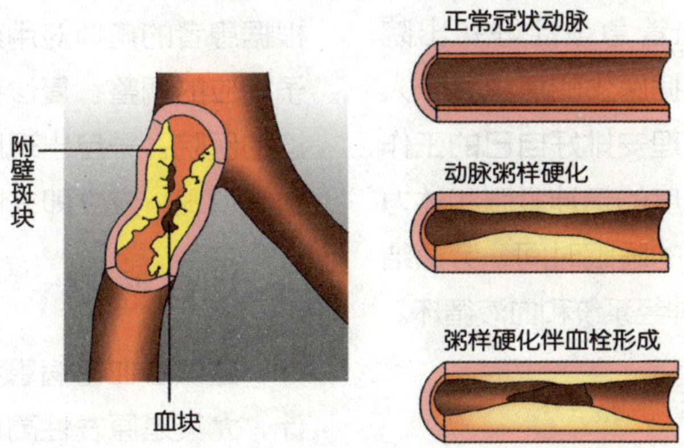

MRA 造影剂

MRA磁共振血管造影检查可以显示血管，可发现血管狭窄和闭塞的部位，对于显示血管非常有其实用价值，已经成为临床不可或缺的检查方法。

DSA 检查

DSA是血管造影的简称，通过局部打造影剂来将血管放大显影，更能真实地看清楚血管的狭窄程度，是目前诊断血管狭窄的金标准，也是检查动脉瘤最有价值的方法。DSA对观察血管病变，血管狭窄的定位测量，诊断及介入治疗提供了真实的立体图像，主要适用于全身血管性疾病及肿瘤的检查及治疗。DSA的最大不足是有创性，当其他检查发现可疑病变时，进行DSA检查是必须的。

心脑血管疾病患者如何进行家庭调养

心脑血管疾病是一种慢性病，患者多是中老年人，病程长且反复，诸多因素都可能诱发或加重病情。因此，患者及其家属应该了解心脑血管疾病的相关知识，做好家庭调养，将疾病的危害性降到最低。

出院后的工作和生活安排

对于心脑血管急重症好转出院的患者，应该根据医生的意见和个人的具体情况，合理安排好自己的工作和生活，避免过度的精神紧张和体力活动，保证足够的睡眠时间，劳逸结合，有利于调节神经系统和血液循环。

坚持按医嘱服药

大多数心脑血管疾病患者，即便出院也需要长期坚持服药，特别是高血压、冠心病、心力衰竭患者，突然停药会导致病情恶化，是十分危险的。

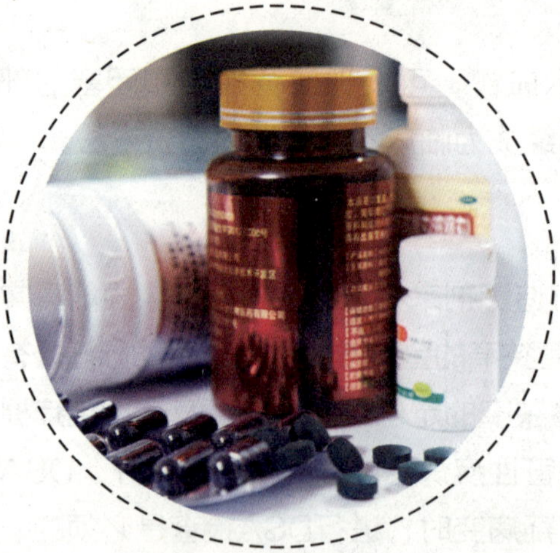

定期复诊

作为慢性病患者，心脑血管病患者出院后定期复诊非常重要，医生会根据患者的病情对用药剂量、种类给予相应的调整。复诊要去具有专科门诊的医院。一旦出现胸闷、心悸、头晕等情况，应立即去医院就诊。

血压监测

建议心血管病患者家里常备血压计，尤其是原发性高血压患者，至少每周测量1次。具体测量血压的方法和记录，在后面的高血压疾病中会详细谈到。

不良习惯的更正

抽烟、熬夜、经常酒场应酬等不良的生活方式都是诱发心脑血管疾病的重要原因，戒掉这些习惯，做好心理保健，是患者主观上最有效的预防措施。

第五章

出现急症——与时间赛跑，家庭必须掌握的急救常识

出现心脑血管急症并不可怕，可怕的是延误治疗时间。心脏科医生的理念是“命系1小时”，意思是说如果心血管疾病在起病1小时内完成溶栓或经皮冠状动脉介入（PCI），治疗后即使使用最先进的检查技术也查不到梗死的痕迹。耽误了最佳治疗时间，患者就将付出致残、致死的代价。所以，时间就是生命，出现心脑血管急症，一些必要的急救措施，你必须知道！

时间就是心肌——急性心肌梗死的急救常识

急性心肌梗死是可救治的，而实现救治的条件是时间。时间就是心肌，时间就是生命，急性心肌梗死越早到医院，治疗效果越好。

胸痛立刻去医院

对于中老年朋友，尤其是有糖尿病、高血压、经常有酒桌应酬、有家族心脑血管病史的中老年朋友，建议大家有胸痛就立刻去医院。为什么这么说呢？因为冠心病最常见的表现就是胸痛，而急性心肌梗死50%以上事前没有任何先兆，只是以突发的胸闷、胸痛为表现。如果不引起重视，心肌梗死致死就是一瞬间。

在现实案例中，很少有单纯因为胸闷、胸痛而来医院就诊的患者。这里面有两个误区：一是平时身体比较健康的朋友突发胸痛，以为是吸岔气或胃疼，挺一挺就过去了，殊不知，挺一挺把命挺没了；二是心肌梗死的胸闷、胸痛多半发生在凌晨或后半夜，患者不忍心叫醒熟睡中的家属，挺到天亮才说话，结果错失了最佳抢救时间。

所以，有心脑血管疾病或心血管疾病的高风险患者，一有胸痛要立刻去医院。

秦医师特别提醒

中老年朋友牢记“胸痛立刻去医院”的同时，还要善用急救车，去有抢救条件的大医院。

善用急救车会用 120

急性心肌梗死患者死亡有近70%发生于发病1～2小时内。也就是说，约有2/3的患者死于到医院之前，甚至在路上。

所以，“胸痛就要去医院”，推荐大家呼叫 120 急救车。急救车并不仅仅体现在“急”这个速度上，更重要的是体现在“救”这个功能上。即便因为堵

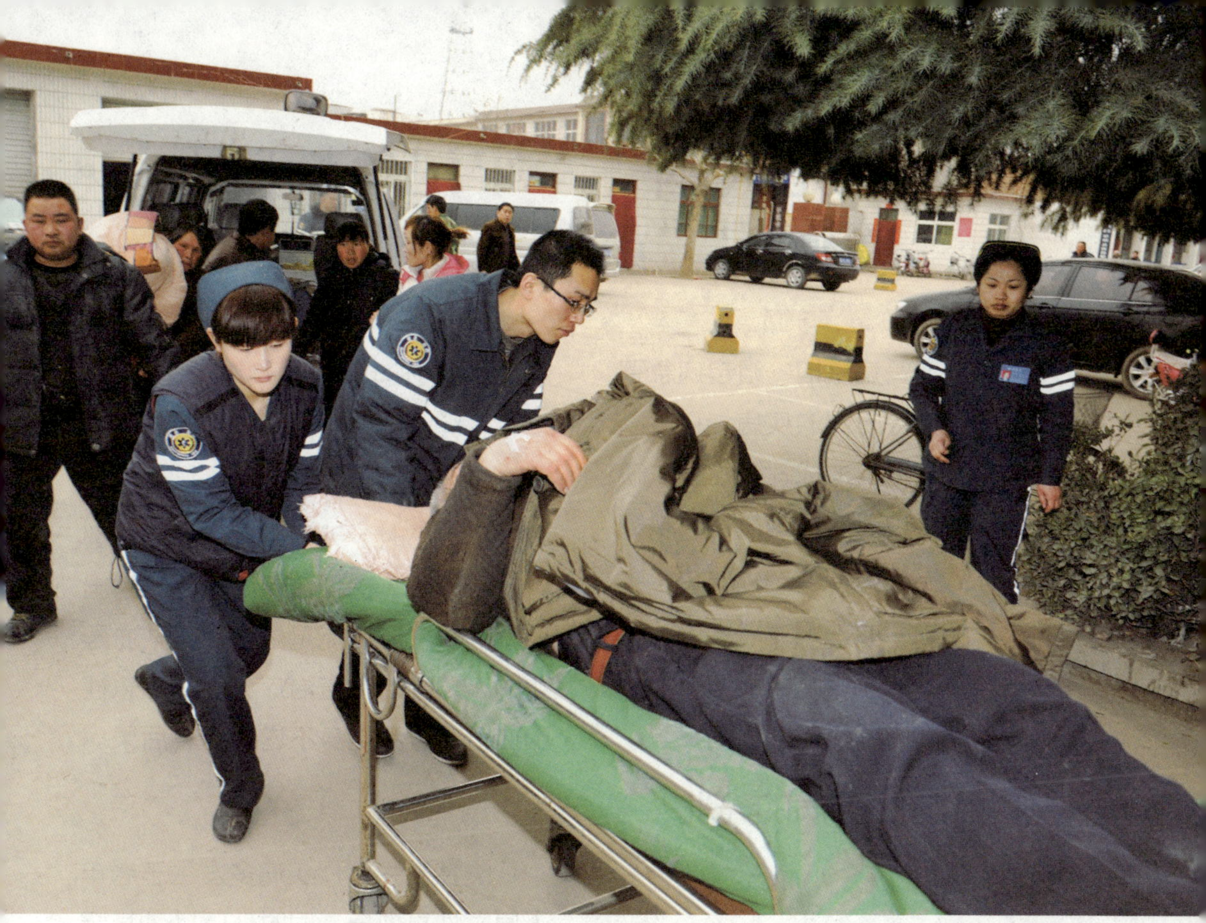

车稍微延误一些时间，但是急救车上的随车医护人员还可以给急性心肌梗死患者一些常规的治疗：

1.止痛：胸痛加剧会让患者焦躁不安，这样容易扩大梗死面积，诱发心律失常及衰竭。

2.给药：电话说明症状后，会在急救车上准备相应的急救药。比如急性心肌梗死嚼服300毫克的阿司匹林可抗血小板的凝集。

3.给氧：不同程度的缺氧是急性心肌梗死患者的常见症状，用急救车上的鼻导管吸氧可以及时给患者氧气，速度约为2～4升/分钟。

4.急救：急救车上配备有心电监测和除颤器，随时准备紧急抢救生命。

十 溶栓越早，心肌梗死范围越小

急性心肌梗死中，90%左右是血栓形成后堵塞冠状动脉的结果。因此，使用药物将血栓溶解，使冠状动脉再通，简便可行，能明显缩小心肌梗死范围，降低死亡率。溶栓治疗适用于急性心肌梗死发病早期（一般在发病3小时以内）或没有条件立刻进行冠状动脉介入治疗的患者。

时间就是大脑——牢记急性脑血管病的“黄金3小时”

急性脑血管病是指一组起病急骤的脑部血管循环障碍的疾病，它可以是脑血管突然血栓形成，脑栓塞致缺血性脑梗塞，也可以是脑血管破裂产生脑溢血，常伴有神经系统症状，比如眩晕、抽搐、肢体偏瘫、失语，严重者昏迷及死亡，也就是我们俗称的脑卒中，或脑中风。

一 急性脑血管病的先兆

眩晕

它类似严重的头晕，有时突然发生，视外界景物有转动和晃动感，程度轻重不一，并且持续时间较短，不一定伴有耳鸣，有时略恶心。如果同时发生视物成双，说话舌根发硬，尤应警惕。

眩晕又分为真性眩晕与假性眩晕两种，真性眩晕是由眼、本体觉或前庭系统疾病引起的，有明显的外物或自身旋转感。假性眩晕多由全身系统性疾病引起，如心血管疾病、脑血管疾病、贫血、尿毒症、药物中毒、内分泌疾病及神经官能症等几乎都有轻重不等的头晕症状，患者感觉“飘飘荡荡”，无转动感。

语言困难

突然发生瞬时语言困难，时间一般可以是短的有一二十秒，长者十几分钟至数小时。无须用药症状一般都会自行恢复。这种症状如果是经常出现就需要注意可能是由于前脑缺血导致的，要及时检查治疗，以防止急性脑血管病导致半身不遂的严重后果。

剧烈头痛

突然发生剧烈头痛多发生于老年人原发性高血压，同时伴呕吐，甚至短时神志不清晰，这时就需要通过测量血压，检查是否是血压骤升的现象导致的。对于已经确认患者有周身动脉硬化的情况，如果头痛症状持续加重，这很大程度是由于脑血管破裂出血导致的，要及时送医院检查治疗。

偏身麻木

偏身麻木通常指由脑病造成的一侧上下肢的感觉减退或消失。大多由于对侧大脑半球疾患所致。常见于脑血管意外、颅脑损伤、脑炎等疾病。中老年人如果常半身发麻，应考虑是否脑内小血管有病变。如果麻木的同时伴有一侧上下肢乏力，更应注意。

失忆症

中老年人，突然对近期发生的事情全部遗忘或是对过去数年的旧事完全不能记忆，但意识也清醒，自我认识良好。这种症状一般持续数小时自行恢复，但在记忆遗忘时间里，常表现为心情局促不安。

如对上述这些心脏血压病发的先兆有所认识，并及时采取正确的诊治措施，就有可能防止它进一步发展。即使已发生脑血管病，也可获得早期治疗。这类疾病治疗越早，效果越好。

脑中风要牢记“黄金3小时”

那么问题来了，患者突发急性脑血管病，怎么办才能达到正确的救治目的？请记住黄金3小时原则。

在我从医十几年的临床经验来看，脑中风发作时只有1/3的患者会及时就医，从发病至到医院只用了1.5个小时，从而得到有效的及时治疗。但是，2/3的患者存在就医延误的情况。为什么这么说呢？因为脑中风是一个逐渐的过程，有些患者会想：怎么左边腿麻了，是不是一会儿就好呢？从而延误了最佳就医时间。

上周我遇到的那个54岁的女性患者就是这样，她在晚上做饭时忽然感觉右边胳膊使不上劲儿了，然后走路右腿有点拖拉。她心想，可能午休时右侧卧位压到右边肢体了，晚上左侧卧位睡一晚就好了。然而第二天一起床，她右边身体彻底不能动了。这时，她的家人赶紧把患者送到医院就诊，但已经错过了最佳的治疗时间，留下了永久的残疾。

秦医师特别提醒

挽救大脑，一定要注意黄金3小时。3小时之内到医院，可以给患者进行溶栓治疗，把堵塞的血管用药物溶开，减少残疾的发生。

急性脑梗死，最佳治疗方法是早期的溶栓治疗。就是用药物把血管里面的血栓溶解开，让血管重新恢复血流，避免患者肢体出现障碍，比如偏瘫。但患者必须在3小时内赶到医院，最迟也不能超过4.5个小时。超过时间，药物就不能用了，不然有出血的可能。脑血管病发生时，患者多

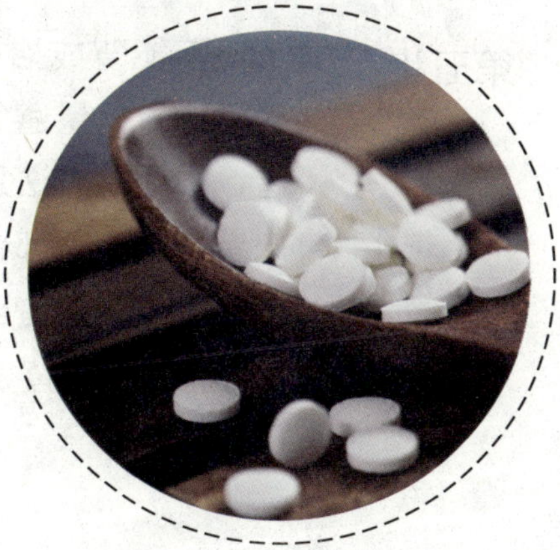

在家中，起病突然，来势凶猛，常表现为突然意识不清，摔倒在地，呕吐、四肢抽搐。这时家属千万不要惊慌失措，应保持镇静，突发脑血管病家庭急救有三忌：一忌摇晃和反复搬运，二忌仰面，三忌乱用药。

十 脑中风患者的急救措施

第一步

家庭初步处理。一旦出现脑中风，家属应该第一时间让患者侧卧，千万不要仰卧，并将其头肩部抬高，以减少头部血管压力。如果口腔内有较多分泌物或呕吐物，则需要头偏向一侧，解开衣领、内衣等，清理口中异物，如假牙，叩拍背部，排出口腔内及气管内分泌物和呕吐物。

第二步

第一时间打120急救电话，送医院急救。对意识清醒的患者，要安慰患者，缓解紧张情绪，家人不要悲哭或呼唤患者，因其会造成患者的心理压力。避免强光刺激，同时保持空气流动，给患者吸氧。

第三步

在没有医生明确诊断之前，切勿擅自给患者服用止血药物。

第四步

可做一些简单检查，如轻声呼唤患者，判断患者是否有意识能够回应；用血压计测量血压，并做好记录；观察患者双侧瞳孔是否等大等圆等。

第五步

不能背或抬患者送往医院，正确做法是保证途中患者平稳，尽量避免颠簸，以免加重病情。如需自行搬运患者，具体的方法是：一人托住患者头部和肩部，一人托住患者背部和臀部，再另有人托起患者腰部和腿，几人一起用力，平抬患者至硬木板床或担架上时要保证水平移动。切勿抱、拖、背、扛患者。

第六章

专属定制——常见心脑血管疾病的针对性调养

高血压、高脂血症、动脉粥样硬化、冠心病等都是常见的心脑血管疾病，具有高患病率、高致残率和高死亡率的特点，对人类健康威胁很大。患者在积极配合医生治疗的前提下，进行合理的饮食调养，坚持适当的运动，对稳定病情、促进疾病的恢复都十分有益。

第一节 高血压

“我血压高，不能吃肉。”“老李高血压，所以我们家炒菜放盐少。”“年纪大了，血压高，走不动喽！”……在日常生活中，我们经常听到这些对话，想当然地认为高血压与年龄和饮食有关，中老年人吃得比较肥香油腻容易患高血压。但我不得不提醒大家：随着我国大众饮食结构和作息习惯的不规律化，高血压正在向低龄化蔓延。我曾接诊过的高血压患者中，年纪最小的是16岁的小华。经常打电动游戏的小华眼睛红肿，布满血丝，一天忽然晕倒在地，家人慌忙把小华送到我们医院，一量血压：260/170 mmHg。

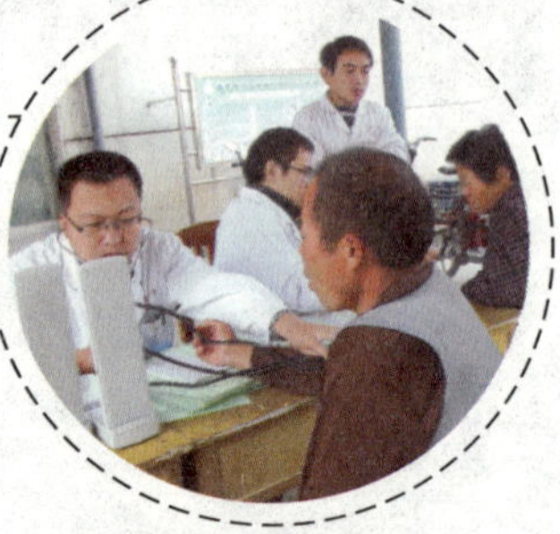

● 建议中老年朋友们，及时进行血压监测，可常到社区门诊免费测量血压。

秦医师白话血压的关键点

什么是血压？简单来讲，就是血液流通的压力。打个比方来讲，我们去海边，最喜欢看海浪一波又一波冲击堤岸，堤岸就产生了一定的压力。在我们体内，血管内的血液和心脏也形成这样一个回路。血液在血管内不停地流动产生一定的速度和压力，这种血液对血管壁的侧压力，就是医学上所说的“血压”。

那么，什么是高血压呢？什么是收缩压，什么是舒张压呢？这里就需要我们了解心脏收缩力对血液挤压力的关系。人体是一个由心脏和血管共同组成的内循环系统，心脏通过收缩和舒张推动血液在人体各组织内进行周而复始的循环。心脏收缩时，对血液的压力最大，称为收缩压，也就是我们通常所说的高压；心脏舒张时，对血液的压力减小，称为舒张压，也称为低压。

临床医学对高血压的描述是“持续血压过高的疾病”。怎么才算“血压过高”？我们用数值来说话。

血压水平的定义和分类

类别	收缩压（mmHg）	舒张压（mmHg）
正常血压	<120	<80
正常高值	120~139	80~89
高血压	≥ 140	≥ 90
1 级高血压（轻度）	140 ~ 159	90 ~ 99
2 级高血压（中度）	160 ~ 179	100 ~ 109
3 级高血压（重度）	≥ 180	≥ 110
单纯性收缩期高血压	≥ 140	<90

通过上述表格，我们看到，医学上将血压分为正常、正常高值和高血压三种，继而又将高血压按照血压水平分为1级、2级、3级，大家也可以理解为轻度、中度和重度高血压。单纯性收缩期高血压是指患者舒张压不高，仅仅收缩压超过正常范围，多见于老年人，所以又叫作老年性单纯收缩期高血压。

原发性高血压和继发性高血压

原发性高血压是指原因不明的高血压，也就是我们通常所说的“高血压病”，其发病病因尚不完全明了，但有自身的发病规律和临床表现，是一种独立的常见多发病，占高血压患者的90%~95%。

继发性高血压也称为症状性高血压，是由某些确定的疾病和原因引起的血压升高，高血压仅仅是这些疾病的众多临床表现之一，约占高血压总人数的5%。

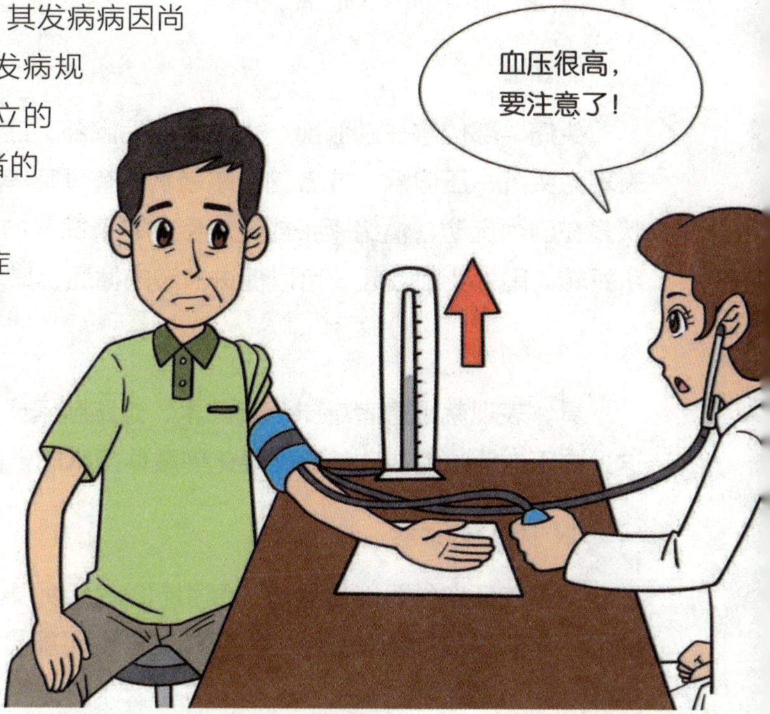

血压的测量

袖带加压法和电子血

压计是测量血压最常见的方法，普通家庭都可以采用。前者需要专业的医护人员指导正确的操作步骤，测量准确；后者操作和携带方便，但受周围噪声、摩擦等因素影响，建议定期去医院按时复诊。对于病情稍重需要入院治疗的高血压患者，医院通常会采取24小时动态血压监测和直接测量法，大家了解一下即可。

秦医师特别提醒 | 测量血压四注意

❶由于血压具有波动性，偶尔一两次的血压升高不能称之为高血压，非同日的数次测量才能判断血压的升高是否具有持续性。

❷测量前的注意事项：被测量者在测量前半个小时应禁止喝酒、咖啡和抽烟，最好排空膀胱。测量前至少5分钟内安静休息，不做剧烈运动。

❸测量中的注意事项：测量血压的环境要安静，被测量者取坐位，测量血压的手臂要与心脏在同一水平线上。

❹测量工具和测量方法要得当。家庭测量血压推荐用袖带式和电子血压计。

十 高血压的临床症状表现

脑部表现

头痛，部位常在前额部、太阳穴或后脑部，症状多为搏动性胀痛，也有仅表现为头沉、压迫痛，或者脑中嗡嗡响，有耳鸣等症状。高血压患者的头痛症状多在剧烈运动、情绪紧张或过度疲劳等情况下加重，高枕卧位或醒后起床有所好转。因为头部立起，可以促进血液的循环，增加脑部血流量。

血流不畅

具体表现就是患者感觉手脚麻木、走路腿累或腿疼，双脚对寒冷很敏感。这是由于血管收缩或动脉粥样硬化使肢体或肌肉供血不足，血流不畅引起的。

眼中有红血丝

偶尔的红血丝可能是用眼过度引起的，但如果眼中的红血丝较长时间不能消退，尤其是合并头晕、头痛等不适时，很可能是高血压症状，一定要及时测量血压。

视力减退

主要表现在老年患者身上，原理和眼中有红血丝类似。当高血压发展到一定程度时，眼底视网膜上的小动脉发生硬化、水肿，血流减少而致视力减退。临床研究发现，高血压患者中70%左右有眼底改变。

一 高血压的易患人群和防治

临床研究发现，脑卒中的主要危险因素就是高血压。同时，血压升高还是冠心病、心力衰竭、肾病等多种疾病的导火索。也就是说，高血压是人类健康的“无形杀手”。因此，如果发现血压可能增高，应及时去医院测量血压，以便早期发现，及时治疗。那么，哪些人易患高血压呢？

秦医师面对面

警惕无症状性高血压

高血压的起病方式与症状发展的缓急因人而异，在确诊为高血压病的人群中近40%无自觉症状。许多人是在常规体检或其他疾病（如头晕、眼结膜出血等）的诊治过程中才被发现有高血压的。

无症状的高血压不易早发现、早诊断和早治疗。一旦出现心、脑、肾等重要脏器并发症时，血压可能已难治。要减少高血压对人类的危害，普查、定期体检及血压的自我测量是早期发现并及时干预的最有效办法。

挺着“将军肚”的人易患高血压

“腰带越长，寿命越短。”是有一定医学依据的。大量研究资料表明：超重、肥胖体型的人易患高血压病。我国高血压发病年轻化的趋势近几年正在匀速增长，就比如我前面提到的小华，十几岁就开始挺着“将军肚”了。

大腹便便的肥胖者由于平时活动少，胆固醇、脂肪摄入过多，导致脂肪在腹部堆积，脂肪多了，就开始包围血管壁，导致血流阻力变大，血管流通不畅，最终引发高血压，甚至伴随脂肪肝、高血脂、高血糖的发生，后果不堪设想。

爱吃“荤”的人易患高血压

很多病都是吃出来的，高血压就与长期大量食用肥肉和荤油等高能量和高脂肪的食物有关。因为这些食品摄取过多易引起机体脂类代谢紊乱，导致血清胆固醇升高，发生肥胖。天长日久，脂类将沉积于血管，使血管弹性变差，管腔变窄，结果高血压、动脉粥样硬化等一系列问题出现了。

整天紧张的人易患高血压

心理、情志对高血压的影响也是显而易见的，比如很多高血压患者犯病前都有情绪激动的表现。因为人在情绪改变时，大脑皮质和丘脑下部的兴奋性增高，肾上腺素、血管紧张素等随时增加，导致血管痉挛，血压增高。

“烟君子”易患高血压

“烟君子”们常说，“饭后一支烟，快活似神仙。”但吸烟不仅容易导致肺部疾病，还是高血压和心脑血管疾病的危险因素。因为烟草中所含有的剧毒物质尼古丁进入人体血液后，能促使心跳加快，血管收缩，血压升高。抽 1 支普通的香烟，可使收缩压升高 10 ~ 30 mmHg；每日抽 30 支香烟，可引起小动脉的持续性收缩。

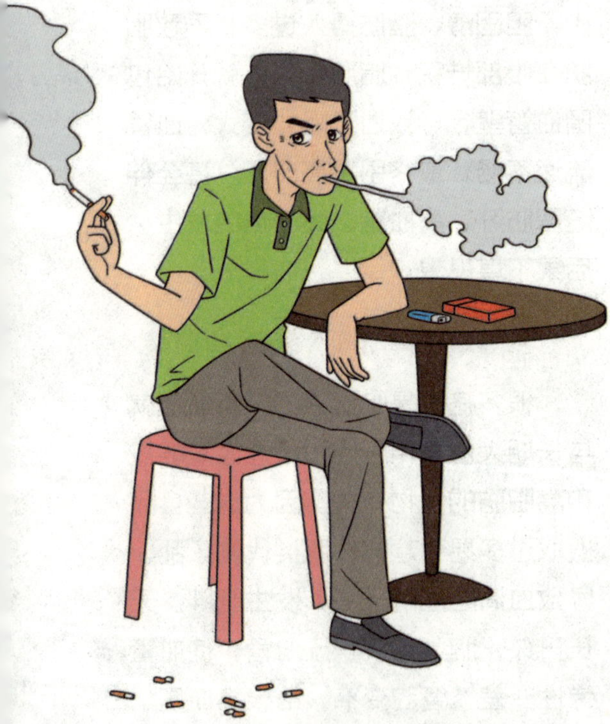

● 吸烟有害健康，烟民易患高血压。

父母有高血压的人易患高血压

高血压的发生是多基因遗传，具有明显的家族聚集性。父母双方均有高血压者，高血压患病率是无高血压家族史者的2～3倍；父母一方有高血压者，患病率是无高血压家族史者的1.5倍。

周围环境多噪声的人易患高血压

噪声被认为是最古老的引起听力丧失的原因之一，实际上它还会给人造成情绪压力，影响心脑血管的健康、代谢失常、睡眠质量，甚至引起多种变态过敏疾患、影响胎儿发育等。这是因为人体在噪声环境下，去甲肾上腺素分泌增多，心跳加快，使血压升高。据我们对城市噪声与居民健康的调查发现表明，一个地区的噪声每上升1分贝，该地区的高血压发病率就增加30%。

“分贝”是测量音量的计量单位。日常生活中，人耳刚刚听到的声音是0～10分贝；时针滴答声约为15分贝；人低声耳语约为30分贝；冰箱、电风扇的声音为40～70分贝；

汽车噪声为80～100分贝；电视机可达85分贝；电锯声是110分贝；喷气式飞机的声音约为130分贝。

对于在噪声环境下工作的人，一方面尽量降低噪音，改善工作环境；另一方面，可以在膳食中补充B族维生素，对预防听觉器官的损害，改善听力，减少噪声疲劳，以及防治高血压等心血管疾病大有益处。

秦医师特别提醒

如果您和他人的低声交谈无法轻松听清，那么你们也就处于一个噪音超标的环境中。

久坐的人易患高血压

随着现代化进程的推进，大家的生活方式也开始逐渐发生变化：出门坐车，上班坐电梯，到了公司或单位就坐在办公桌前面工作，回家坐着看电视……你发现，你坐着的概率越来越大，几乎很少站着或运动着。其实，久坐是很多疾病，包括高血压的易患因素。

在我国抽样调查中发现，城市人群中高血压的发病率显著高于农村。这与城市人群多坐着少运动大有关联。

生命在于运动，运动能提高机体的调节功能，增强代谢，改善心肺功能。从座位上站起来，走出去，参加适当的有氧运动，有助于降低血压。

高血压的检查和治疗

高血压的检查

检查分类	检查目的	检查项目
体格检查	发现高血压的潜在危险特征	正确测量血压和心律，必要时测量立卧位血压和四肢血压；测量体重指数（BMI）、腰围及臀围；听诊颈动脉、胸主动脉、腹部动脉和股动脉有无杂音；触诊甲状腺；全面的心肺检查；检查腹部有无肾脏增大或肿块；检查四肢动脉搏动和神经系统体征
实验室检查	有助于发现继发性高血压线索和靶器官损害情况	基本项目：血生化全项；全血细胞计数；血红蛋白和血细胞比容；尿液分析；心电图 推荐项目：24 小时动态血压监测；超声心动图；颈动脉超声；餐后血糖（当空腹血糖大于等于 6.1 mmol/L 时测定）；尿白蛋白定量（糖尿病患者必查项目；尿蛋白定量；眼底检查；胸片等）

高血压的治疗

高血压是中老年朋友最常见的一种“富贵病”，也是一种慢性病，因此在治疗方案上，除了药物治疗，还需要生活方式的改变。

生活方式的改变

和药物相比，生活方式的改变是治疗高血压最彻底有效的方法，按照下述方法长期坚持，治标还治本。

1.控制体重：尽快将体重指数BMI控制在25以下。

2.合理膳食：总脂肪＜总热量30%，饱和脂肪＜10%。如果这些数据太专业，那么我们将食材数量化——每周摄入新鲜蔬菜400～500克，水果100克，肉类50～100克，鱼虾类50克，奶250克，食用油20～25克；蛋类尽量控制，每周3～4个；少吃糖类和甜食。

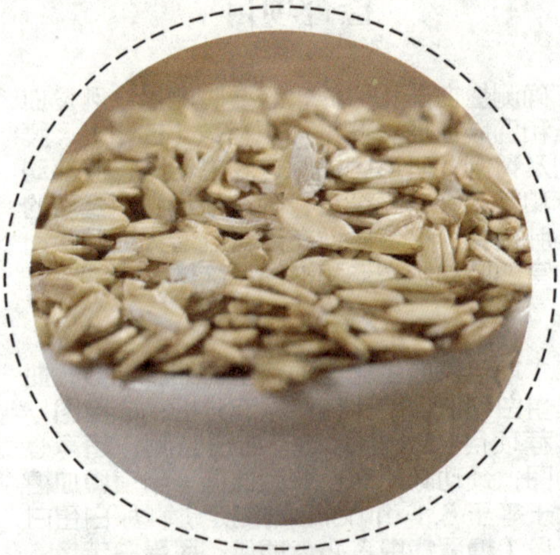

● 高血压患者宜多食燕麦，不仅利于控制体重，还有利于保护心脏和血管。

3.戒烟：高血压患者一定要彻底戒烟。

4.适当增加活动：运动可以改善血液循环，身体感觉状态良好，且是保持理想体重的合宜方式。

药物治疗

高血压药物治疗的基本原则：坚持终身服药，尽早采用两种或两种以上的药物联合治疗，且不宜频繁改变治疗方案，自最小有效剂量开始，减少不良反应的发生，推荐服用每日一次、24小时有效的长效制剂。

高血压进行药物治疗之前，要判断病人属低危、中危、高危还是极高危。高危、极高危或3级高血压患者，应该立即开始药物降压治疗；2级高血压患者，应考虑开始药物治疗；1级高血压患者，可在生活方式干预3个月后，血压仍不能低于140/90 mmHg时，再开始药物治疗；如果有并发症及其他疾病，如冠心病、糖尿病、脑血管病，无论血压处于什么分级，都应该进行药物治疗。

秦医师特别提醒

高血压患者的降压目标因人而异，大概来讲，一般人的血压降至140/90 mmHg以下；老年人收缩压降至150 mmHg以下；有糖尿病或肾病者，血压降至130/80 mmHg以下。

十 高血压患者避免进食“三高”食物

相关医学研究者或科学家已经公认：高脂、高盐、高胆固醇的饮食和烟酒是诱发原发性高血压的危险因素。因此，高血压患者要坚持低脂、低盐、低胆固醇的饮食原则和戒烟酒。

高血压患者的饮食原则

◎限制摄盐量。对于普通人群来讲，每日摄盐量应控制在6克以内；对于有高血压疾病的中老年患者来讲，每日摄盐量应限制在4克内甚至更低，对于降低和稳定血压大有裨益。

◎避免进食高热量、高脂肪、高胆固醇的“三高”食物；适量限制饮食中蛋白质的摄入量；可常吃豆腐及豆制品、鱼、鸡等。

◎节制饮食，避免进餐过饱，减少甜食，控制体重在正常范围。一般来讲，吃饭七分饱最为适宜。

◎食用油避免荤油及油脂类食品，建议炒菜或做汤时采用豆油、玉米油或菜籽油，对于预防高血压及脑血管的硬化或破裂有一定益处。

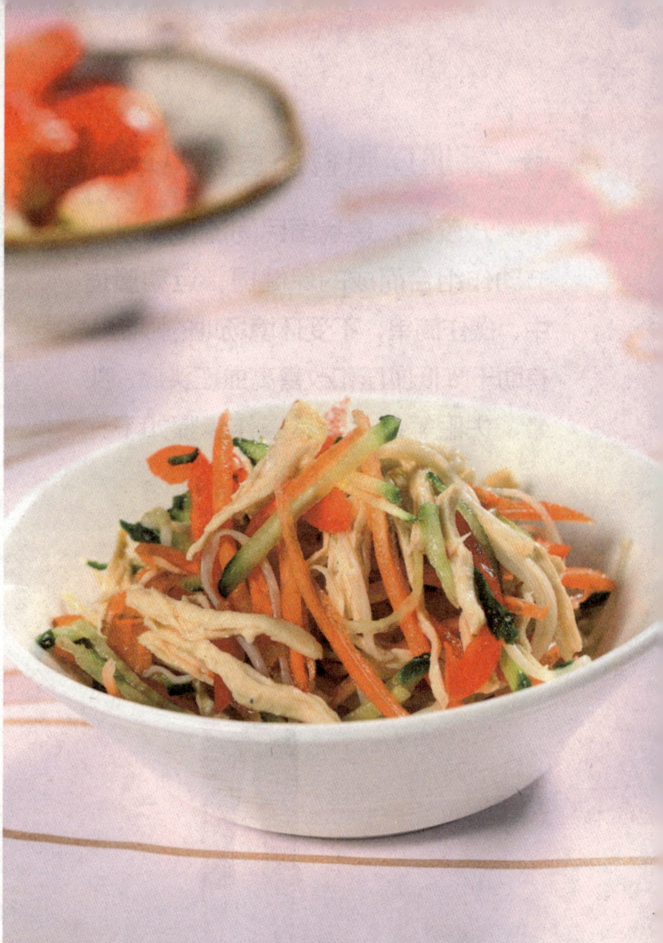

● 凉拌五彩鸡丝

适宜心肌梗死患者的食谱推荐

凉拌五彩鸡丝

材料：土豆、洋葱、胡萝卜、黄瓜、青椒各1个，香油、香醋各1小匙，盐、白芝麻、蒜蓉各适量。

做法：❶将土豆、洋葱、胡萝卜、黄瓜、青椒洗净，去皮切丝，汆熟后过凉水。

❷将土豆丝、胡萝卜丝、青椒丝、黄瓜丝、洋葱丝放入碟中，加蒜蓉、盐、香醋拌匀略腌。

❸淋上香油，撒上白芝麻即可。

十 高血压患者适宜做八段锦

八段锦，是我国民间流传的以八节动作组合而成的保健操，运动量适中，操作简单，不受环境场地的限制，有助于降低血压和改善高血压头痛、头晕、失眠等症状。其操作步骤如下：

前臂做内旋转

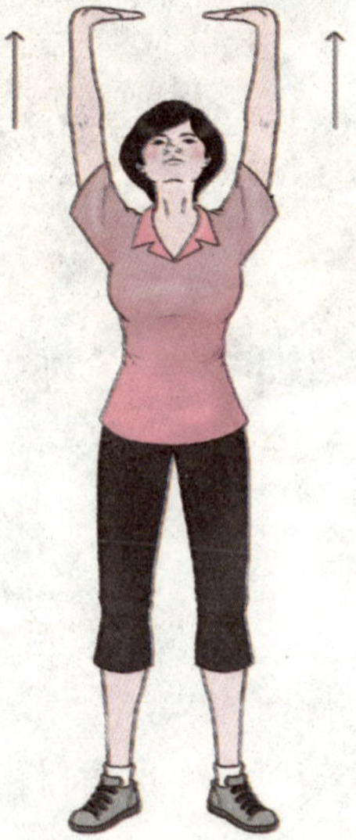

1.双手托天理三焦：自然站立，两足平开，与肩同宽，含胸收腹，腰脊放松。双手自体侧缓缓举至头顶，转掌心向上，用力向上托举，足跟亦随双手的托举而起落。

左右开弓似射雕

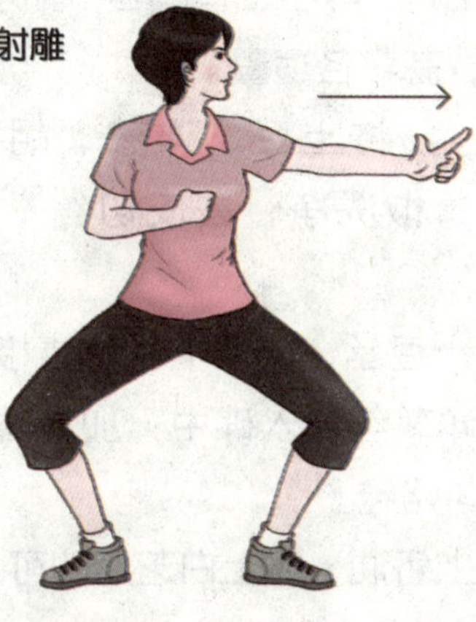

2.左右开弓似射雕：左脚向左侧横开一步，身体下蹲成骑马步，展肩扩胸，左右手如同拉弓射箭式。左右调换练习十数次。

单手托举

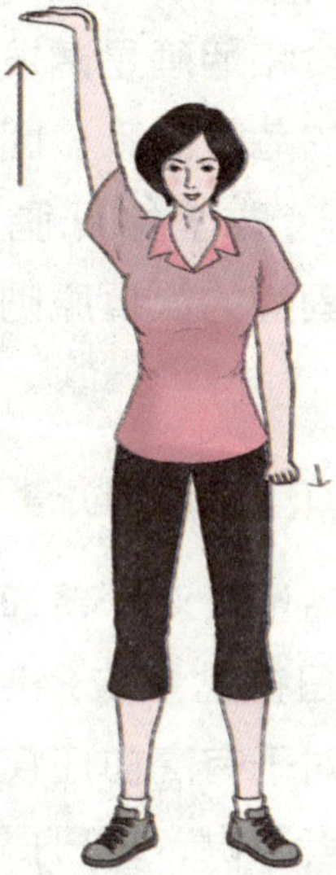

3.调理脾胃须单举：自然站立，右手缓缓自体侧上举至头，翻转掌心向上，并向右外方用力举托，同时左手下按附应。举按数次后，换手操作，唯方向相反。

身后观望

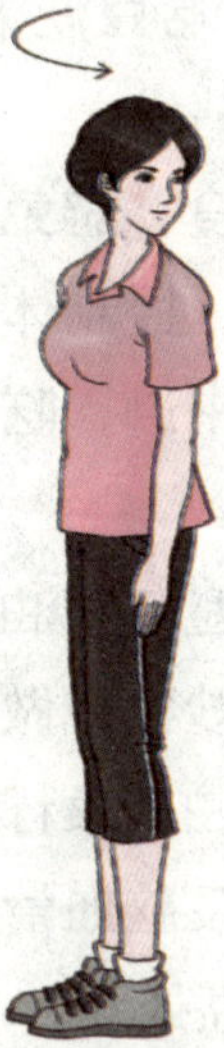

4.五劳七伤往后瞧：自然站立，双脚并拢，双手自然下垂，头部微微向左转动，稍停顿后，缓缓转正，再缓缓转向右侧，目视右后方稍停顿，转正。如此十数次。

摇头摆尾

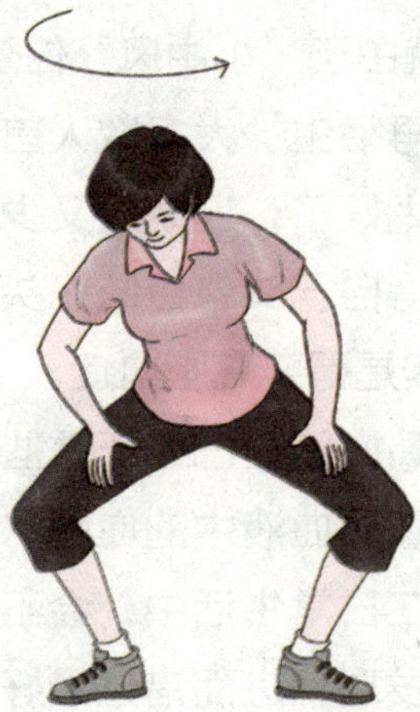

5.摇头摆尾去心火：下蹲成“骑马步”，上身前俯，双手反按在大腿上，双肘外撑。以腰为轴，将躯干划弧摇转，臀部向右下方撑劲，目视右足尖；稍停顿后，随即向相反方向，划弧摇至右前方。反复十数次。

两手攀足

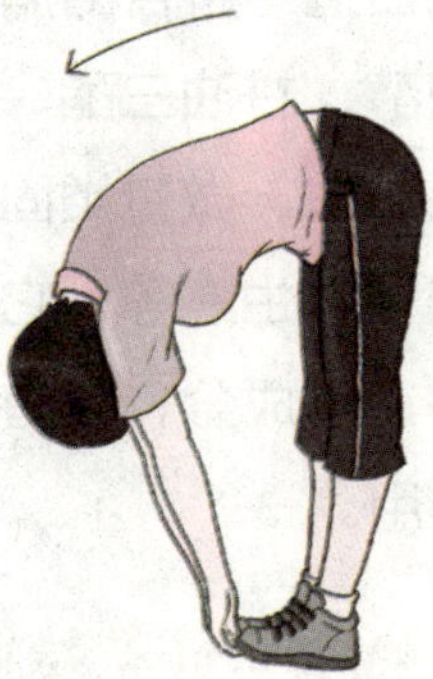

6.两手攀足固肾腰：松静站立，两足并拢。两臂平举自体侧缓缓抬起至头顶上方转掌心朝上，向上做托举劲。稍停顿，两腿绷直，以腰为轴，身体前俯，双手顺势攀足，稍作停顿，将身体缓缓直起，反复十数次。

攒拳怒目

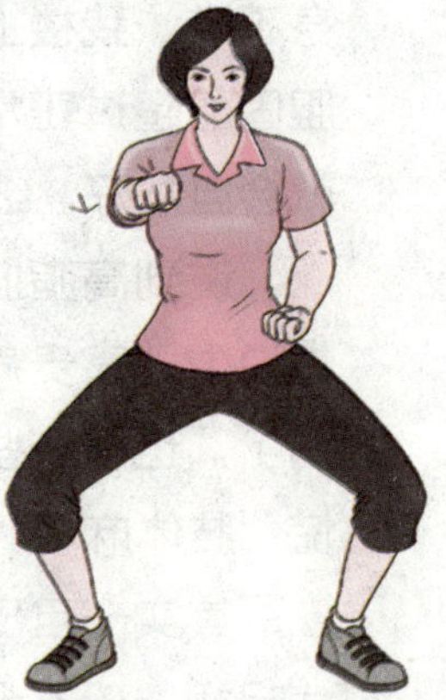

7.攒拳怒目增力气：两足横开，两膝下蹲，呈“骑马步”。双手握拳，拳眼向下。右拳向前方击出，目视右拳击出方向，左拳同时后拉。反之亦然。反复十数次。

背后七颠

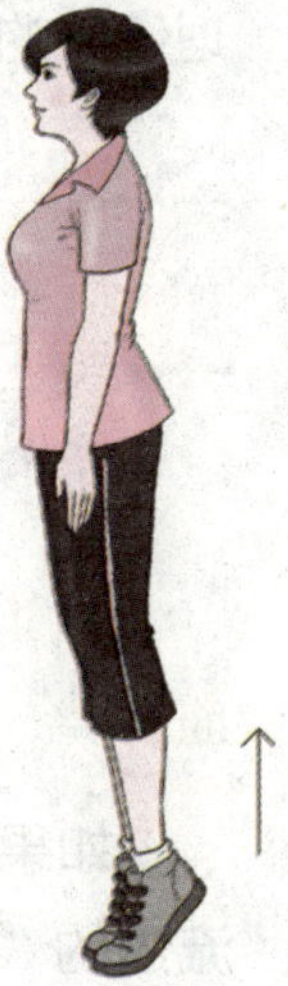

8.背后七颠把病消：两足并拢，两腿直立、身体放松顺势将两脚跟向上提起，稍作停顿，将两脚跟下落着地。反复练习十数次。

第二节 高脂血症

很多人体检时检查出血脂高，但却不当回事儿，导致体重不断增加，伴有代谢综合征，甚至发生短暂性脑缺血而晕厥甚至半身不遂。我楼上的邻居大爷就是这样，三年前就查出甘油三酯、胆固醇超过正常值，并伴有中度脂肪肝，但老爷子自认为少吃肉就会自然好。结果今年正月大爷就由于“小中风”住院了。

说到高脂血症，大家应该不再陌生。大多数人首先想到它是传说中“富贵病”的一种，吃得太好了，运动量又少，结果就生病了。也有一些患者来找我说觉得自己头晕目眩、头痛、胸闷心慌、肢体麻木，一经检查结果确实是得了高脂血症。

其实一旦出现症状，就说明高血脂症已经严重些了，因为该病起初一般不会有太多的感觉，除非血液中的血脂水平比较高时才会出现一些症状。这也是我们在日常生活中，会不经意间将它忽视的原因。等到病情较重时才发现，进而错过最好的治疗及调养时间段。

以前高脂血症本来是中老年人的常见病，但是现在已经开始逐渐威胁年轻人的健康。所以我们应加强运动锻炼，同时养成合理健康的饮食习惯。

秦医师白话高脂血症的关键点

认识体检常用指标——血脂

如果说血液是人体内不断流通的“河水”，那么血脂就是“河水”中的“矿物质”。脂，即脂肪，也就是说血脂是血液中所含有的脂类成分的总称。简单地说，血脂就是指血浆或血清中所含的脂类，包括胆固醇、甘油三酯、磷脂、游离脂肪酸、微量类固醇激素和脂溶性维生素等。它们是血液中的正常成分，具有重要的生理作用。

高脂血症就是血脂水平异常增高

正常人的血脂在一定范围内保持动态平衡，当血浆中一种或多种脂类成分异常增高，并引发一系列临床病理变化的病症，习惯称为高脂血症。大家可以简单理解为血清中总胆固醇（TC）、甘油三酯（TG）、低密度脂蛋白胆固醇（LDL-C）水平单项或多项升高。

不要小觑高脂血症的危害

高脂血症与许多疾病的关系都较为密切，比如是高血压、糖尿病、肥胖症等多种疾病的危险因素，最重要的是高脂血症可以导致动脉粥样硬化，这可是脑卒中、心肌梗死的重要诱因。此外，高甘油三酯血症，甘油三酯极度升高（比如≥5.7 mmol/L）时，还易发生急性胰腺炎。

◎诱发心肌梗死，特别是血管在冠状动脉支架术后更加容易阻塞，会使心肌缺血更严重，引发心律失常。

◎甘油三酯和载脂蛋白及血胆固醇的升高，以及高密度脂蛋白水平低下都会导致形成脑血栓或出现心肌梗死。

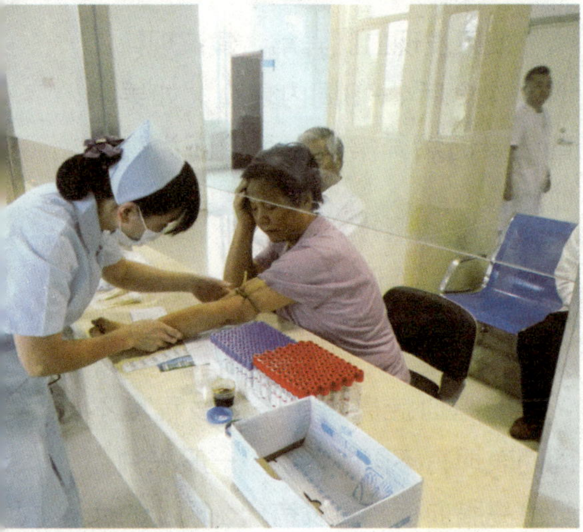

◎容易引发脑梗塞、冠心病或脑出血等。

高脂血症的诊断标准

合适范围：血浆总胆固醇（TC）小于5.20 mmol/L，血浆甘油三酯（TG）小于1.71 mmol/L。

边缘升高：血浆总胆固醇：5.23～5.69 mmol/L。

高脂血症：血浆总胆固醇大于5.72 mmol/L，或血浆甘油三酯大于1.70 mmol/L。

高密度脂蛋白胆固醇血症：小于0.91 mmol/L。

进行血脂检查前的注意事项

1.维持原来规则饮食至少2周，3天内避免高脂饮食

血脂中的甘油三酯很容易受到一些油腻食物中高含量的脂肪所影响，有些病人在检查前一天晚上出去和朋友聚餐，吃了很多油腻的食物。结果在第二天进行抽血检查的时候，抽出来的血都是乳糜状的，这种血液的透光度很差，影响化验的结果。所以检查前避免吃一些油腻的食物，保持平时的饮食习惯至少2周，测定结果才能反映患者的稳定状态。

2.抽血前一天别喝酒

临床上发现，大量饮酒者2～3

天之内的血脂浓度，尤其是甘油三酯的浓度常常显著升高。所以，抽血前3天内不能有大量饮酒的情况，24小时内连少量饮酒都不可以。

3.空腹10～12小时

在吃完饭后，人体内的甘油三酯浓度会升高，尤其是在吃晚饭后的2～4小时达到最高峰，过了8个小时后开始恢复正常，但是每个人的体质不同，有些人可能需要更多的时间才能恢复，所以我们确保餐后10个小时再体检化验，这样的结果是最准确的。

血脂检测的化验单中，参考的正常值范围也是依据空腹时间12小时左右的结果制订的。因此，只有严格按照要求的空腹时间，才能够得到准确的结果，进而和标准的参考范围进行比较。

4.休息5分钟后抽血

剧烈的运动后会影响血液的浓度，在抽血前一定要坐着休息，因为站5分钟，人的血液浓度就会提高5%，站15分钟，血液浓度就提高15%。所以在化验前一定不要运动，抽血前在医院的椅子上坐5分钟后再抽血，如果没有地方坐那也一定要保持安静，休息会儿再抽血。

5.请心内科医生分析结果

血脂化验单上的参考值只适合无心血管疾病的普通人群，对心脑血管病患者、高危人群的指导意义较小。以LDL—C（低密度脂蛋白胆固醇）为例，130 mg/dL（毫克/分升）对正常人或心血管病低危个体而言，属于正常范围。而对于糖尿病或其他心血管病的高危患者而言，则属于过高，此时患者应开始药物治疗，并争取将LDL—C降至100 mg/dL以内。如果同时合并糖尿病、肥胖等多个高危因素，应把LDL—C控制在80 mg/dL以内。

每个人的心血管疾病危险因素不同，血脂的标准值也是不一样的，不能一概而论，一定要请专业的心脏科医生分析。自己是否患有高血压、糖尿病，是否吸烟等，在分析结果时都要诚实告诉医生，先进行心血管病的危险分层，然后根据分层结果来确定血脂治疗的目标值。也就是说，不同危险程度的患者，应有不同的血脂正常值。

6.发现异常建议复查

如果发现血脂异常，建议规律、清淡饮食后4～8周内复查。如果复查结果仍然异常，即可诊断为高脂血症。

警惕高脂血症不明显的临床表征

高脂血症患者由于病发程度不同而表现有不同的症状。一般来讲，轻度高脂血症患者没有什么明显的症状，这也是为什么很多患者只在体检时才发现血脂异常的原因。但留心观察，还是可以发现一些蛛丝马迹的。

轻度症状

大多数轻度高脂血症患者身体没有任何不舒服的地方，也就是没有任何临床征兆。没有症状不等于血脂不高，因此建议肥胖者或年龄超过50岁的中老年朋友定期检查血脂。

一般症状

头晕、神疲乏力、失眠健忘、肢体麻木、胸闷、心悸等是高脂血症的一般症状，但这些易与其他疾病的临床症状相混淆。

较重症状

会出现头晕目眩、头痛、胸闷、气短、心慌、胸痛、乏力、不能说话、肢体麻木等症状，而且还有犯困的现象，甚至在与人说话的时候，都能够突然睡着。最终会导致冠心病、脑中风等严重疾病，并出现相应表现。

长期症状

长期血脂高，脂质在血管内皮沉积所引起的动脉粥样硬化，会引起冠心病和周围动脉疾病等，表现为心绞痛、心肌梗死、脑卒中和间歇性跛行（肢体活动后疼痛）。小腿会经常抽筋，而且会感觉非常痛。尤其是在夜里睡觉的时候，经常会因为小腿的突然抽筋而痛醒，在走路的时候也会出现抽筋现象，不过这种类型的不多，多是在夜里抽筋。

少数症状

可出现角膜弓和高脂血症眼底改变。看东西一阵阵模糊，这是血液变黏稠，流速减慢，使视神经或视网膜暂时性缺血缺氧所致。角膜弓又称老年环，若发生在40岁以下，则多伴有高脂血症，以家族性高胆固醇血症多见，但特异性不强。

需要明确的几个血脂概念

几个重要脂类的生理功能

在本小节的开头我已经提到过，血脂家族中有胆固醇、甘油三酯、磷脂、维生素A、维生素E等各种脂类，每一种血脂对人体都有很重要的

秦医师特别提醒

视力减弱是高脂血症最常见的症状。这是因为当高脂血症严重时，血液中的脂蛋白含有丰富的甘油三酯，会让视网膜血管颜色逐渐变淡直至接近乳白色，形成血管内血栓，从而阻塞视网膜血管，导致视力严重下降。

作用。

总胆固醇（CHOL）： 胆固醇是从食物摄入或在体内合成的，由于血液中胆固醇高可能引起动脉粥样硬化，所以人们谈起胆固醇都认为完全是一种有害物质。实际上体内胆固醇是人体必不可少的，胆固醇是细胞膜和细胞器的重要构成成分，它不仅关系到膜的通透性，而且是某些酶在细胞内有规律分布的重要条件。总胆固醇的正常参考值：2.33～5.69 mmol/L。

甘油三酯（TG）： 甘油三酯是人体内含量最多的脂类，大部分组织均可以利用甘油三酯分解产物供给能量，同时肝脏、脂肪等组织还可以进行甘油三酯的合成，在脂肪组织中贮存。以猪牛肉为例，甘油三酯就是白色的肥肉部分。所以甘油三酯过多要控制饮食和增加运动。甘油三酯的正常参考值：0.3～1.7 mmol/L。

秦医师医学术语解读：

胆固醇分为高密度脂蛋白胆固醇和低密度脂蛋白胆固醇。高密度脂蛋白胆固醇可以清除细胞内的胆固醇，俗称为“好胆固醇”；低密度脂蛋白胆固醇可能是引起心血管疾病的罪魁祸首，所以俗称为“坏胆固醇”。

脂蛋白： 血浆脂蛋白包括乳糜微粒、极低密度脂蛋白、低密度脂蛋白、高密度脂蛋白。

①乳糜微粒：乳糜微粒90%是甘油三酯，其余为磷脂、蛋白质和胆固醇，在几种脂蛋白中颗粒最大，密度最低。

②极低密度脂蛋白（VIDL-C）：主要成分是甘油三酯，磷脂和胆固醇含量比乳糜微粒多。主要由肝脏合成，颗粒比乳糜微粒小，密度比乳糜微粒略高，与动脉粥样硬化发病有关。极低密度脂蛋白的正常参考范围：0.21～0.78 mmol/L。

③低密度脂蛋白（LDL-C）：低密度脂蛋白中胆固醇酯增多，甘油三酯显著下降。颗粒比极低密度脂蛋白小，密度比它高，与动脉粥样硬化发病有密切关系。故也有人把极低密度脂蛋白和低密度脂蛋白称为致动脉粥样硬化脂蛋白。低密度脂蛋白的正常参考值：1.3～4.0 mmol/L。

④高密度脂蛋白（HDL-C）：能从周围组织转运胆固醇到肝脏进行降解排泄，其颗粒最小而密度最高，主要含蛋白质，其次为胆固醇和磷脂约占25%。高密度脂蛋白具有抗动脉粥样硬化作用，可防止及消除动脉硬化的形成。因此，一个人高密度脂蛋白高时，对防治冠心病是有好处的。高密度脂蛋白的正常参考值：

1.0～1.7 mmol/L。

血脂并非越低越好

“血脂高了降血脂”——这是很多人对高脂血症的第一反应。但血脂并非越低越好。临床医学已经发现：脑出血发病率虽然随着血清胆固醇水平的下降而下降，但当血清胆固醇水平低于3.64 mmol/L时，脑出血的发病率反而会升高。

那么，血脂需要维持在什么程度为宜呢？《血脂异常防治建议》中有相关规定：

1.对于无冠心病因子、动脉粥样硬化者：血清总胆固醇应小于5.72 mmol/L，甘油三酯小于1.7 mmol/L，低密度脂蛋白胆固醇小于3.64 mmol/L。

2.对于有冠心病因子但无动脉粥样硬化者：血清总胆固醇应小于5.2 mmol/L，甘油三酯小于1.7 mmol/L，低密度脂蛋白胆固醇小于3.12 mmol/L。

3.对于有冠心病因子、动脉粥样硬化者：血清总胆固醇应小于4.68 mmol/L，甘油三酯小于1.7 mmol/L，低密度脂蛋白胆固醇小于2.60 mmol/L。

血脂降至正常就可以停药吗?

血脂异常是一个缓慢的过程，因此血脂的调节，尤其是消除血脂的不良影响也同样需要一个持续作用的过程。长期服用调脂药物不仅可调节血脂，同时还可明显减少冠心病、心肌梗死、脑卒中的发生率、致残率和死亡率。

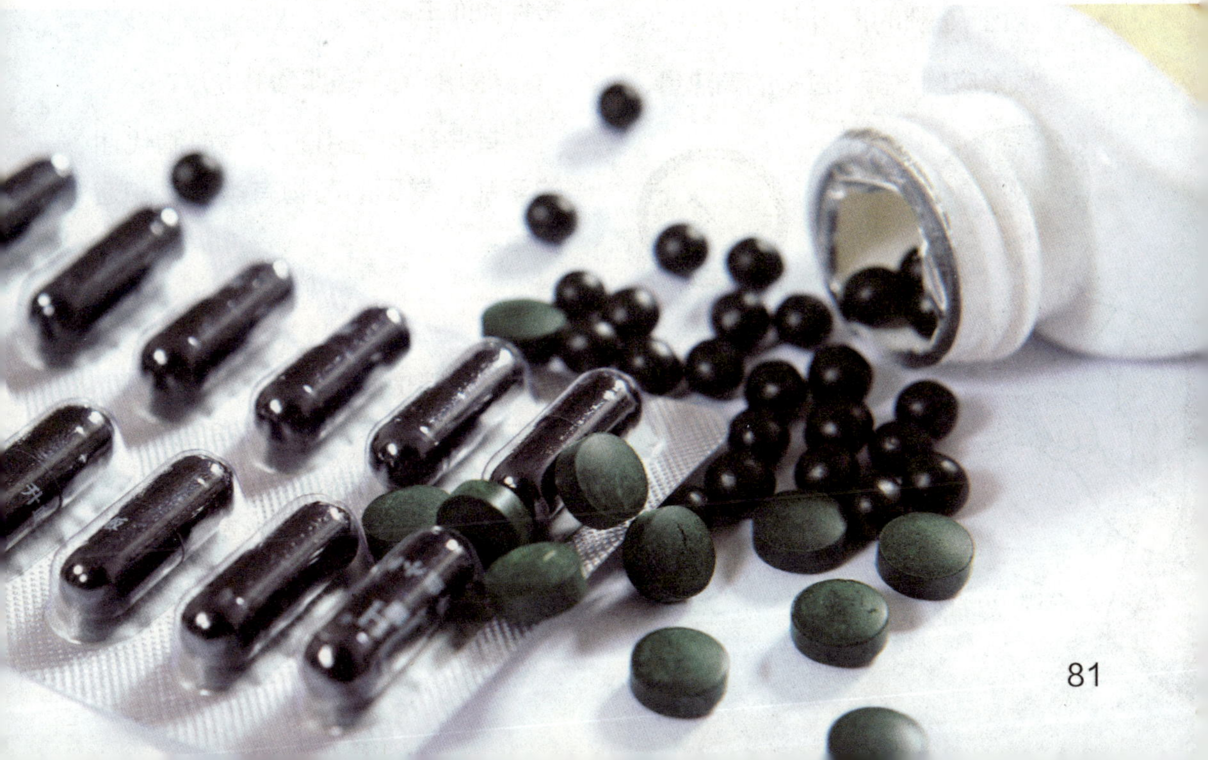

十 高脂血症的易发人群和防治

高脂血症分为原发性和继发性两类。原发性高脂血症与先天性和遗传有关，是由于基因缺陷，使参与脂蛋白转运和代谢的受体、酶活载脂蛋白异常所致；继发性高脂血症多发生于代谢紊乱疾病，比如糖尿病、高血压等，或与饮食、体力活动、精神紧张等有关。

虽然高脂血症有很强的隐匿性，但我们也可以通过一些表现及特点，判断易发人群：

不爱运动的宅家族、熬夜族

运动量不足、熬夜都会导致自身脂类代谢紊乱，造成脂肪堆积，容易出现脂肪肝和高脂血症。

频于应酬的肥胖体型者

频繁应酬，摄入过多的高热量、高胆固醇、高饱和脂肪酸类的食物。外在表现是大腹便便，体型肥胖；内在变化是血液中甘油三酯、胆固醇含量过高，出现血脂升高。

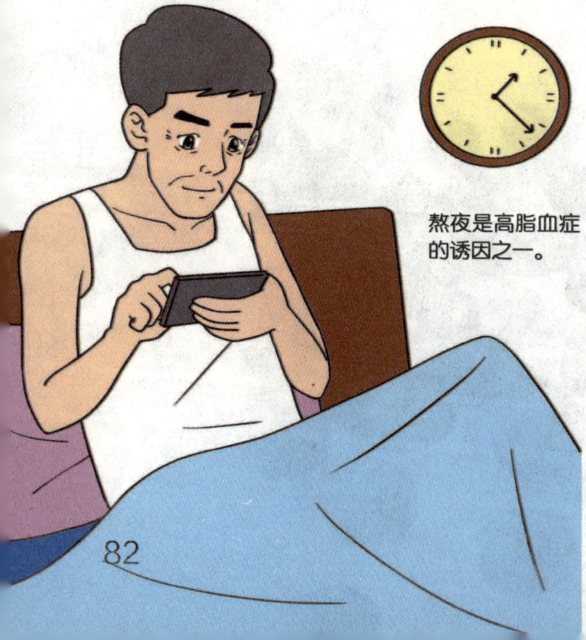

熬夜是高脂血症的诱因之一。

压力大、精神紧张的人群

这些人群无暇顾及自身的饮食起居和健康，体内受寒，身体免疫力和抵抗力下降，随之而来的就是血液黏稠度加重，血管收缩加大，导致总胆固醇、低密度脂蛋白、甘油三酯上升和高密度脂蛋白下降，从而引起高脂血症。

患有其他一些疾病的人群

有高血压病等其他冠心病危险因素者；甲状腺机能低下、糖尿病、肾病症候群、阻塞性黄疸、女性更年期等，若没获得良好的控制，高脂血症将伴随而生。

服用一些特殊药物的人群

有些药物可引起人体血脂代谢的紊乱，常见的药物有类固醇和避孕药。

秦医师特别提醒

肥胖是很多心脑血管疾病滋生的温床，容易诱发高脂血症、高血压、糖尿病、动脉粥样硬化等多种疾病。所以，控重（不是过度减肥）是健康永恒的话题。

十 高脂血症的检查和治疗

高脂血症的检查

检查分类	检查目的	检查项目
血脂四项	脂类是否代谢异常	包括空腹血清总胆固醇（TC）、血清甘油三酯（TG）、血高密度脂蛋白胆固醇（HDL-C）和血低密度脂蛋白（LDL-C）
血浆	判断血浆中有无乳糜颗粒存在	采用简易的方法，即把血浆放置4℃冰箱中过夜，然后观察血浆是否有“奶油样”的顶层
血浆低密度	1～2周内血浆胆固醇水平可有±10%的变异，实验室的变异容许在3%以内	血浆低密度脂蛋白(LDL-C)浓度
脂代谢	测定血浆ApoB和ApoA Ⅰ水平对于预测冠心病的危险性具有重要意义	血清载脂蛋白（AI）

高脂血症的治疗

高脂血症最开始的表现只是血脂升高，一般通过饮食和生活方式的调整是可以得到缓解的。因此高脂血症患者首先要改变生活方式。

适合高脂血症患者的生活方式

高脂血症患者最主要的是“管住嘴、迈开腿”。几乎有一半的高脂血症患者，通过调整饮食和改善生活方式，可以达到比较理想的血脂调节结果。

可行的用药方案

如果高脂血症患者经过3～6个月严格的饮食控制后，血脂水平依旧很高的话，可以在专科医生综合分析病史后选择合适的降脂药。

西药：一般来讲，以降低低密度脂蛋白的血总胆固醇为主的药物首选他汀类，如普伐他汀、辛伐他汀等他汀类药物，可以让血总胆固醇降低25%～35%；降低甘油三酯的药物以非诺贝特等贝特类药物为主，可使甘油三酯降低30%～40%；治疗混合性高脂血症则需要以上两类药物联合使用。

中成药：比较常见的血脂康胶囊、绞股蓝总苷片、降脂灵、脂必妥等。原理是健脾消食，活血化瘀，用于高脂血症的辅助治疗。

十 高脂血症患者需限制膳食总热量

高脂血症患者日常饮食的总原则就是：限制总热量+均衡营养。那么，具体在日常生活中，高脂血症患者怎么安排自己的一日三餐呢？

高脂血症患者的日常饮食安排

“早餐吃好，午餐吃饱，晚餐吃少”这个合理饮食的黄金条例同样适合高脂血症患者。一般来讲，建议高脂血症患者的热量分配以3:4:3为宜，食量较大的患者，可以采取多餐分食的方法，降低每餐的热量摄入。

必需的降脂营养素

1.补充维生素类：维生素C可以直接或间接促进胆固醇、甘油三酯、低密度脂蛋白的分解，具有良好的降脂作用；维生素E具有调节血脂的作用，可以通过影响与胆固醇分解代谢的酶的活性来实现，并有效防治动脉粥样硬化；B族维生素及胡萝卜素同样与血脂水平有密切关系，应注意补充。

2.补充矿物质：医学研究发现，与血脂代谢有关的矿物质营养成分主要有钙、锌、铜、锰等。人体缺乏这些物质时就会出现血脂异常。

具有降血脂功效的食物

1.燕麦：燕麦含有丰富的水溶性膳食纤维以及维生素E、亚油酸等，能够有效降低血清总胆固醇、甘油三酯浓度，并可提高高密度脂蛋白水平，适合各型高脂血症患者日常食用。

2.玉米：玉米的主要成分是复合糖类，蛋白质和脂肪含量较少，不饱和脂肪酸含量丰富，能够有效地抑制胆固醇的吸收。

3.豆制品：黄豆、黑豆等豆类所含的大豆球蛋白、亚油酸等都有利于控制血脂和降低胆固醇。

4.香菇：香菇含有不饱和脂肪酸、纤维素、钾、锌、钙等营养物质，且含有的活性成分降脂效果明显。

5.茄子：茄子中丰富的维生素P可以增加毛细血管壁弹性，有效降低血清胆固醇含量，具有一定的降脂作用。

6.苹果：苹果具有丰富的果胶，可以有效降低血清胆固醇浓度，并在人体内可与维生素C、镁等合成新的化合物，降脂效果显著。

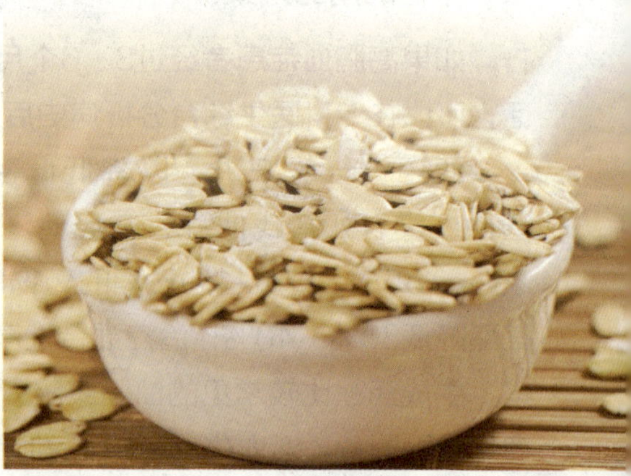

适宜高脂血症患者的食谱推荐

蒜泥茄子

材料：茄子1个，大蒜5克，盐、味精、香油各适量。

做法：❶茄子洗净，去皮切成条状，入锅蒸熟，待凉备用；大蒜捣碎，制成蒜泥。

❷将凉凉的茄子装入盘中，再加入蒜泥、盐、味精、香油，调味即成。

功效：茄子、大蒜都非常适合高脂血症患者食用。比如茄子中丰富的维生素P、胆碱、葫芦巴碱等物质具有很好的降脂效果。

黄豆海带汤

材料：黄豆200克，水发海带30克，芹菜60克，盐、香油各适量。

做法：❶黄豆洗净，浸泡2小时；海带洗净、切丝；芹菜择洗干净，切段。

❷将三者共同煮汤，熟后放入盐调味，淋上香油即可。

功效：黄豆、海带都是富含钾、钙的食物，芹菜降脂效果明显。适用于各种类型的高脂血症患者。

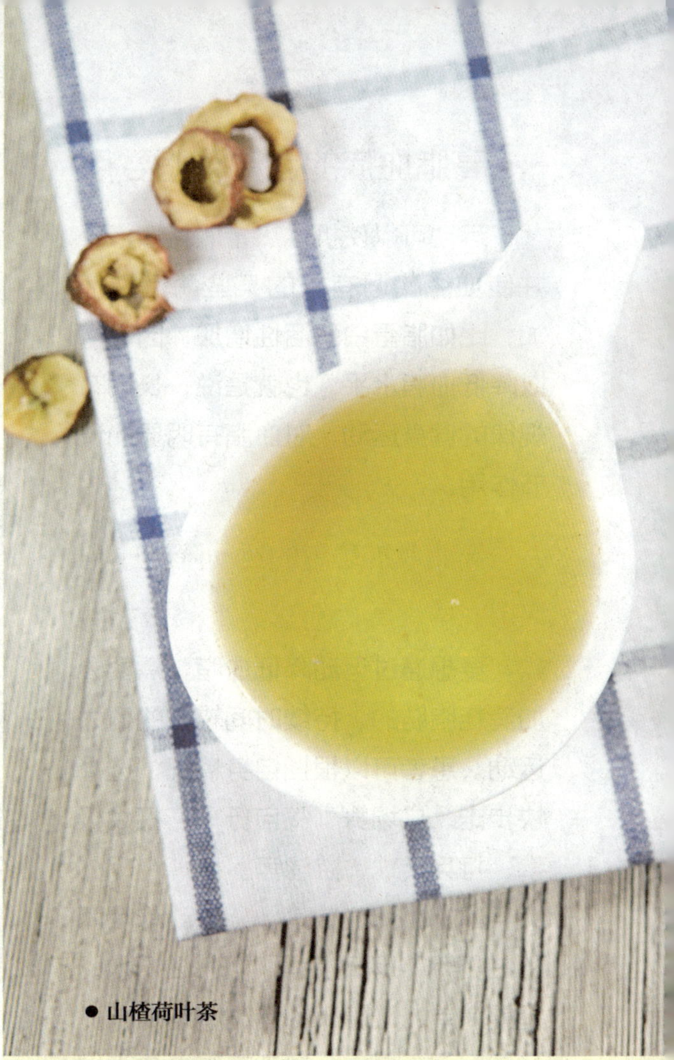

● 山楂荷叶茶

山楂荷叶茶

材料：干山楂30克，干荷叶12克。

做法：将二者一起放入锅中，加水500毫升，大火煮沸后，用小火煎煮20分钟，滤渣取汁即可饮用。不拘时，代茶饮，每日1剂。

功效：山楂能活血化瘀，荷叶可健脾利湿，经常喝此茶可有效改善气滞血瘀、脾虚湿阻型高脂血症患者的血脂水平。有降胆固醇、降血脂、预防动脉硬化的作用。

注意：体瘦气血虚弱者慎服。

十 高脂血症的运动降脂要点

运动可以使机体热量消耗增多，并使血脂代谢有关的某些酶活性增加，比如脂蛋白酶活性增加，因而可以降低血脂水平。也就是说，长期有规律的健身运动，对血脂有明显的调节作用。

高脂血症患者的运动降脂原则

1.适合高脂血症患者的运动方式：要想通过运动降低血脂，需要参加消耗脂肪的、持续时间较长的耐力运动。患者可以根据自身情况，选择快步走、广场舞、骑自行车、打太极拳、打乒乓球、游泳等。

2.运动前准备工作：运动前喝两杯白开水，运动后再喝1～2杯水，是最简单、最健康的运动原则。

3.运动强度：对于高脂血症类慢性病患者，最适宜采用强度小但运动时间偏长的锻炼方案，这也是我推荐大家快步走、打球等的原因。因为强度小且运动时间偏长的运动可以保证人体吸入足够的氧，有助于更多地消耗脂肪。轻微而短暂的运动对高脂血症、低高密度脂蛋白血症以及肥胖者并无裨益。

4.运动频率：一般每周3～4次运动为宜。对于体质较弱者或老年人，由于机体代谢水平降低，疲劳后恢复的时间延长，因此，运动频率可酌减。

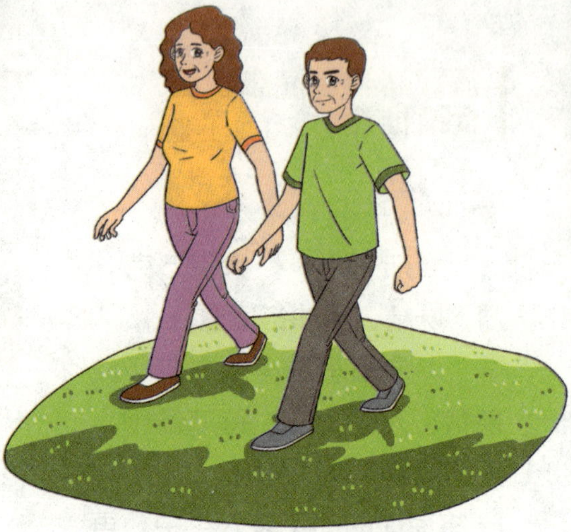

● 坚持走路能在一定程度上逆转动粥疾病。

5.运动时间：每次运动时间控制在30～45分钟，上午10点左右和下午4～5点为宜。推荐高脂血症患者坚持常年运动。

高脂血症患者的运动降脂误区

误区一 运动强度越大越好

体内脂肪的减少取决于锻炼时间的长短，而不是锻炼的强度。这是因为各种锻炼开始后，首先消耗的是体内的葡萄糖，大约30分钟葡萄糖消耗完后才开始消耗脂肪。剧烈运动在消耗葡萄糖后，人已经感到疲劳，难以继续坚持，因此脂肪消耗其实并不多，达不到降脂效果。

误区二 晨练比暮练好

其实对于“三高”人群来讲，晨练人的血液凝聚力高，血栓形成的危险性也相应增加，是心脏病发作的高峰期。而黄昏时的心跳、血压最平衡，最适应运动时心跳和血压的改变。因此，对于高脂血症患者来讲，暮练是更好的选择。

误区三 锻炼要超越“极点”，克服身体各种不适和痛楚

年轻人运动到一定程度会觉得非常累，胸疼气短，也俗称为运动的“极点”，但熬过这几分钟身体就逐渐适应了。但这种情况不适合高脂血症患者及老年人。如果高脂血症患者运动中出现胸闷、胸痛、气短、眩晕等症状，应立即终止运动，必要时去医院进行检查。

误区四 停止运动人会更胖，血脂更高

确实有些人停止运动锻炼后发胖了，但注意发胖的关键其实不是停止运动，而是停止运动的后续动作：仍然吃与运动时同样多的食物，摄入热量超过消耗的热量，从而导致肥胖和血脂升高。所以，停止运动锻炼后，随着热量消耗的减少，相应减少食物中的热量摄入，就不会反弹了。

十 高脂血症的中医其他调养方法

除了药物、饮食和运动外，中医还有一些验方、按摩、针灸、刮痧、拔罐等用于降血脂。这里，给大家介绍的是中医按摩之指压降脂疗法。

指压疗法是指用手指或用指压棒等器械辅助来对人体穴位进行按压，以刺激经络、脏腑，防治相关疾病的一种中医外治疗法，也属于中医按摩的一种。指压法有很多种，最适合高脂血症患者家庭自疗的是捏压法，即用两个手指对称用力对穴位进行捏压的一种方法。

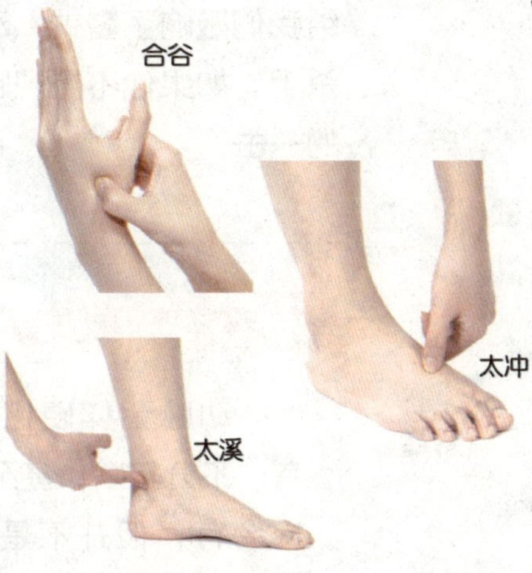

高脂血症捏压的穴位多位于四肢，如合谷、太溪、太冲等穴。可以自己捏压，也可以让家属捏压。每穴捏压3~5分钟，每日2~3次，力度以患者产生酸、胀、热、微痛为宜。长期坚持，降血脂效果非常不错。

第三节 动脉粥样硬化

在本书开篇的时候，我曾提到，毛泽东主席特型演员古月、著名相声表演艺术家侯耀文和著名小品演员高秀敏都是因突发心肌梗死和心脏病去世的，那大家知道导致他们发生心梗和猝死的元凶是什么吗？就是动脉粥样硬化，也就是这一节我要讲的主要内容。

其实不光是心梗和猝死，脑梗、中风等重大突发疾病，它们发病的根源同样也是动脉粥样硬化，它已经成为我国人口的主要死亡原因，危害甚至超过了癌症。我在前面讲了，动脉是由心室发出的血管，是人体最重要的血管。当人体动脉血管不断硬化阻塞，最后就会导致脏器梗塞、坏死，情况严重就会危及生命。

可能有人会说了："动脉粥样硬化是老年人才会得的病吧，我还年轻，不怕。"如果这样想，那可就大错特错了。近几年，动脉粥样硬化已经逐渐趋向年轻化了，现在的年轻人如果生活方式不健康，工作强度很大，压力很大，精神很紧张，也会得动脉粥样硬化，甚至引起斑块的破裂，发生心肌梗死或猝死。比如新闻上报道过的17岁的国家队游泳新星庆文怡在宿舍中猝死、24岁的网店店主长期熬夜工作猝死、29岁的派出所副所长杨星在连续值班3天后突发脑溢血离世、36岁的清华计算机硕士猝死在酒店马桶上……这些鲜活的生命猝然离世，令人十分惋惜。同时，也给我们敲响了警钟，动脉粥样硬化就是潜伏在我们身体内的隐形杀手。如果你不重视它、忽视它，不知道哪一天它就会给你致命的一击。

秦医师特别提醒

动脉粥样硬化几乎人人都有，不分年龄，甚至学龄前儿童也会有，但并不是人人都出问题，及早发现和处理各种危险因素，可以避免重大突发疾病。

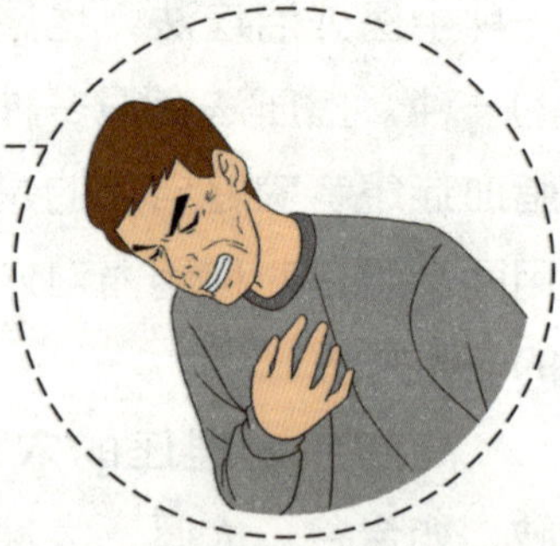

● 动脉粥样硬化是心梗、脑梗、猝死等重大突发疾病的元凶。

秦医师白话动脉粥样硬化的关键点

我在前文已经提到过，正常的动脉血管就像流通性很好的大水管一样，输送水流（即血液）的能力非常强。但如果动脉血管生病了，或者时间长了（年龄大了），水管就会生锈，这些锈其实就是胆固醇、甘油三酯等脂类。当脂类物质在动脉血管内膜上一层一层地堆积下来，越积越多，外形看上去就像黄色的小米粥一样，使血管壁弹力下降，管腔变窄，血液流动受阻，所以叫动脉粥样硬化。

正常的动脉如果不及时干预，脂肪继续不停地堆积，最后就会把血管堵塞，而且更可怕的是，堵塞的血管都是非常重要的血管，可以这样说，只要是进入脏器、脑部的大、中型动脉都有可能被堵住，其中以主动脉、冠状动脉、脑动脉最多见，从而引发各种心脑血管重大突发疾病，对生命造成重大威胁。

秦医师特别提醒

动脉硬化是动脉的一种非炎症性病变，可使动脉管壁增厚、变硬，失去弹性、管腔狭窄。它是随着年龄增长而出现的血管疾病，其规律通常是在青少年时期发生，至中老年时期加重、发病。

动脉粥样硬化的病变过程及影响

动脉粥样硬化是个慢性病，它的形成是一个动态的、连续的、漫长的过程，一般来说，可以分为早、中、晚3个时期。

◎早期：动脉内膜出现黄色的脂肪条，专业术语叫脂质条纹，就是像我们皮肤上长了斑一样，然后有些血脂进去了，使血管内膜由原来正常的白色变成了黄色。

◎中期：随着脂质的积聚，脂质条纹慢慢变成粥样的斑块，也就是脂肪团，会使血管变得狭窄、变硬、弹性降低。这时就会影响供血了，如果是在心脏，就会发生心绞痛；如果是在脑部，就会引起短暂性的脑缺血；如果是在下肢，会出现间歇跛行，也就是走着走着腿疼，歇一会儿就好这种症状。

◎晚期：斑块破溃，生成血栓，发生血管事件。当斑块慢慢变大后，就很容易破损，而一旦斑块破损，就会立即在相应的血管内激发凝血功能，几乎在瞬间形成血栓，把血管堵住，这才是动脉粥样硬化最严重的情况。如果堵在脑动脉，就会造成脑组织的坏死，也就是引发脑梗死、脑出血等；如果是堵在心脏，就会出现心绞痛、心梗，严重的话会危及生命；如果是堵在下肢，那下肢就会缺血坏死，严重的还会截肢；如果是堵在肾动脉，就会造成肾脏组织缺血坏死等。因为这些疾病都是由血管病变导致的，所以统称为血管事件和血管性死亡。

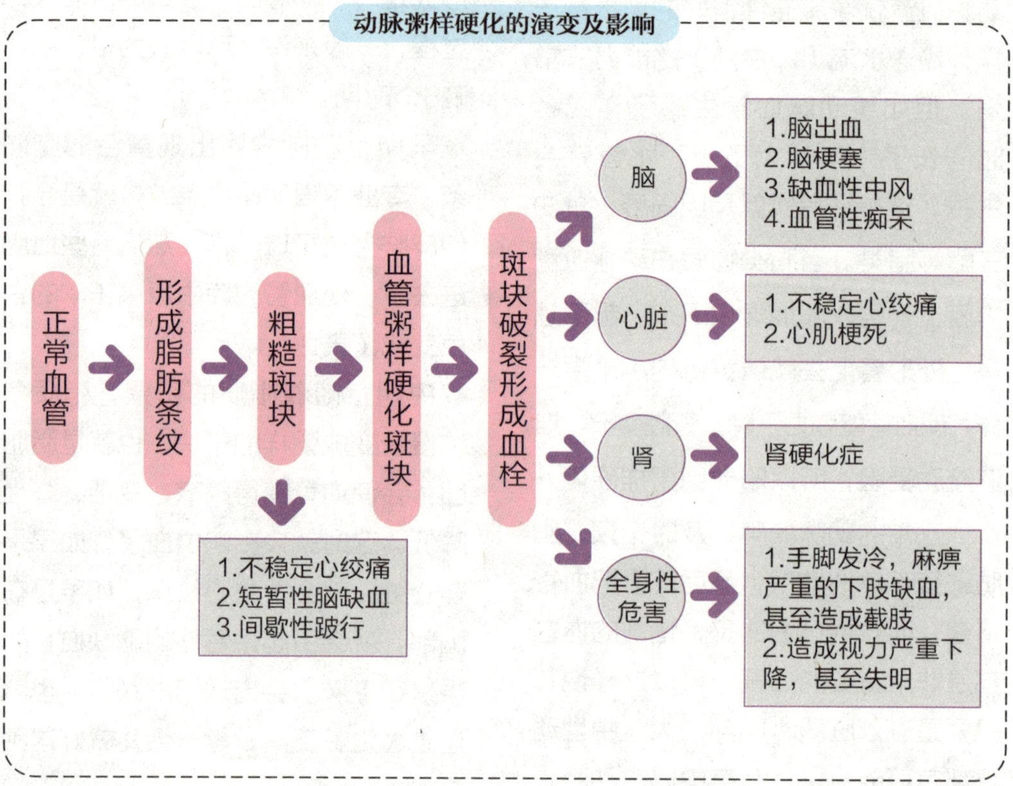

什么是动脉粥样斑块

前面说了，粥样硬化斑块就是聚集在血管内膜的脂肪团，我们每个人的身体内部或多或少有斑块存在，早期的斑块比较分散，呈节段性分布，但随着年龄的增长和疾病的进展，斑块也在增多增大，相邻的斑块还可以互相融合，形成一个更大的斑块。很多中老年人都是在斑块生长到一定程度，严重阻碍血液流动，出现头痛、头晕等症状的时候才来就诊，其实在这之前斑块已经存在很久了，只是没有症状或症状不明显，没有注意。

斑块在横切面上多呈新月形，管腔呈不同程度的狭窄。有时可并发血栓形成，使管腔完全阻塞。临床上，根据斑块引起管腔狭窄的程度可将其分为4级。

Ⅰ级：管腔狭窄在25%以下

↓

Ⅱ级：管腔狭窄在26%～50%

↓

Ⅲ级：管腔狭窄在51%～75%

↓

Ⅳ级：管腔狭窄在76%以上

等级越高，说明动脉粥样硬化病情越严重，发生心血管急性事件的概率越高。斑块就像人体内的不定时炸弹，没有办法预测它什么时候破。它会不会破损通常会受内因和外因的影响，内因就是斑块本身的性质，也就是这个斑块是不是稳定，是不是一个易损斑块；外因则比较多，比如体力劳动、过度劳累及各种各样的应激因素等，都很容易导致斑块破损。而且，斑块破溃的现象不一定只发生在晚期，它可发生在任何时间。斑块的形成可能需要数十年，患者往往没有十分明显的症状，但是斑块的破溃只在一瞬间，有时甚至能在几分钟之内夺去人的生命，让人猝不及防，所以说“小”斑块蕴含“大”危险。

秦医师医学术语解读：

应激指各种过强的不良刺激，以及对它们的生理、心理反应的总和，其最直接的表现就是精神紧张。这些不良刺激称为应激源，比如寒冷、酷热、潮湿、强光、竞争失败、丧失亲人等。在心血管急性事件中，心理情绪应激已被认为是一个“扳机”，成为触发急性心肌梗死、心源性猝死的重要诱因。

十 动脉粥样硬化的临床表现

动脉粥样硬化是全身性的疾病，所有的大中型动脉都可能会累及，所以，它的临床症状表现主要是有关器官受累后出现的病象。按受累动脉部位的不同，可分为六类：

主动脉粥样硬化

大多数无特异性症状，可有收缩期血压升高、脉压增宽、主动脉浊音区增宽、主动脉瓣第二音亢进而带金属音调；还可以形成主动脉瘤，以发生在肾动脉开口以下的腹主动脉处为最多见，其次为主动脉弓和降主动脉。

冠状动脉粥样硬化

可引起管腔狭窄或闭塞而导致心绞痛、心肌梗死、心肌硬化、猝死等。

脑动脉粥样硬化

脑缺血可导致眩晕、头痛或昏厥等症状；血栓形成或破裂出血时可引起脑血管意外，有头痛、眩晕、呕吐、言语不清、意识突然丧失、肢体瘫痪、大小便失禁等症状；脑萎缩时可引起动脉硬化性痴呆，表现为精神变态、行动失常、智力及记忆力减退、性格变化等。

肾动脉粥样硬化

管腔狭窄可导致肾性高血压，尤其是55岁以上的中老年人，如果突然发生高血压，就应考虑有此病的可能。若形成了血栓，就会引起肾区疼痛、少尿和发热等。长期肾脏缺血可致肾萎缩，继而发展为肾衰竭。

肠系膜动脉粥样硬化

可导致腹腔缺血，引起消化不良、肠道张力减低、便秘、腹痛等症状；血栓形成时，会出现剧烈腹痛、腹胀、发热等症状；肠壁坏死时，可引起便血、麻痹性肠梗阻、休克等症状。

四肢动脉粥样硬化

多见于下肢动脉，尤其是腿部动脉，可导致下肢无力、发凉、麻木，甚至有间歇性跛行。如果管腔高度狭窄、闭塞或并发血栓形成，可引起坏疽并有持续性疼痛。

秦医师医学术语解读：

间歇性跛行就是患者在不走路的时候没有明显的不适，但一走路患病下肢就会出现麻木、疼痛、痉挛等不适感，休息后消失，但再走路时又出现，并且每次能行走的距离也大致相等，严重时还会出现持续性疼痛，下肢动脉尤其是足背动脉搏动减弱或消失。

动脉粥样硬化的检查和治疗

动脉粥样硬化引起的突发疾病都是致命的，所以，一旦发现身边的人患有动脉粥样硬化应及时去医院进行详细的检查，并配合医生治疗。

动脉粥样硬化应该做哪些检查

检查项目	检查目的
血脂检查	可了解患者是否有血脂异常，比如血总胆固醇、甘油三酯增高，高密度脂蛋白减低，脂蛋白电泳图形异常等
血管内超声检查和血管镜检查	可显示血管壁病变状态及病变所在部位，有助于准确了解病变、提高诊断的准确性
X 线检查	可见主动脉伸长、扩张和扭曲，有时可见钙质沉着
动脉造影	可显示冠状动脉、脑动脉、肾动脉、四肢动脉的病变，如病变部位、范围和程度等
多普勒超声检查	可判断颈动脉、四肢动脉和肾动脉的血流情况和血管病变

动脉粥样硬化的治疗方法

动脉粥样硬化药物治疗

- **扩张血管药物** → 即血管扩张剂，如硝酸甘油、二硝酸异山梨醇酯、酚妥拉明等。
- **调整血脂药物** → 仅降低血胆固醇的药物，如胆酸螯合树脂、普罗布可、新霉素等；降低血胆固醇和甘油三酯的药物，如他汀类、弹性酶素等；降低甘油三酯和胆固醇的药物，如贝特类、烟酸类、不饱和脂肪酸、泛硫乙胺、谷固醇等。以及一些具有降血脂作用的中草药，如泽泻、首乌、山楂、麦芽、桑寄生、三七、葛根、黄精、决明子、绞股兰等等。
- **抗血小板药物** → 如阿司匹林、双嘧达莫、苯磺唑酮、噻氯匹啶、芬氟咪唑等。

如果是冠状动脉、肾动脉和四肢动脉严重狭窄的患者，药物治疗效果不理想，则通常会采用动脉搭桥术、动脉成形术、内膜剥脱术等手术治疗方法，使动脉血管再通、再建，缓解患者脏器缺血的症状。

介入治疗则主要用于晚期病变，通过经皮腔内血管成形术和支架包括药物洗脱支架植入术等方法，来恢复动脉的供血。

动脉粥样硬化的易发人群

遗传、年龄、性别、高血压、血脂异常、吸烟、糖尿病和肥胖等都是形成动脉粥样硬化的危险因素，其中前三种属于不可能改变的危险因素，但并不是最主要的，只占30%，最主要的是后五种因素，约占70%。也就是说，凡是患有高血压、高脂血症、糖尿病、肥胖的人及长期吸烟的人，都很容易发生动脉粥样硬化。

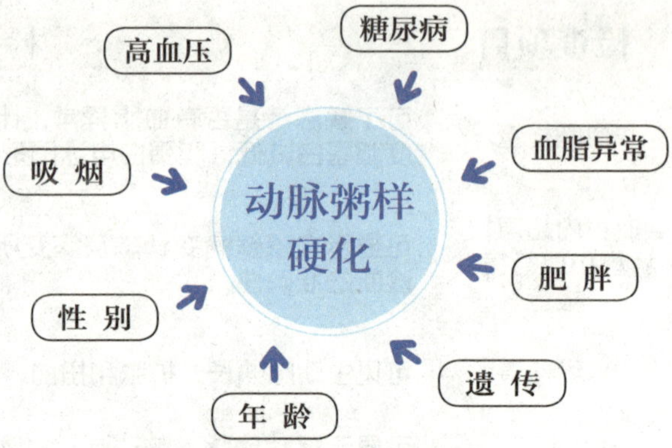

● 这些人群易发动脉粥样硬化。

高血压患者

高血压是无声杀手，它会使动脉发生粥样硬化提前20～40年，这是因为，当血压过高时，血液会冲击血管内膜，使管壁内膜受损，这样一来，胆固醇、脂质更容易进入动脉壁，沉积下来，从而加速动脉粥样斑块的形成。反过来，动脉因粥样硬化所导致的管腔狭窄又会引起继发性高血压。因此，这二者之间是互相影响，互相促进。更重要的是，高血压导致的动脉粥样硬化发生于大、中动脉，包括心脏的冠状动脉、头部的脑动脉等这些要塞通道。所以，高血压患者一定要注意稳定血压，预防动脉粥样硬化的发展。

高脂血症患者

临床上，动脉粥样硬化的患者常见于血脂增高，尤其是胆固醇、甘油三酯和低密度脂蛋白增高者。前面讲了，血脂主要是胆固醇、甘油三酯、磷脂和游离脂肪酸，它们都是不溶于水的，但是，如果与蛋白结合成脂蛋白的话，就能够溶于水，并被转运送到组织中去了。在各种脂蛋白中，低密度脂蛋白含胆固醇最多，极低密度脂蛋白含甘油三酯最多，这样一来，血液中的胆固醇和甘油三酯就会以低密度脂蛋白和极低密度脂蛋白的形式，通过动脉内膜沉积在动脉壁上，促进动脉粥样硬化的发生和发展。

长期吸烟者

大量临床研究表明，吸烟是动脉粥样硬化的危险因素之一。经常吸烟的人，血液中一氧化碳血红蛋白浓度可达到10%～20%，既可以使动脉壁缺氧、水肿，为胆固醇在血管壁上的沉积创造条件，又会使动脉内膜受到损伤，还会降低血液中高密度脂蛋白水平，增高血清胆固醇的含量，促使动脉发生粥样硬化。另外，烟雾中的尼古丁还可增加血液的黏稠度及冠心病猝死、中风的危险性。如果长期吸烟者再伴有其他不良的生活习惯，如嗜酒、活动少等，那就更容易出现动脉血管粥样硬化性病变。

糖尿病患者

糖尿病患者大多伴有高甘油三酯血症或高胆固醇血症，如果再伴有高血压，那动脉粥样硬化的发病率就会明显增高，而且是遍布全身的动脉硬化，包括脑部、心脏、肾脏、末梢血管等。这是因为糖尿病患者常常合并慢性炎症反应和胰岛素抵抗，导致高血压、血脂异常的发生，从而加速动脉粥样硬化发生和发展。临床研究也已经证明，糖尿病人群的心血管疾病年发病率，比同年龄、同性别的非糖尿病人群高2～3倍。说白了就是，你得了糖尿病就意味着你未来发生心肌梗死的危险，与得了心肌梗死的人再次发生心肌梗死的危险性基本一致。所以，建议糖尿病患者一定要严格控制自己的危险因素的发生。

肥胖患者

肥胖患者也是动脉粥样硬化的易患人群，因为肥胖可以导致血浆甘油三酯及胆固醇水平的增高，肥胖者也常伴发高血压或糖尿病，这些都是促进动脉粥样硬化发病的危险因素。

肥胖者通常分为苹果型和鸭梨型两种，苹果型肥胖者肚子大，体内脂肪主要堆积在内脏、心脏、动脉内，容易堵塞血管引发动脉粥样硬化，所以更危险；梨型肥胖者则是臀部大、腿粗、肚子不大，所以危险性相对要小一些。

苹果型肥胖 VS 梨型肥胖

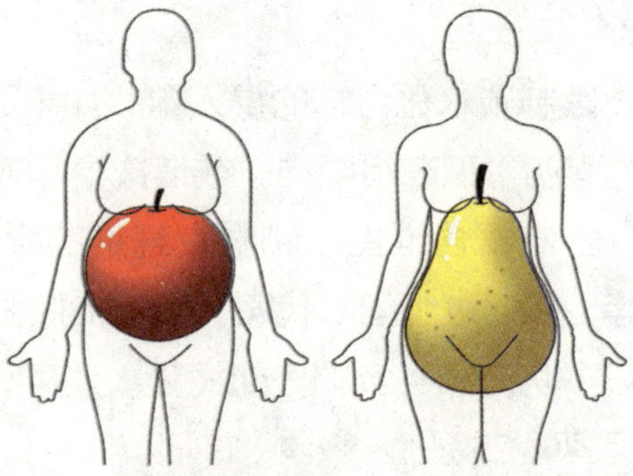

秦医师特别提醒

血脂异常对动脉粥样硬化疾病有直接的影响，所以建议 40 岁以上的人每年检测一次血脂；缺血性心血管疾病及高危人群应每半年测量一次血脂，以防止粥样硬化的进展。

十 动脉粥样硬化的日常饮食调理

动脉粥样硬化的发生与血脂增高有很大的关系，而血脂增高与进食过多的高脂肪、高胆固醇、高糖食物有直接的关系，所以，通过积极的饮食调养对预防动脉粥样硬化，缓解甚至逆转动脉粥样硬化的病变进程，防止心血管事件的发生，具有非常重要的作用。

动脉粥样硬化患者的饮食原则

◎饮食总热量不应过高，防止超重，如果超重，就不仅要减少热量摄入，还应该增强体力活动，加强能量消耗。

◎饮食宜清淡、少盐，定时定量，严禁暴饮暴食，两顿饭之间不吃零食，如果非吃不可的话，可吃些苹果、胡萝卜、黄瓜等不含脂肪的食物。

◎避免进食过多的动物性脂肪和富含胆固醇的食物，如肥肉、鸡皮、奶油及肝、脑、肾等内脏和骨髓、鱼子、蛋黄、椰子油等。每次进餐都要严格控制肉类食物的摄入量，而且一周内吃猪、牛肉不超过3次，其他时间最好吃鸡或鱼（不包括水生贝壳类），因为它们含有的饱和脂肪酸更少；每天吃蛋黄不超过3个。

◎限制碳水化合物的摄入量，如米、面、糖类制品、淀粉等摄入过多，可转变为脂肪蓄积在组织内，或造成高脂血症。

◎多吃富含维生素和膳食纤维的食物，如各种新鲜蔬菜和水果，及五谷杂粮等，能促进胆固醇代谢，降低血胆固醇含量。

◎多吃海藻类食物，如海带、淡菜、紫菜、海藻等，既能软化血管，又能阻碍胆固醇在肠道内吸收。

◎多吃些具有活血化瘀、降脂、降胆固醇作用的食物，如芹菜、玉米、燕麦、山楂、桃仁、黑木耳、洋葱、大蒜、鱼、西红柿、醋等。

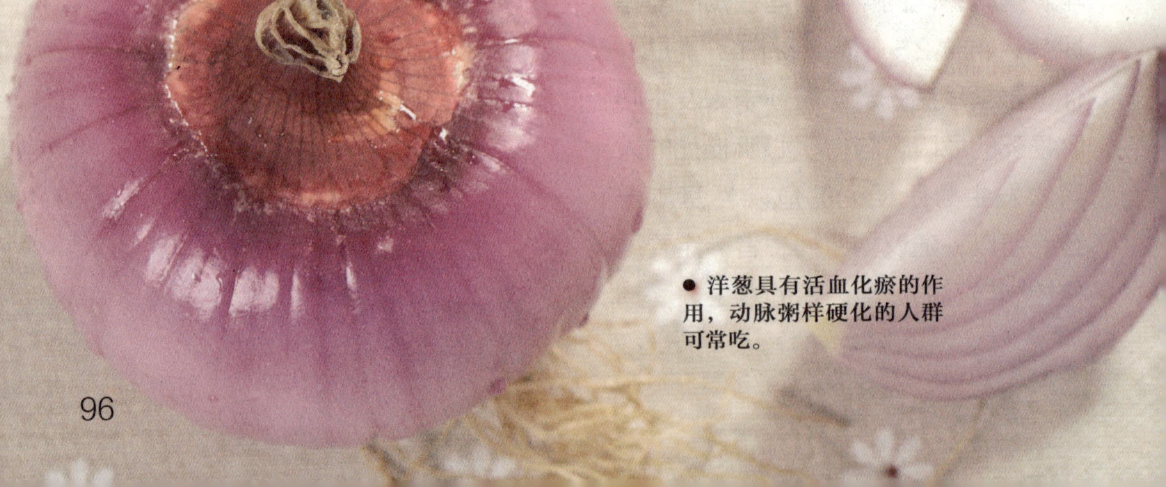

● 洋葱具有活血化瘀的作用，动脉粥样硬化的人群可常吃。

适宜动脉粥样硬化患者的食谱推荐

凉拌土豆丝

材料：土豆300克，盐、蒜末、鸡精、香油、醋各适量。

做法：❶土豆去皮，切成细丝，过两遍清水洗去淀粉。

❷锅中加水烧开，放入土豆丝焯熟，捞出后过凉，沥干水分，放入调料拌匀即可。

功效：可预防心血管系统的脂肪沉淀，保持血管的弹性，预防动脉粥样硬化的发生。

燕麦南瓜粥

材料：燕麦100克，南瓜150克，大米50克，盐少许。

做法：❶将燕麦洗净，加水提前浸泡2小时；南瓜去皮，切丁；大米淘洗干净。

❷将泡好的燕麦放入锅中，加水煮30分钟，再放入大米，继续煮1小时。

❸放入南瓜丁，继续煮至熟烂，加盐调味即可。

功效：调节血脂，稳定血糖，适宜动脉粥样硬化伴糖尿病患者调养食用。

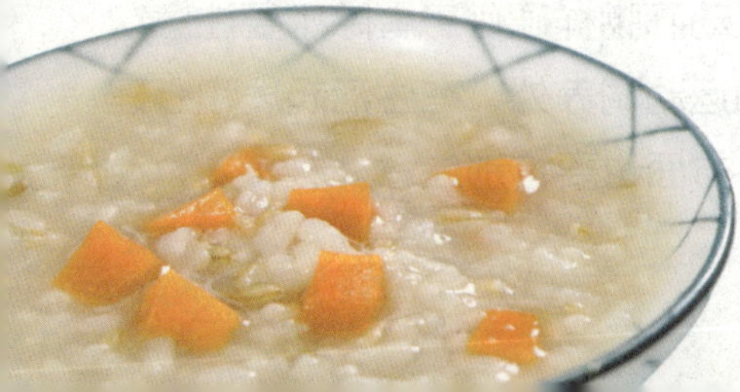

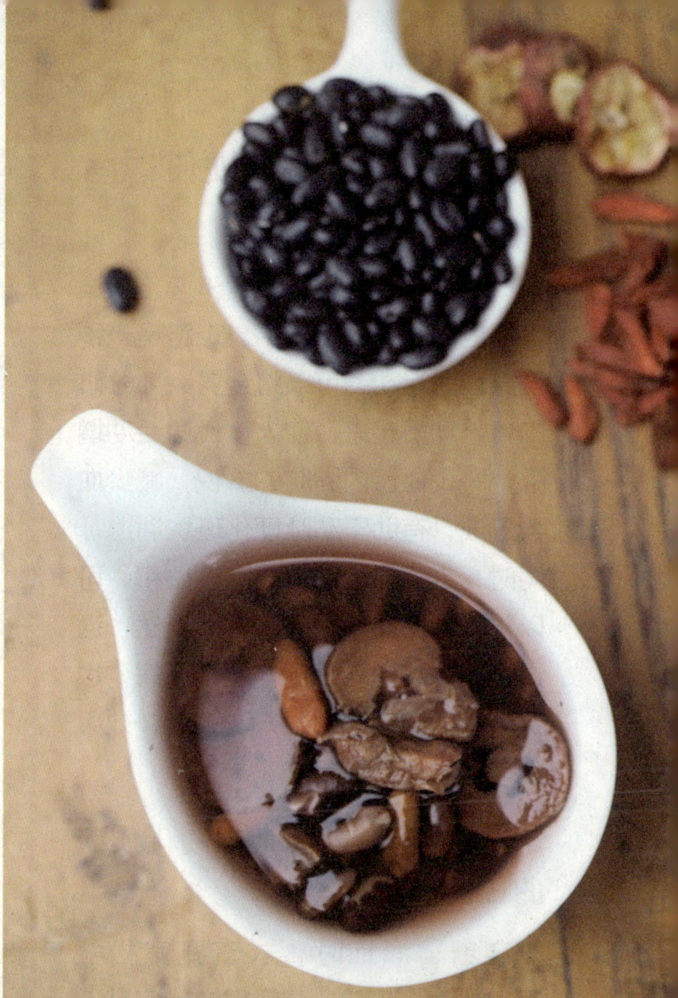

● 黑豆山楂枸杞饮

黑豆山楂枸杞饮

材料：黑豆50克，山楂、枸杞各30克，红糖少许。

做法：❶将黑豆、山楂、枸杞分别洗净，一起放入锅中，加入适量清水浸泡1小时。

❷泡好后，用大火煮开，转小火慢熬至黑豆熟烂，最后加入红糖调味即可。

功效：活血化瘀，降血脂，降低血液中胆固醇的含量。

✚ 适合动脉粥样硬化患者的运动方式

对动脉粥样硬化患者来说，最适宜的运动方式就是走路。走路是一种全身性的运动，可以将全身大部分肌肉骨骼动员起来，使人体代谢活动增强，减少血管内脂肪的蓄积，减少血栓形成，有助于动脉硬化斑块消退。同时，走路的运动方式比较缓和，可以防止发生血管意外事件。当然，通过走路来防治动脉粥样硬化疾病，也是大有学问的。如果方法不对，效果很可能会适得其反。

走路防治动脉粥样硬化疾病的正确方法

◎穿着：锻炼时，衣着要宽松舒适、透气、吸汗，穿轻便的软底鞋或有气垫的运动鞋，不要穿高跟鞋或皮鞋。

◎姿势：走路时的正确姿势是上身平稳，抬头挺胸，迈大步；胳膊应保持直角弯曲状态，并随步子的节奏自然而有规律地摆动；视线要保持在行走路程前进方向约4～5米的点上；走路时尽量有20分钟左右的时间用前脚掌着地（可间隔进行），这样既能减轻膝盖压力，对足、踝部的经络穴位刺激效果也更好。

其他运动方式

除了走路，动脉粥样硬化疾病患者还可以选择做保健体操、打太极拳、骑自行车等运动，但前提是，活动量一定要根据自己的身体情况而定，要循序渐进地进行，不宜勉强做剧烈运动，以免发生意外。

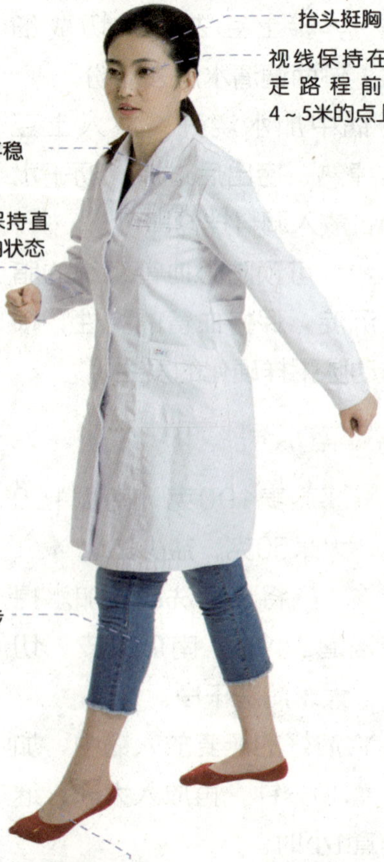

✚ 动脉粥样硬化的中医其他调养方法

动脉粥样硬化患者除了要注意饮食和运动调养外，在生活起居和心理调节方面也要特别注意。

—秦医师医学术语解读：

前脚掌着地，是指脚掌前缘靠外侧先着地（解剖术语为跖骨头位置先着地），快速过渡到脚跟，也称为中足着地，注意中足着地不等于全脚掌着地。

◎速度：走路的速度不能太慢，慢悠悠地散步是达不到锻炼效果的，最好保持每分钟60～80米的速度。

◎时间：每天坚持走路30～60分钟，并长期坚持，当然，运动强度要根据患者的身体情况而定，一般以微微出汗为宜。

◎放松：运动后要让双脚彻底放松，可以用热水泡泡脚，并由下至上按摩两腿，能帮助促进新陈代谢，缓解足腿部疲劳。

生活起居调养法

◎注意劳逸结合，切忌过度劳累，比如干重体力活，长时间学习、工作、看电视等。因为体力劳动时，为满足全身血液供应，心跳会加快，增加心脏负担；而脑力劳动过度，则会增加大脑的耗氧量，使脑动脉负担加重，都不利于病情的稳定和恢复，甚至还会突发心脏、脑的重大疾病，造成更严重的后果。

◎注意保暖，应随时关注天气变化，及时增减衣物，也不要洗冷水浴，避免受凉，因为寒冷刺激会诱发心绞痛。

◎保证充足的睡眠，不要熬夜，最好养成午睡的习惯，据统计，坚持午睡可使冠心病发病率降低30%。

◎要控制性生活，避免过度兴奋或紧张，以免引起急性血管事件。

◎戒烟。吸烟会加快动脉粥样硬化疾病的发生与发展。

心理调养法

动脉粥样硬化的发生与发展与精神紧张关系密切，所以，患者应学会心理调节，比如可以采用澄心静默法，也叫“静坐疗法”或“坐忘疗法”，也就是通过静坐或静卧来自我调节，淡化忧虑、紧张、愤怒等不良情绪，使自己的心情不为病痛所扰，时刻保持轻松愉快。

此外，患者也可以通过参加一些文娱活动，听听音乐，养花种草等，来转移注意力，以达到调节心情、预防疾病的目的。

第四节

心肌缺血

张大爷今年70岁了，岁数虽然不算太大，可身体却不太好。5年前，他毫无缘由地出现心痛、胸前区憋闷症状，并且向左肩部放射，家人及时送他到医院，检查后按“心肌梗死”进行治疗。可是，出院后没多久，张大爷再次出现心悸，到医院急诊抢救后保住了性命，治疗半年后病情有所缓解。从那以后，张大爷开始维持治疗，但去年病情恶化了，家人再次送他到医院，检查诊断为缺血性心肌病，心功能Ⅲ级。原来，折磨张大爷多年的病竟然是心肌缺血造成的。

心肌病，说大不大，说小不小。现在，我们就说说这个不大不小的心肌缺血。

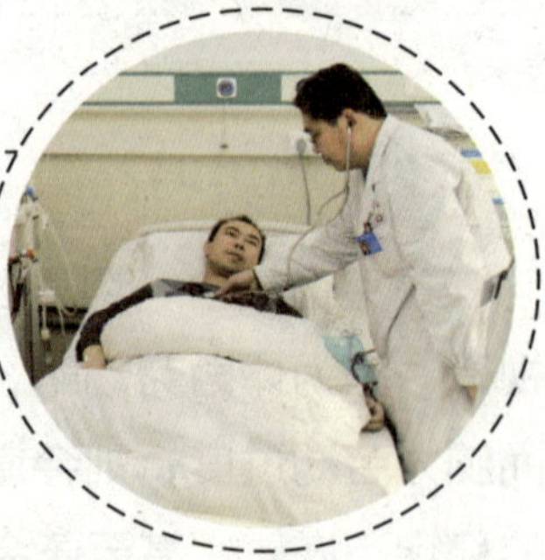

一、秦医师白话心肌缺血的关键点

了解心肌是什么

了解心肌缺血之前，我们需要先来认识一下什么是心肌。

心肌是由心肌细胞构成的一种肌肉组织，我们可以简单理解为心脏细胞的肌肉组织。虽然心脏在人体所占的比例并不大，但心肌却是人体中最强大的肌肉群之一。每天收缩舒张约10万次，而且会持续一生的时间。按照生理功能的不同，心肌细胞可分为两类：

◎工作细胞：也就是普通心肌细胞，包括心房肌、心室肌等，它们通常无自律性，但具有收缩性，主要执行收缩功能。

◎自律细胞：是指特殊分化的心肌细胞，包括窦房结、房间束、房室交界部、房室束、浦肯野纤维等，它们没有收缩功能，但组成了心脏起搏传导系统，具有自律性和传导性，是心脏自律性活动的功能基础。

这些心肌细胞组合在一起，形成了一个泵，完成心脏及全身的供血供氧工作。那心肌不停收缩舒张的动力是什么？就是血液，通过心脏冠状动脉和微血管给心肌供血，滋养着它，它才会乐此不疲地工作。所以，一旦心脏的血液灌注减少，心脏的供氧减少，那心肌的能量代谢就会变得不正常，也就不能支持心脏的正常工作了，这样的一种病理状态就叫心肌缺血。简单地说，就是心肌缺乏血液供应。

健康的人在正常环境中，一般不会发生心肌缺血，因为冠状动脉会智能调节供血量，使血液供需保持一种相对恒定的状态，比如心肌需要的血多时，冠脉能自动增加供血量，比如人在剧烈运动或情绪激动时，冠脉就会发生扩张反应，供血量可增加至休息时的4倍以上。只有当任何一种原因引起心肌缺血，经机体调节不能满足心脏工作需要时，才构成了真正意义上的心肌缺血。

心肌为什么会缺血

临床上，引起心肌缺血的原因很多，比如血压降低、主动脉供血减少、冠状动脉狭窄或阻塞，可直接导致心脏供血减少；心瓣膜病、血黏度变化、心肌本身病变也会使心脏供血减少。其中最主要、最常见的原因是冠状动脉粥样硬化，因为冠状动脉是负责给心肌供血的主要通道，一旦这个通道变窄了或堵塞了，供给心脏的血液就会减少，就容易造成心肌缺血。

其次还有炎症（如风湿性、梅毒性、川崎病和血管闭塞性脉管炎等）、冠脉痉挛、栓塞、结缔组织疾病、创伤和先天性畸形等，也都是引起心肌缺血的常见原因。

另外，流行病学研究还发现，与动脉粥样硬化相关的重要危险因素，如高血压、高脂血症、糖尿病、肥胖、吸烟、体力活动少、高龄等，也同样是心肌缺血的危险因素，必须引起重视。

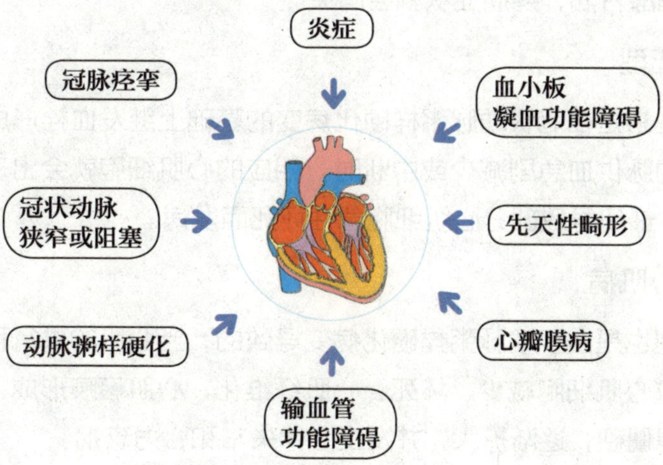

你属于心肌缺血的哪种类型

临床上心肌缺血可以分为以下5种类型：

无症状型

又叫无痛性心肌缺血或隐匿性心肌缺血（SMI），是指确有心肌缺血的客观证据（心电活动、左室功能、心肌血流灌注及心肌代谢等异常），但缺乏胸痛或与心肌缺血相关的主观症状。简单地说，就是没有明显的临床症状，但如果做心电图的话，会显示有典型缺血性ST段改变、心肌血流灌注减少。无症状心肌缺血在冠心病中发生率高，远远超过有症状性心肌缺血，且心肌缺血可造成心肌可逆性或永久性损伤，并引起心绞痛、心律失常、心力衰竭、急性心肌梗死，甚至可能导致猝死。因此，它作为冠心病的一个独立类型，已越来越引起人们的重视。

秦医师特别提醒

无症状心肌缺血的发作高峰期为每日上午6：00~12：00，集中时间段为6：00~9：00，也就是晨起后的1~3个小时。所以，老年人、“三高”等高发人群在晨起的这段时间要高度警惕，一旦发现身体异常要迅速就医。

心绞痛型

是由冠状动脉供血不足，心肌急剧的、暂时的缺血与缺氧引起的，患者会感觉前胸有压榨样的疼痛，一阵一阵的，疼痛还会放射到左上肢，通常发生在劳累、受寒、情绪激动、饱食等情况下，持续时间达数分钟，如果立即休息或者舌下含服硝酸甘油，疼痛症状就会消失。

心肌梗死型

这种类型常是在冠状动脉粥样硬化病变的基础上继发血栓形成导致的，当病变的冠状动脉供血急剧减少或中断时，相应的心肌细胞就会出现严重而持久的急性缺血，最终导致部分心肌细胞急性坏死而发病。

缺血性心肌病

这种类型也是由于动脉粥样硬化病变导致的，当心肌的供氧和需氧不平衡时，就会导致心肌细胞减少、坏死、心肌纤维化、心肌瘢痕形成。临床主要表现为心脏变得僵硬，逐渐扩大，并发生心律失常和心力衰竭。

猝死型

这种类型同样是在动脉粥样硬化的基础上引发的，当冠状动脉痉挛或栓塞时，会导致心肌急性缺血，造成局部电生理紊乱，引起暂时的严重心律失常等，从而导致猝死。

心肌缺血有哪些并发症

心肌缺血常会导致严重的并发症，临床上主要分为三种：

无症状性心肌梗死

心肌缺血患者易发生无症状性心肌梗死，占所有心肌梗死患者的20%～25%。起病常以并发症的形式出现，如心律失常、心衰、心源性休克等，死亡率明显高于有痛性心肌梗死患者。

心律失常和心血管意外

一过性心肌缺血的发作极易导致心律失常，且是致命性心律失常的重要影响因素。美国卫生组织曾做过调查，发生猝死的人，20%～50%是死于缓慢性心律失常，在此之前或同时，常伴有无症状性心肌缺血。

缺血性心肌病

心肌缓慢而持久的缺血，可以造成心肌广泛弥漫性的纤维化，导致缺血性心肌病。

十 心肌缺血的临床表现

有症状心肌缺血的早期症状

◎ 在体力劳动、劳累或精神紧张、激动、压力大时，会出现胸部心前区或胸骨

秦医师面对面

有心肌缺血症状，就一定是冠心病吗？

不一定，一般来说，缺血性心肌病最常见的病因是冠心病，但还有其他多种原因，比如扩张型心肌病、原发性限制型心肌病、酒精性心肌病、心肌炎、缩窄性心包炎、高血压性心脏病等，均可引起心肌缺血症状。所以，心肌缺血≠冠心病，还需要心血管专科医师进一步通过相关检查来确诊。

后闷痛，或紧缩样疼痛，并向左肩、左上臂放射，持续3～5分钟，充分休息或舌下含服硝酸甘油后可缓解，常伴有大汗。

◎参加某项活动时，总感觉心慌气短、呼吸困难、出虚汗，要休息很长时间才能缓解。

◎在进食高盐、高脂肪、生冷饮食，或饱餐、寒冷、饮酒后，出现胸痛、胸闷等症状。

◎晚上睡觉时，有种胸闷、憋气的感觉，特别是睡比较低的枕头时，感到呼吸困难；熟睡或白天平卧时，会突然惊醒，感觉胸口痛、心慌、呼吸困难，需立即坐起或站立才能缓解。

◎头晕，有时甚至会晕倒，性生活或用力排便时，会不自觉地感到心慌、气短、很憋闷或胸痛不适。

◎突发的心动过缓、血压降低或晕厥。

无症状性心肌缺血的早期预警信号

无症状性心肌缺血虽然没有明显的胸痛、胸闷等常见症状，但也会发出一些预警信号，提醒人们心肌血液不足了。

◎胃部不适：胃部出现憋闷、胀满的感觉，有时伴有钝痛、火辣辣的灼热感及恶心欲吐感，大便后会有一些缓解，但不适的感觉不会完全消失。

◎下颌骨疼痛：疼痛扩散到下颌骨两侧，有时只扩散到颈部一侧或双侧。

◎前臂和肩膀疼痛：左前臂内侧、左肩出现钝痛，疼痛严重时还会反射到右臂。

◎呼吸急促：一呼一吸拉长或喘不过气来，静坐几分钟后，呼吸似乎恢复正常，但是当患者重新开始走动时，喘息又立刻开始。

◎无缘由的疲劳感：并没有加大活动量、工作量，但全身却感觉非常疲劳，只想坐着、躺着，连挺直身体的力量都没有。

秦医师特别提醒

无论有没有异常的症状反应，心肌缺血后对心脏的伤害程度是一样的。有症状的心肌缺血由于症状明显，更容易引起重视和及早发现；而无症状性心肌缺血因为没有明显症状，很容易被忽视而引起严重后果，所以，当我们出现上述症状时，要及时就诊。

十 你属于心肌缺血的高危人群吗

老年人

心肌缺血在老年人中很常见，原因与老年人年迈体衰、对疼痛反应不敏感等有关。另外，老年人很容易患有冠状动脉粥样硬化，增加了发生心肌缺血的危险性。

动脉粥样硬化患者

冠状动脉狭窄是引起心肌缺血最主要、最常见的病因，而动脉粥样硬化是冠状动脉狭窄的主要原因，所以，动脉粥样硬化患者发生心肌缺血的概率是非常高的。

冠心病患者

冠心病是冠状动脉血管发生动脉粥样硬化病变而引起血管腔狭窄或阻塞，造成心肌缺血、缺氧或坏死而导致的心脏病，所以，冠心病是心肌缺血的“罪魁祸首”。只要是确诊患有冠心病的患者，就极易发生心肌缺血。

“三高”及肥胖人群

高血压、高脂血症、糖尿病和过于肥胖都是动脉粥样硬化和冠心病的危险因素，所以，这些患者比普通人更容易引发心肌缺血性胸痛。

有心脑血管病家族史的人

如果家族中曾有人患过心脑血管疾病，特别是父亲在55岁之前或者是母亲在65岁之前患上了冠心病，那么他们患有冠心病的概率就很大，导致缺血性心肌病的危险性也就越大。

情绪波动大或心理压力过大的人

临床上，心理、情绪性心肌缺血的患者非常多。这类人群往往因生活中经常有不顺心的事情，或者工作压力大，导致情绪长期压抑、紧张或激动、急躁等，这些负面情绪和心理都会引起血管改变，导致血管内血栓形成，诱发心肌缺血。这也是当下最易被忽视的诱发因素。

吸烟酗酒者

长期吸烟、过量饮酒都是导致动脉粥样硬化的危险因素，所以，有烟酒嗜好的人也是心肌缺血的易发人群。

口服避孕药者

长期口服避孕药可使血压升高、血脂增高、糖耐量异常，同时改变凝血机制，增加血栓形成机会。

秦医师特别提醒

心肌缺血虽然在中老年人群中比较多见，但随着生活水平的提高，冠状动脉粥样硬化呈现出年轻化的趋势，一些20～30岁的年轻人也会发生心肌缺血。

十 心肌缺血的检查与治疗

心肌缺血应做哪些检查

◎冠心病相关的检查

如血脂、血压、血糖、颈部血管超声、心脏超声、心电图等检查，以了解有无冠心病相关的危险因素。其中动态心电图是公认的检测无症状性心肌缺血的最有效的手段，可观察心肌缺血发生的频率及持续时间，又可了解其与日常生活、活动的关系。当心肌某一部分缺血时，将影响到心室复极的正常进行，并可使缺血区相关导联发生ST-T异常改变，改变的类型取决于缺血的严重程度、持续时间和缺血发生部位，临床上主要表现为ST段水平压低、T波低平或T波倒置。

◎负荷试验检查

如果属于心肌缺血的高危人群，就应向医生询问，是否具备典型的冠心病症状，决定是否需要接受负荷试验，如活动平板心电图、腺苷负荷心脏超声心动图以及冠脉多排CT。对于无症状性心肌缺血患者，缺血激发试验是非常重要的辅助手段。

◎冠状动脉造影检查

可直接观察到冠状动脉主干及其细小分支的阻塞情况，是显示冠状动脉粥样硬化病变最有价值的检测手段。

心肌缺血的治疗方法

由于心肌缺血有发生心肌梗死和猝死的危险，因此发现心肌缺血时，要及早治疗。治疗方法主要有三种：药物治疗、介入治疗和手术治疗。

◎药物治疗

通过服用适宜的药物，来增加心肌的供氧和减少心肌耗氧，从而使心肌氧

秦医师医学术语解读：

ST段、T波都是心电图的波段之一。正常情况下ST段应处于等电位线上，当某部位的心肌出现缺血或坏死时，心电图上的ST段会发生偏移。T波位于S-T段之后，正常情况下，T波钝圆，占时较长，当出现心肌缺血时可表现为T波低平或倒置，高血钾、急性心肌梗死的超急期则可表现为T波高耸等。

秦医师面对面

孕妇心肌缺血会遗传给宝宝吗？

虽然心肌缺血本身是不遗传的，但是心肌缺血会对母体产生影响，孕期及生产时会加重心脏的负担，严重时也可能危及母亲的生命安全，所以，最好做个孕前检查，先治疗好，再要宝宝。

的供需重新达到平衡状态。常用的药物主要有以下几种：

药物种类	代表药物	主要功效
抗血小板药物	阿司匹林、氯吡格雷等	防治血栓形成，预防冠状动脉和脑动脉血栓
β 受体阻断剂	美托洛尔、比索洛尔等	减慢心率、减少心肌的耗氧，预防猝死
钙离子拮抗剂	硝苯地平	可缓解冠脉痉挛，改善心肌供血
他汀类药物	阿托伐他汀、瑞舒伐他汀等	降低血浆中的胆固醇，稳定动脉斑块，防止斑块脱落形成血栓
RAS 系统阻断剂	贝那普利、缬沙坦等	可预防心室重构，改善心功能
硝酸酯类药物	单硝酸异山梨酯	扩张冠状动脉，增加心肌供血
溶栓药物	链激酶、酰基纤溶酶原链激酶活化剂复合物、尿激酶等	溶解急性形成的血栓，用于急性心肌梗死
中成药	丹参片、麝香保心丸、参桂胶囊、冠脉宁、通心络等	增加冠脉流量，改善心肌缺血

◎ 心脏介入性治疗

如果患者冠脉狭窄严重，病变支数较多，心肌的供血严重减少，药物治疗又不理想，我通常建议采取积极的介入手术治疗，必要时行支架置入术。冠状动脉介入治疗具有创伤小、恢复快、住院时间短的特点，容易被患者接受，已成为治疗心肌缺血的重要手段。

◎ 外科冠脉搭桥术

只有当出现左主干动脉狭窄、三支主要血管病变伴左冠前降支近端管径狭窄50%以上，并且当左室功能有中度以上损害，或无创性运动试验出现中度以上心肌缺血时，才考虑做冠状动脉搭桥术。

心肌缺血患者的日常饮食原则

心肌缺血患者除了配合医生积极治疗外，在日常生活中还需要注意饮食调理，这样才能达到更好的治疗效果。我见过很多患者就是因为在治疗期间没有遵医嘱进行积极的饮食调养，才导致自己的病情没有控制住，甚至是进一步地恶化。因此，科学、合理的饮食营养和药膳食疗，对改善和缓解心肌缺血症状是非常重要的。

心肌缺血患者的饮食原则

◎饮食宜清淡、低盐，尤其是合并高血压者更应控制食盐的摄入量，每天应控制在5克以下。当然，每天的食盐量可随季节活动量适当增减，比如夏季出汗多，户外活动多，可适当增加盐的摄入量；而冬季气候寒冷，出汗少，活动量相应减少，就应适当减少盐的摄入。

◎控制脂肪和糖的摄入，以免引起血脂、血糖升高。应少吃动物性脂肪、糖及各种高糖食物；食用油应以富含亚油酸的大豆油、玉米油、芝麻油等植物油为主，忌用煎炸等烹调方法。

◎蛋白质摄入应适量，以每人每天每千克体重不超过1克为宜，可选用富含优质蛋白质的食物，如牛奶、酸奶、鱼类、大豆及豆制品等，对防治心肌缺血有利。

◎多吃富含膳食纤维的五谷杂粮和新鲜蔬果，如燕麦、玉米、糙米、豆类、芹菜、菠菜、白菜、黑木耳、香蕉、苹果等，可降低血液中胆固醇含量，防治心肌缺血。

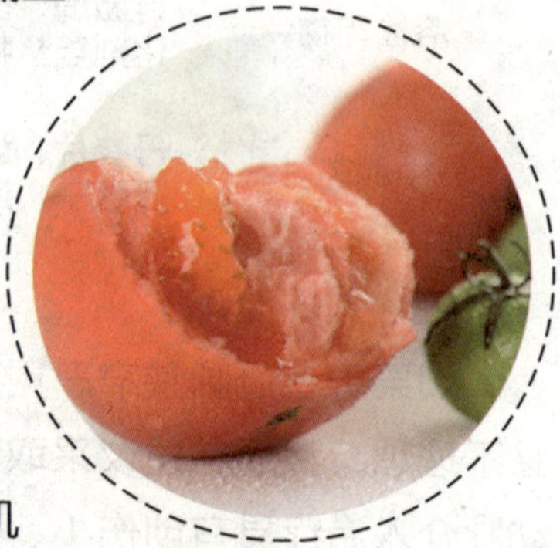

◎多吃富含维生素C、维生素E的食物，如西红柿、柑橘、猕猴桃、核桃、榛子、植物油等，可降低血胆固醇，改善冠状循环，保护心肌并改善心肌缺氧，预防血栓发生。

◎保证钙、镁、钾、碘等矿物质的供给，多吃些海带、紫菜、蘑菇及绿叶蔬菜，能减缓或阻止心肌缺血的发展。

◎少食多餐，切忌暴饮暴食，晚餐也不宜吃得过饱，否则易诱发急性心肌梗死。

◎喝些绿茶，茶叶中含有少量的茶碱，有一定的利尿作用，对患者的心肌缺血治疗有一定的帮助，但不宜过浓。

◎戒烟戒酒，因为烟酒能使心率加快，加重心肌缺氧。

适宜心肌缺血患者的食谱推荐

芹菜红枣汤

材料：芹菜根5个，红枣10枚，冰糖适量。

做法：❶芹菜择洗干净，切段；红枣洗净。

❷将二者一起放入锅中，加入适量清水，大火煮沸后转小火炖煮10分钟。

❸最后放入冰糖调味即可，吃枣喝汤，每日2次。

功效：益气补血，清热散瘀，心肌缺血患者可常食。

虾肉炒韭菜

材料：韭菜250克，虾肉50克，植物油、盐各适量。

做法：❶韭菜择洗干净，切段；虾肉用水泡软，洗净。

❷油锅烧热，放入韭菜和虾肉同炒，炒熟后加盐调味即可。

功效：富含膳食纤维和蛋白质，有利于降低胆固醇，缓解心肌缺血症状。

● 虾肉炒韭菜

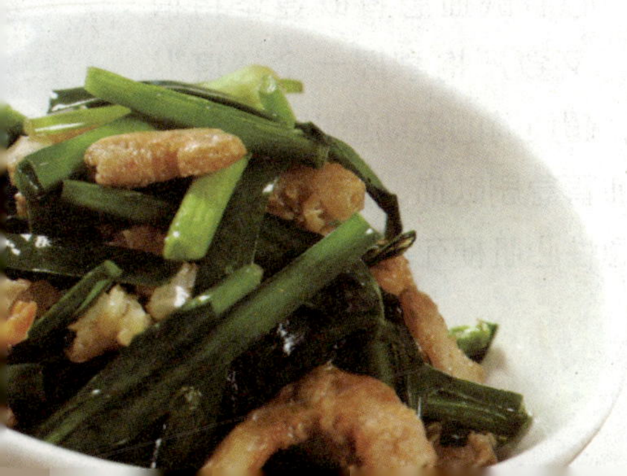

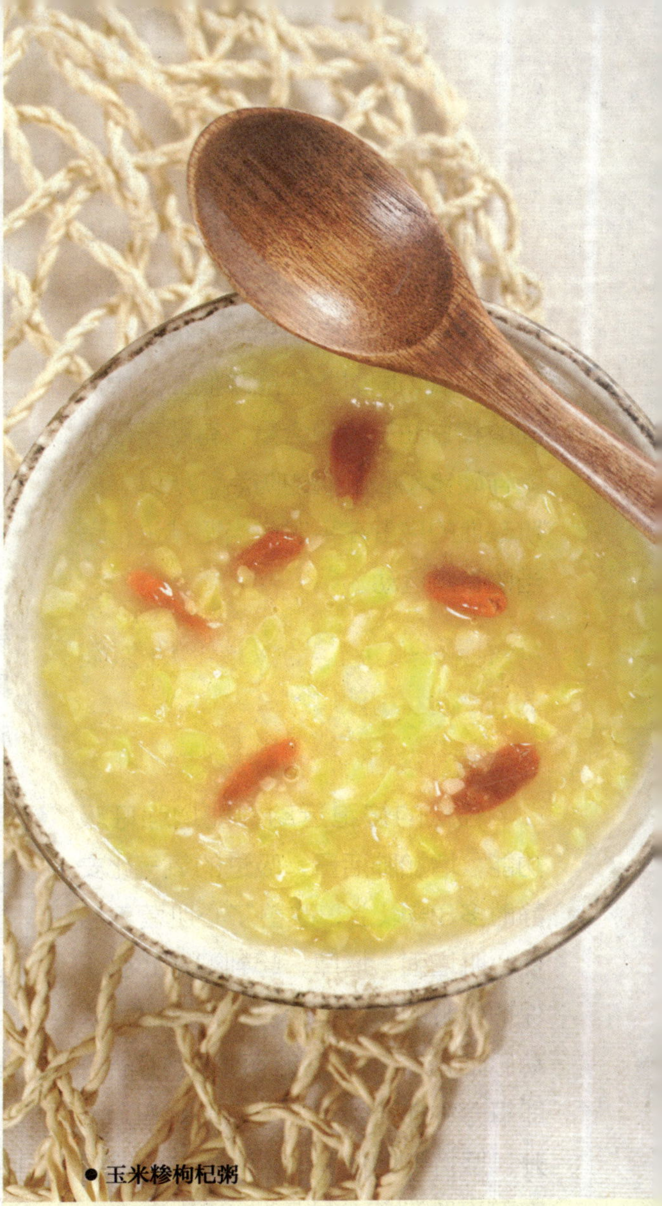

● 玉米糁枸杞粥

玉米糁枸杞粥

材料：玉米糁200克，枸杞20克。

做法：❶锅中加入适量清水，烧热后慢慢调入玉米糁。

❷煮至粥黏稠时，放入枸杞，继续煮5分钟即可。

功效：此粥富含膳食纤维和不饱和脂肪酸，能养肝补肾，适宜心肌缺血患者调养食用。

心肌缺血患者运动有“度”

临床研究表明，经常参加运动锻炼，能使心肌强壮，收缩有力，冠状动脉管腔增大，有助于心脏得到更多的血和氧，同时，还能降低血液中胆固醇和甘油三酯的含量，有助于动脉粥样硬化和心脏病的防治。所以，心肌缺血的患者在平时应当坚持进行适当的有氧运动。

慢跑和步行是保持心肌强健的有效运动形式

◎慢跑

轻松的慢跑运动，能增强呼吸功能，增加肺活量，吸进的氧气比安静时多8倍以上，改善了心肌营养，使心肌增强、增厚，起到锻炼心肌、保护心脏的作用。而且，慢跑时冠状动脉血流量较安静时可增加10倍，即每分钟血流量可达1200～1400毫升。坚持长期慢跑的人，平时心跳频率可下降到每分钟50～60次左右，这可使心肌得到较长时间的休整。

但慢跑要取得效果，必须有规律地进行，每周坚持至少3次，每次持续30分钟以上。当然，慢跑也可与太极拳、健身体操等穿插进行。

◎步行

步行对于心脏病人或那些体力和健康情况不太好的人，尤其是中老年人来说，是一种安全的强心之路。人们常说“饭后百步走，活到九十九”，说的就是步行能增强体质，防病健身。病情比较严重的心肌缺血患者，如果每天能以每小时7000步的速度，坚持走上30～60分钟，对改善病情是很有帮助的。

心肌缺血患者运动时的注意事项

◎注意保暖和防暑：秋冬季锻炼时要注意保暖，对暴露在外的手、脸、鼻和耳朵等部位应做相应的保护措施，并且应等太阳出来后再锻炼，不宜晨练。夏季则要注意防暑热，应选择上午9点之前或下午5点后比较凉爽的时间段锻炼。

◎做好准备活动：在正式运动之前，要活动一下手脚、关节等，冬季也可起到热身作用，可以避免肌肉拉伤或扭伤关节。

◎运动量应适宜：运动量要根据患者的年龄、身体情况等来决定，量力而行，适可而止，一般以不感到劳累为宜。

秦医师特别提醒

心肌缺血患者既要坚持锻炼，又要严格掌握一个“度”字，超负荷的运动量极易导致心脑血管急剧缺血、缺氧，可能造成急性心肌梗死。

◎随时关注身体状况：运动过程中如出现胸闷、胸痛、心跳加速等异常情况，要立刻休息，症状严重者应马上就医。

十 心肌缺血的中医其他调养方法

生活起居调养

◎起居有常，劳逸适度。避免过重体力劳动或突然用力，饱餐后不宜运动；一天的睡眠应不少于7～8小时，切忌熬夜，最好养成午睡的习惯，可以稳定血压，使心脏得到更好的休息。

◎血压高的人，睡眠时可把腿部稍微垫高7～10厘米，稍高于心脏的水平线即可，以促进血液回流，并有助于迅速入睡和睡得香甜。

◎起床宜缓不宜急，应先慢慢起来，稍坐一会儿，再缓缓地下床，从容不迫地穿衣，使身体的功能逐步适应日常活动。如果操之过急，很可能会引起心率和血压较大的波动。

◎洗漱宜用温水，尤其是冬季，以防冷水刺激使血管收缩，导致血压升高，或诱发心肌缺血、心绞痛。

◎防止便秘，排便时切忌急于排空而用力屏气，用力过猛可使血压骤升而诱发意外。便后也不要骤然站起。

秦医师特别提醒

对心肌缺血的患者来说，放松地平躺在地板或硬木床上非常有益。而对于上班需要长时间坐着的患者来说，预防心肌缺血一天应该从桌旁站起来数次，每次3～5分钟。

心理调养

对心肌缺血的患者来说，保持良好的心态非常重要，紧张、焦虑、暴怒、惊恐、过度思虑以及过喜、过悲等较大的情绪波动，都会刺激血管，影响心脏供血，所以患者应尽量学会调节和缓解这些负面情绪，比如心理紧张时，不要在房内踱来踱去，最好是躺一会儿或干脆把双腿微抬，坐上15～20分钟。如果不能自我调理时可以考虑找其他人或心理咨询师开解。

我所理解的“治疗”不仅仅是医学技术的疗法，还包括心理疗法。一个人的内心强大与否是治疗疾病的关键。所以，患病不可怕，要树立战胜病痛的信心。

第五节

冠心病

今年73岁的蔡大妈患有多年的高血压，常年离不了药，血压控制得比较稳定。平时买菜、做饭、收拾屋子，有空了跟老朋友们跳跳舞、打打麻将，生活得很充实。可最近，她总感觉胸闷、心脏不舒服，尤其上楼的时候，心脏跳得很厉害，喉咙里面像有东西堵住一样，必须要坐下来休息好一阵子才缓过气来。反复了几次以后，她就跟儿子说了，儿子一听，立马带她去了医院，检查结果显示，原来蔡大妈是患上了冠心病。

秦医师白话冠心病的关键点

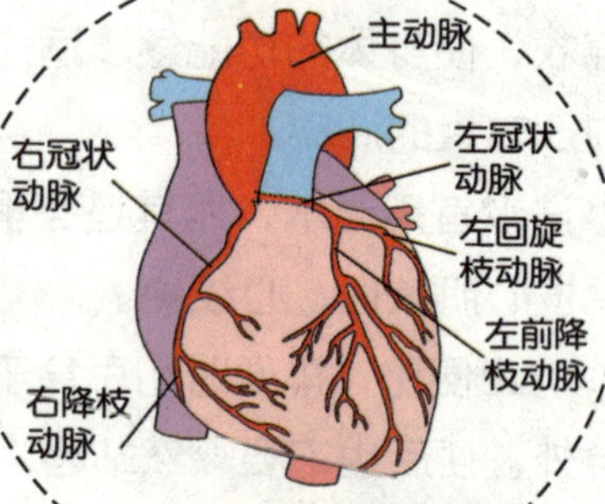

● 心脏的冠状动脉

冠心病是冠状动脉出现了病变。我在本书的第一章已经提到过，心脏是人体的重要器官，它的作用就好比是一个永不停止工作泵，随着心脏每次收缩将携带氧气和营养物质的血流经主动脉输送到全身，以供给各组织细胞代谢需要。但心脏本身也需要营养、氧气和能量，那么它又是如何得到的呢？就是通过冠状动脉。

冠状动脉起源于主动脉的根部，分成左、右两条，一条通向心脏的右侧，一条通向心脏的左侧，这两条血管紧紧附在心脏外壁上，形状类似过去的“王冠”，所以医学上称之为“冠状动脉”。其中通向心脏右侧的，叫右冠状动脉；通向心脏左侧的，叫左冠状动脉，这些动脉又分出很多小叉，深入心肌，专门负责给心脏供应新鲜血液，供给养料和氧气。这样，心脏才能发挥正常的生理功能。

如果冠状动脉发生粥样硬化，就会使冠状动脉变得狭窄，造成血流不畅，导致心肌发生供血障碍，出现缺血、缺氧，而对心脏造成永久的损害，影响心脏功能而引发心脏病。临床上，把这种心脏病就叫作冠状动脉粥样硬化性心脏病，简称冠心病。

冠状动脉粥样硬化是全身动脉粥样硬化病在冠状动脉的表现，往往是一种弥漫性病变。换句话说，整个冠状动脉树的主干和分支通常都可能会发生粥样硬化病变，只是程度不同而已。所以，冠心病患者的病情才会表现得轻重不一。

冠心病的发病情况

冠心病作为心血管疾病之一，它的发病率位居各类心血管疾病发病率榜首，被称作是“人类第一杀手”。调查显示，我国心脑血管病死亡率为271.8/10万，在众多慢性病死亡率下降的同时，冠心病的死亡率却有所上升。而且，更重要的是，冠心病不仅仅纠缠40岁以上的中老年人，有些40岁以下的人也会患上冠心病，而且临床表现比较重，一发病就是急性心梗或猝死。所以，我们需要高度警惕，冠心病的发病正呈低龄化趋向，尤其是35～55岁的男性，因冠心病导致猝死的发生率增加最为迅速。

冠心病的危险因素与诱因

冠心病的危险因素包括不可改变的危险因素和可改变的危险因素，了解并干预危险因素有助于冠心病的防治。

不可改变的危险因素	可改变的危险因素
性别 年龄 遗传	高血压 血脂异常 超重或肥胖 糖尿病及糖耐量异常 不良生活方式 不合理膳食 运动过少 吸烟嗜酒 精神紧张或压力过大等

多种因素共同促进了冠心病的发生、发展，所以，冠心病的根本原因是以上危险因素逐渐累加的结果。危险因素越多，患冠心病的可能性越大。另外，还有很多因素可以诱发冠心病的发作，比如季节变化、冷热刺激、情绪激动、过度劳累、饱食、便秘、大量吸烟和饮酒等，都是冠心病发病的重要诱因。

由此可见，可以导致冠心病的病因是比较多的，人们不但要对此有所认识，最主要的是要反观自己的日常生活，看一下自己是不是存在着这样的病因，有的话就要及时重视起来，积极地加以改变。

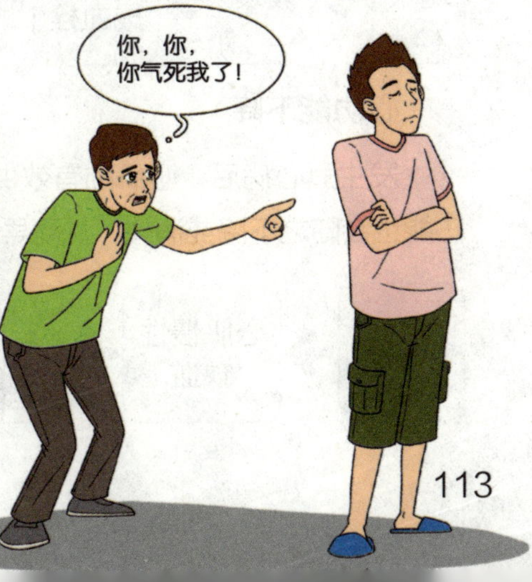

●生气、发怒会诱发心绞痛或心梗，甚至出现猝死。

冠心病的危害

大家都知道冠心病是一种麻烦的疾病，那得了冠心病到底对健康或生命会有何影响呢？下面就让我们来了解一下。

心绞痛

冠心病是一种进展性疾病，冠状动脉的管腔会随着粥样硬化的严重程度变得越来越狭窄，当狭窄到一定程度，一般是指血管管腔的直径小于原来的50%，患者就会出现心绞痛，多在劳累、生气等心肌耗氧量增加时发生。

斑块 → 冠脉管腔狭窄 → 远端血流减少 → 心肌缺血 → 疼痛 → 心绞痛

心肌梗死

当血管中不稳定的斑块脱落后，会促使血栓形成，导致冠状动脉管腔突然、迅速地完全闭塞，从而引发急性心肌梗死。

不稳定斑块 → 脱落 → 血栓形成 → 冠脉管腔突然闭塞 → 急性心肌梗死

猝死

部分冠心病患者平时可能没有什么明显症状，但是如果冠状动脉出现急性闭塞或痉挛，心肌突然缺血，就会造成心脏的电活动紊乱，进而发生恶性心律失常（多为室颤），如果没有得到及时的心肺复苏或复苏失败，就会发生猝死。

斑块 → 破裂 → 瞬间形成血栓 → 冠脉急性闭塞或痉挛 → 突发心肌缺血 → 室颤 → 猝死

心功能下降

发生冠心病后，心肌的有效供血减少，影响了心肌的正常代谢，心肌的收缩功能也会随之下降或消失，从而导致心脏整体的收缩功能下降，出现心力衰竭。

冠心病 → 心肌慢性缺血 → 心肌变性肥大、纤维增生 → 心肌收缩力下降 → 心功能下降 → 心力衰竭从以上四点可以看出，冠心病对人体的危害是致命的，在高猝死率面前，再高超的医疗技术也显得无能为力。所以，我们千万不要等到患上冠心病再后悔，尤其是冠心病的高危人群，更要及早采取措施来预防冠心病。

如何预防冠心病

冠心病虽然很危险，但它是一种慢性病，所以和其他疾病一样，冠心病也是可以预防的，采取预防措施越早效果越好。

1 一级预防：在没有发病时进行预防——要加强

虽然尚未发病，但此时已有危险因素存在，若及时采取预防措施控制或减少发病的危险因素，就可以减少发病率。

针对人群：有冠心病家族史的青少年及儿童、中老年人、高血压患者、高脂血症患者、糖尿病患者、肥胖者等

预防措施：积极进行降压、降脂、降糖的治疗，注意调整饮食、加强日常劳动和体育锻炼、戒烟酒、防止超重或肥胖、减轻精神压力等，并定期进行健康检查，观察血压、血糖、血脂、体重等的变化，一旦出现异常，就要及时进行处理。

2 二级预防：发病后预防，临床意义最重大——需重视

已经发生了冠心病的患者，只要治疗、调理得法，可以保持病情稳定多年不发展，甚至可以在一定程度上逆转病情。

针对人群：冠心病早期患者

预防措施：针对病因积极治疗、必要的休息、积极乐观的心态、掌握好饮食、适当的体力活动、定期进行体检、遵医嘱坚持服药等。

3 三级预防：防止病情恶化及并发症的发生——不可忽视

主要指重病抢救，其中包括康复治疗，及时控制并发症，如栓塞、心脏破裂、心室壁瘤、心肌梗死后综合征等，以提高患者生存质量，延长寿命。

针对人群：冠心病中晚期患者

预防措施：定期复查，注意观察眼睛、皮肤、大小便等有无出血症状；急性期绝对卧床休息，病情稳定后逐渐增加活动量；提供良好的身心休养环境；注意饮食调养，防止便秘；戒烟；调节心态；坚持服药等。

一、冠心病的临床表现

冠心病的早期信号

冠心病的可怕之处在于，很多人根本不知道自己患有冠心病，只有在冠心病发作的时候才能发现，可这时就有生命危险了。所以，及早发现冠心病的早期信号，是防治冠心病的关键。而冠心病最早期、最重要的一个信号就是疼痛，也就是说，冠心病一旦发病，首先就是疼痛。

冠心病疼痛的部位

◎典型部位：胸部左前区、胸骨后中上段是最常见的疼痛位置，可以波及到心前区及整个胸部，还可以放射到左肩背、左前臂内侧至小指和无名指。

◎不典型部位：颈部、咽舌、面颊、颌下、上腹部。这些部位往往易被人忽视，因此大家要格外留意，以防止冠心病的发生。

冠心病疼痛的性质

◎典型疼痛：钝痛、刺痛、压榨样地痛、憋闷地痛、紧缩地痛，严重者有一种濒死感，同时伴有出冷汗、手脚冰凉、焦躁不安等症状。

◎非典型疼痛：轻微憋闷不适。

冠心病疼痛的时间

◎高发区间：夜里的10点～12点，凌晨2点～4点，或是早上五六点钟。

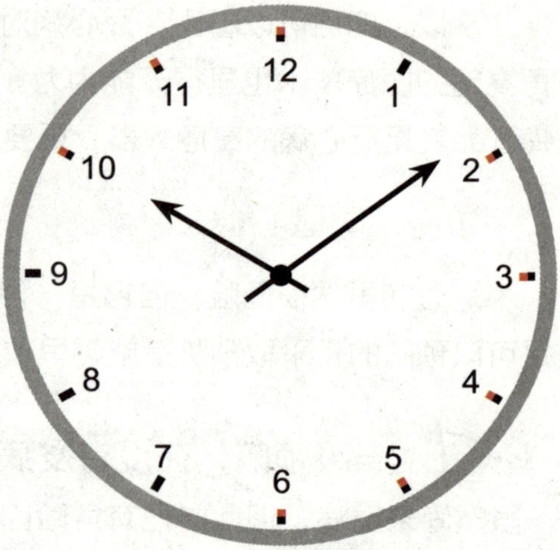

● 冠心病疼痛的高发区间

◎时间长短：典型3～5分钟，多则10～15分钟，重者30分钟以上，这时要防止发生心梗，可以含硝酸甘油或者休息。可是如果持续地疼，疼几个小时或几天都不缓解，那就不是冠心病了，有可能是脾胃、肝胆、胰脏等慢性疾病或肿瘤早期。

大家只要掌握了以上三个疼痛的关键点，我们就可以辨别出到底是不是冠心病导致的疼痛了，对早期发现冠心病具有重要意义。

冠心病的临床分型及症状表现

由于冠状动脉病变的部位、范围、程度的不同，冠心病的临床表现也多种多样。根据不同的临床表现，冠心病可以分为以下五型：

隐匿型或无症状型冠心病

指有心肌缺血的客观证据，比如心电图改变，但却没有胸痛或与心肌缺血相关的症状，心肌组织形态也没有改变，经冠状动脉造影或死亡后尸检才会被发现的一种冠心病。由于患者没有什么明显的不适感觉，所以很容易被忽视，其发生心源性猝死和心肌梗死的机会和有心绞痛的患者一样，危险性很大。

心绞痛型

心绞痛是由于心肌供氧和需氧不平衡导致心肌缺氧的结果，是临床最常见的一种类型，有发作性胸骨后疼痛，多在3～5分钟内消失。

心肌梗塞型

由于冠状动脉阻塞，引起心肌细胞缺血造成的。主要表现为心前区剧烈疼痛，疼痛部位与心绞痛部位一致，但持续更久，疼痛更重，休息和含化硝酸甘油不能缓解，同时心电图出现梗死图形，心肌酶升高，此时梗死区心肌细胞已发生坏死。

心力衰竭和心律失常型

部分患者原有心绞痛发作，以后由于病变广泛，心肌广泛纤维化，心绞痛逐渐减少到消失，却出现心力衰竭的表现，如气紧、水肿、乏力等，还有各种心律失常，表现为心悸。还有部分患者从来没有心绞痛，而直接表现为心力衰竭和心律失常。

猝死型

指由于冠心病引起的不可预测的突然死亡，在急性症状出现以后6小时内发生心脏骤停所致。主要是由于缺血造成心肌细胞电活动异常，而发生严重心律失常所导致的。常发于冬季，半数病人生前无症状，存活病人有先兆症状，但都是不典型的症状，而且症状较轻，如疲劳、胸痛或情绪改变等，因而很容易被忽视。

秦医师特别提醒

当出现以下症状时，应及时就医，以防冠心病猝死。

1. 原来没有心绞痛症状的病人，第一次出现心绞痛症状后迅速缓解。
2. 有过心绞痛症状的病人，心绞痛发作次数增加，症状加重，持续时间长，舌下含服硝酸甘油疗效降低。

十 冠心病的易发人群

有家族遗传史者

冠心病具有遗传性，如果父母患有冠心病，那么其子女患冠心病的概率比父母没有冠心病的人要高。

中老年人

临床研究表明，人在40岁以后冠心病的发病率会逐年升高，女性绝经期前发病率低于男性，而在绝经期后与男性相等。

高脂血症患者

高血脂是动脉粥样硬化最主要的危险因素，1/3的高脂血症患者同时患有冠心病。

高血压患者

高血压与冠状动脉粥样硬化的形成和发展关系密切，是引起冠心病最常见、最重要的易患因素，我国冠心病患者中有50%～70%合并有高血压病，而高血压患者中冠心病的患病率较血压正常者高4倍以上。而且，随着收缩压和舒张压的升高，冠心病的相对危险性也逐渐增大。

吸烟者

吸烟是冠心病的重要危险因素，不仅可能加速冠状动脉粥样硬化的形成，而且会使血液中一氧化碳的含量升高，诱发冠状动脉痉挛及心肌梗死的发生。

> **秦医师特别提醒**
>
> 被动吸烟和主动吸烟一样危害心血管健康，不吸烟的人如果长时间处于香烟烟雾的环境中，血中胆固醇也会升高，使动脉粥样硬化加速形成而引发冠心病。

糖尿病患者

糖尿病患者由于血脂高、血糖高、血黏度高，极易伴发动脉粥样硬化。据临床统计，糖尿病患者发生冠心病的概率是无糖尿病者的2～3倍，发生急性心肌梗死的死亡率较无糖尿病者高2～3倍。

肥胖者

肥胖者冠心病的发病率较高，尤其是短期内发胖或极度肥胖者发病率更高。因为超重会使心脏负荷和血压都升高，摄入的热量高，运动却很少，这些都会促使冠状动脉粥样硬化的形成和加重。

A型性格的人

临床研究表明，人的情绪、性格与冠心病密切相关，其中A型性格的人急躁，性格不稳定，爱发脾气，进取心和竞争性强，热爱工作而不懂得休息。这样的性格特征越典型，冠状动脉受累的支数越多，狭窄程度越重。

十 冠心病的检查和治疗

冠心病对人体健康和生命的危害极大，所以，及时地检查、诊断与治疗是非常重要的。

冠心病需要进行哪些检查

医学上的检查是诊断冠心病最重要的手段，医生也可取得客观的证据。

无创检查

包括心电图、动态心电图、运动平板心电图、心脏彩超、心肌核素灌注扫描（ECT）、冠状动脉CT扫描并冠脉血管重建（CTA）等。

有创检查

冠状动脉造影、冠脉内超声等。

血液学检查

采血测定血脂、血糖等指标，评估是否存在冠心病的危险因素；采血查心肌坏死标志物，若发现“肌钙蛋白”升高，则说明心肌有坏死。

如何治疗冠心病

冠心病的治疗手段包括三种：

药物治疗

药物治疗是所有治疗的基础，需要终生进行，在患者接受冠脉介入治疗和搭桥治疗后仍需要维持药物治疗。临床常用的药物有：缓解心绞痛的硝酸甘油、消心痛等，抗血栓的阿司匹林、普通肝素、低分子肝素等，溶血栓的链激酶、尿激酶等，减轻心肌氧耗的β受体阻滞剂，调脂稳定斑块的他汀类降脂药等。

介入治疗

包括血管内球囊扩张成形术和支架植入术，可以扩张狭窄的冠脉管腔，改善血流。还可结合血栓抽吸术、旋磨术，适用于心绞痛、心肌梗死患者。心肌梗死急性期首选急诊介入治疗，时间非常重要，越早越好。

外科冠状动脉旁路移植术

简称冠脉搭桥术，可缓解胸痛和局部缺血，改善患者的生活质量，延长患者的生命。适用于严重冠状动脉病变的患者，不能接受介入治疗或治疗后复发的患者，以及心肌梗死后心绞痛，或出现室壁瘤、二尖瓣关闭不全、室间隔穿孔等并发症时，在治疗并发症的同时，应该行冠状动脉搭桥术。

秦医师特别提醒

冠心病患者病情稳定，也要每月到专科门诊复诊1次，每半年或1年到医院复查血脂、血糖、心电图、心脏彩超、体重等，了解病情动态改变。

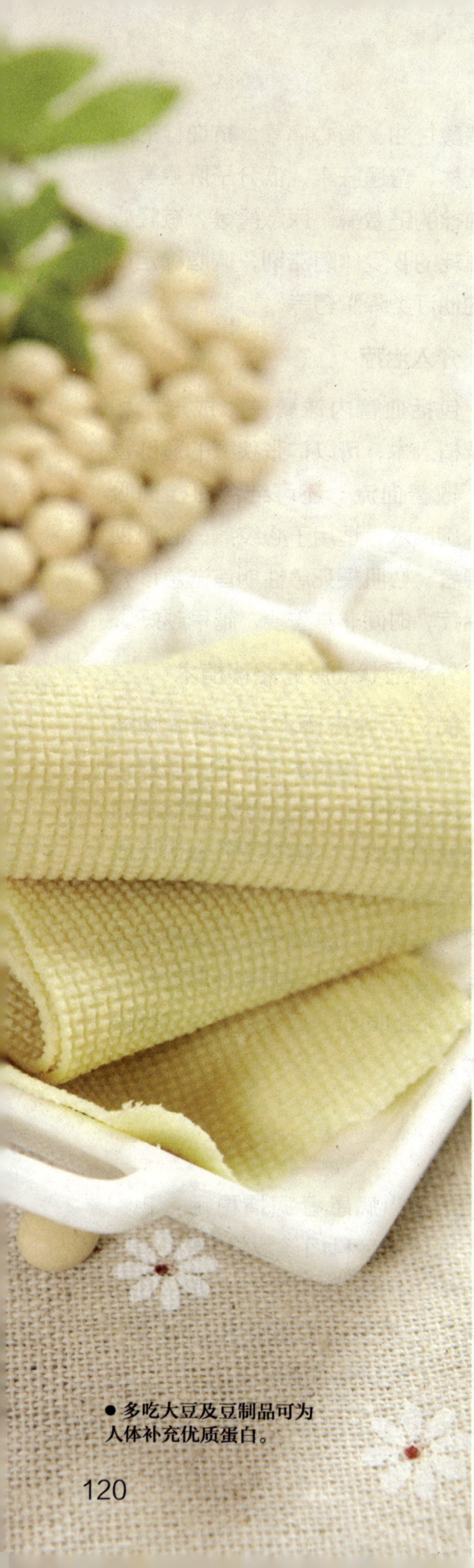

● 多吃大豆及豆制品可为人体补充优质蛋白。

冠心病患者的日常饮食调理

冠心病的许多危险因素都与不好生活方式有关，比如血脂异常、肥胖、不合理膳食、过量吸烟和饮酒等，都是冠状动脉粥样硬化的致病因，因此，应平时做好预防，制定合理的饮食原则。

冠心病患者的饮食原则

◎饮食的总热量不宜过高，一般以不增加体重为原则，肥胖患者要采取健康的方法减肥。

◎三餐有规律，定时定量，切忌饥饱无常、暴饮暴食，以免诱发心绞痛或心肌梗死。

◎膳食要清淡，低盐、少油。每人每天摄入的钠盐总量不能超过5克，油脂不能超过25克，同时要注意不能只吃一种油，要多种油换着吃。

◎主食要粗细搭配。多吃各类富含膳食纤维的杂粮，也可用马铃薯、山药、藕、红薯等根茎类食物代替部分主食。

◎少吃脂肪和胆固醇含量高的食物，如动物油、肥肉、奶油、蛋黄、黄油等，以控制体重，减轻心脏负担。

◎多喝水，每日饮水不少于2000毫升，尤其是睡前及晨起饮水有助于减少血栓形成，预防脑中风与冠脉事件。

◎适当多吃些富含优质蛋白质的食物，如脱脂牛奶、蛋白、鱼类（以清炖和清蒸为主）、大豆及豆制品等，可减少胆固醇的合成。

适宜冠心病患者的食谱推荐

玉米燕麦粥

材料：燕麦仁、玉米面各150克。

做法：❶将燕麦仁去杂质洗净，放入锅中，加入适量清水煮至熟烂。

❷玉米面先用冷水调成稀糊，然后缓缓倒入煮熟的燕麦仁粥内，边倒边用勺不停搅动，大火煮沸后转小火稍煮片刻即可。

功效：营养丰富，富含可溶性膳食纤维、不饱和脂肪酸，可防治三高，预防冠心病。

山丹桃仁粥

材料：山楂30克，丹参15克，桃仁（去皮）6克，大米50克。

做法：❶将所有原料洗净，备用。

❷将丹参放入砂锅中，水煎，去渣取汁。

❸将山楂、桃仁、大米放入熬好的汁中，加入适量水，大火煮沸后转小火熬成粥即可。

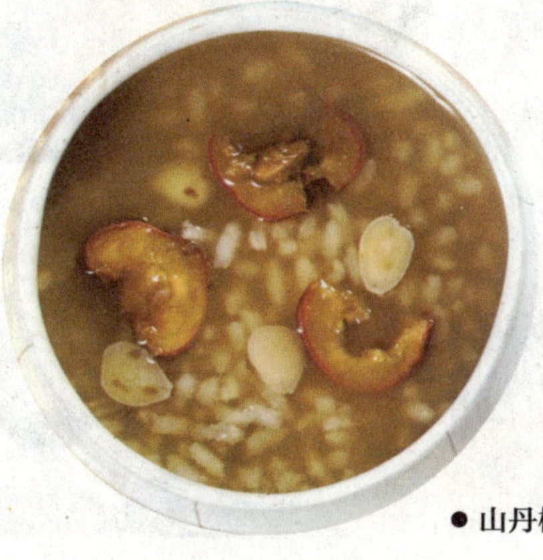

● 山丹桃仁粥

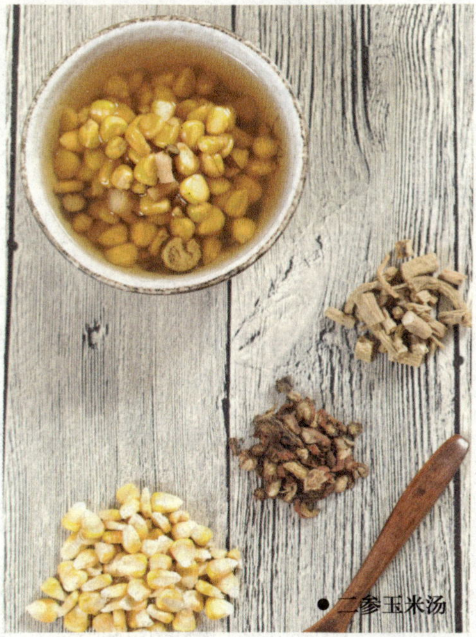

● 二参玉米汤

二参玉米汤

材料：丹参10克，党参30克，玉米50~100克。

做法：❶将原料分别洗净，一起放入锅中。

❷加入适量清水，大火煮沸后，转小火煲30分钟即可。每周2~3次。

功效：健脾活血，用于气虚血瘀的冠心病患者。

绿豆二米粥

材料：绿豆、小米、大米各30克。

做法：❶绿豆洗净后，浸泡2小时。

❷小米、大米分别洗净，与泡好的绿豆一起放入锅中，加入适量清水煮成粥即可。

功效：降脂，降胆固醇，预防动脉粥样硬化，适宜冠心病患者在夏季食用。

十 冠心病患者的运动调养

冠心病急性期患者应注意休息，缓解期患者可坚持科学、适当的运动，比如散步、慢跑、太极拳、体操、游泳等，能有效锻炼心脏功能，对稳定和恢复病情十分有益。

1.用手指按压肩井穴：位于颈后凸起的高骨与肩峰连线的中点，以酸胀感向手臂部及后背部放射时为度，每次按压5~10分钟，每日2次（图①）。

2.用双手拇指推擦肋缝：由中间向两侧推，做10~15次（图②、图③）。

3.用手掌轻叩胸部心前区20~30次（图④）。

4.用手掌大鱼际揉按胸大肌部位20~30次（图⑤）。

5.用大拇指点推心俞穴（图⑥）（第5胸椎棘突下旁开1.5寸处）和膈俞穴（图⑦）（第7胸椎棘突下旁开1.5寸处），由上向下，反复推30次。

6.用拇指和食指来回搓揉患者一只手的中指（图⑧）和小指（图⑨）；手掌搓热后，用掌心来回摩擦两脚足心，直至发热。每天晨起和睡前各做1次。

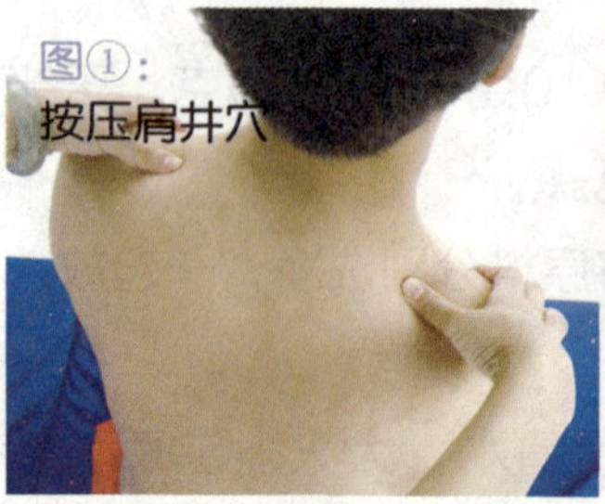
图①：按压肩井穴

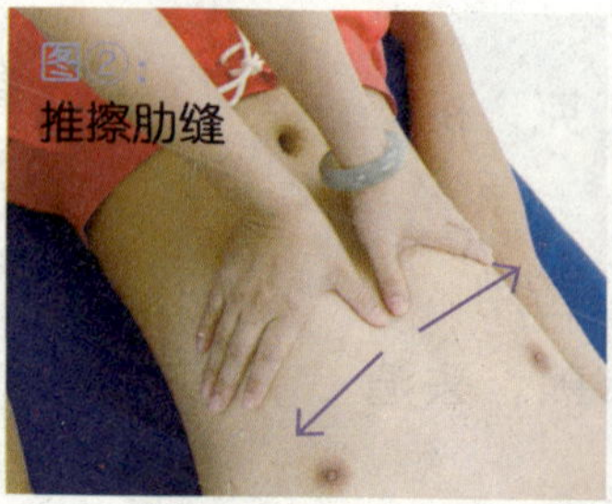
图②：推擦肋缝

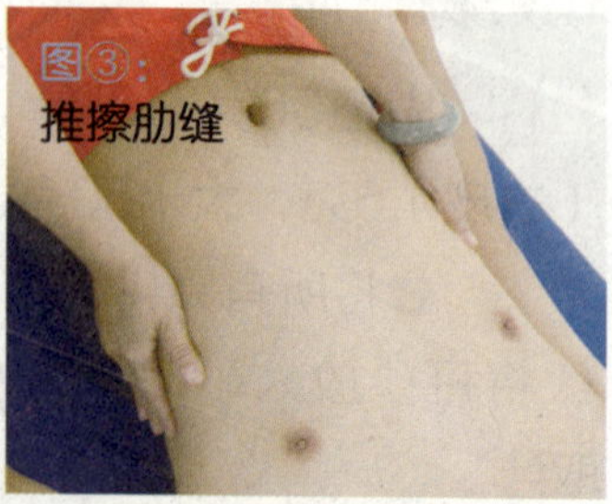
图③：推擦肋缝

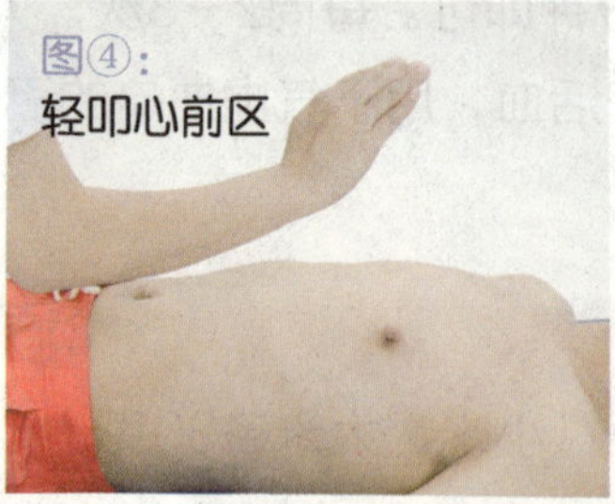
图④：轻叩心前区

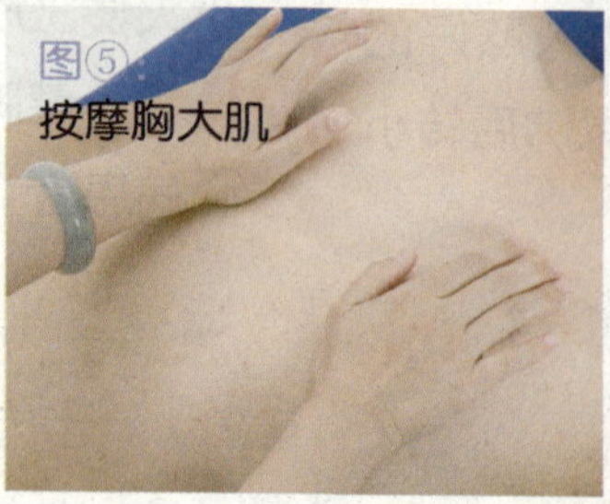
图⑤：按摩胸大肌

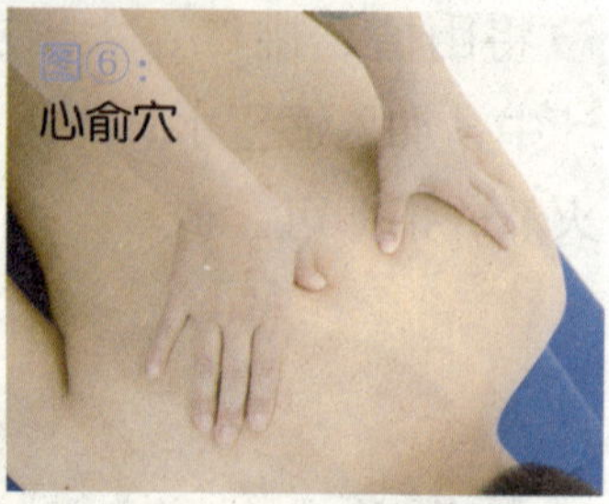
图⑥：心俞穴

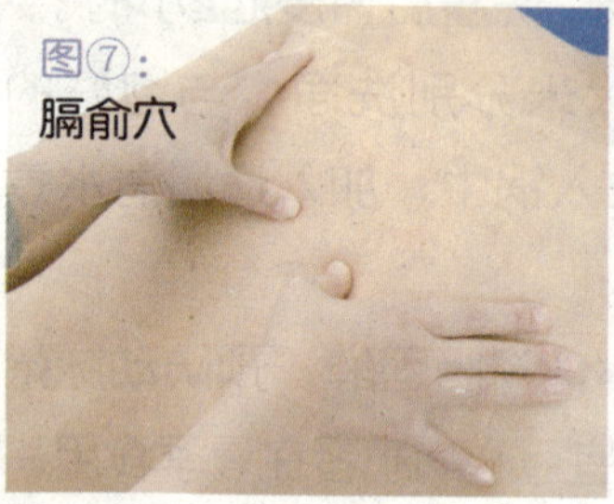
图⑦：膈俞穴

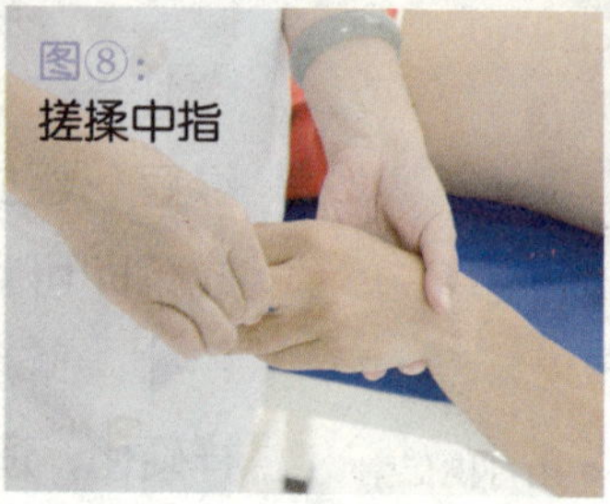
图⑧：搓揉中指

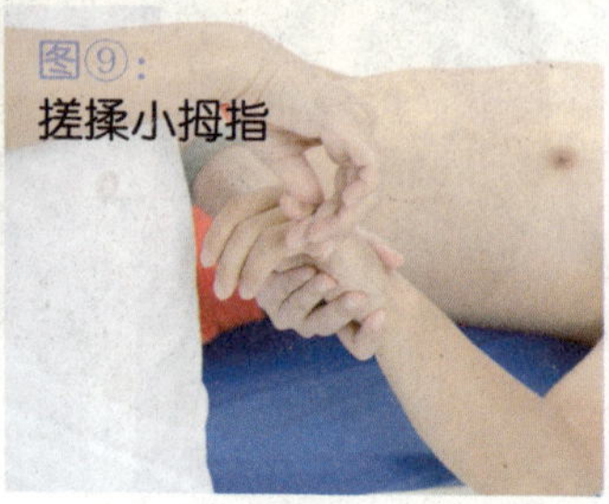
图⑨：搓揉小拇指

十 冠心病的中医其他调养方法

生活起居调养

◎冠心病患者的生活起居要有规律，保证充足的睡眠，疲劳时要休息好。要防止长时间地坐着不动，尤其避免长时间开车。

◎患者的居室要安静、向阳、通风好、不缺氧，避免噪音，避免长时间停留在空气污浊、氧气相对缺乏的环境中，否则会加重心肌缺氧的症状，诱发心绞痛或心梗。

◎冠心病患者在清晨睡醒后，不要急于起床，宜采取仰卧姿势，静卧数分钟，同时按摩胸部，活动四肢，感觉比较舒适时再缓慢起床，以免动作过快引发心血管疾病。

◎冠心病患者在洗澡时，水温不宜过冷或过热，以免刺激血管；洗澡时间也不宜过长，以防止心脏缺血、缺氧，诱发心梗。

◎节制房事，减少性生活的频率，心绞痛患者可在性生活前含服1片硝酸甘油，以预防心绞痛的发作。

◎保持理性体重，因为体重越高，心脏的负担越大，标准的体重对心血管最健康。

◎保持大便通畅，大便时切忌用力，如有便秘可用缓泻剂。

◎随时携带急救药物，以便发病时自己或家人能及时取到并服用。

心理调养

很多人都知道冠心病通常在情绪激动时发作，这是因为情绪激动时，心脏工作量突然加大，心肌耗氧量增加，而狭窄的冠状动脉不能提供足够的血液和氧气，所以容易发生心绞痛或心梗。因此，冠心病患者要学会调节心态，不生气、不发怒，不大喜或过于兴奋，不抑郁，不长久悲伤，尽量保持一种平和、舒畅的情绪状态，这对冠心病的康复是非常有益的。

秦医师特别提醒

超重的冠心病患者在减肥时，不建议使用减肥药，因为某些减肥药对心血管也有损害。保持理想体重的最佳方法就是管住嘴（控制饮食）、迈开腿（坚持运动）。

第六节

心肌梗死

刘先生40多岁，前一阵子总有胸部、背部不舒服的感觉，于是到呼吸科去检查，医生给开了点药，可是药吃了并没有改善症状。一周后他突然出现气短、呼吸困难的症状，还咳了很多泡沫样的痰。家人赶紧带他到医院检查。经过做心电图检查，发现他是患了心肌梗死，而且在一周之前就已经发病了。

一 秦医师白话心肌梗死的关键点

心肌梗死的发生和形成

心肌梗死是一种急症，是冠心病最危险的一个类型，它是由冠状动脉急性、持续性缺血缺氧所引起的心肌坏死。当冠状动脉发生粥样硬化后，管腔被堵上大部分，就会减少流向心脏某一区域的血流，使这部分心肌严重而持久地急性缺血，如果时间长达20～30分钟以上，即可发生心肌梗死。如果一下子把冠脉管腔全部堵死了，那就会使血流中断，从而发生急性心肌梗死。

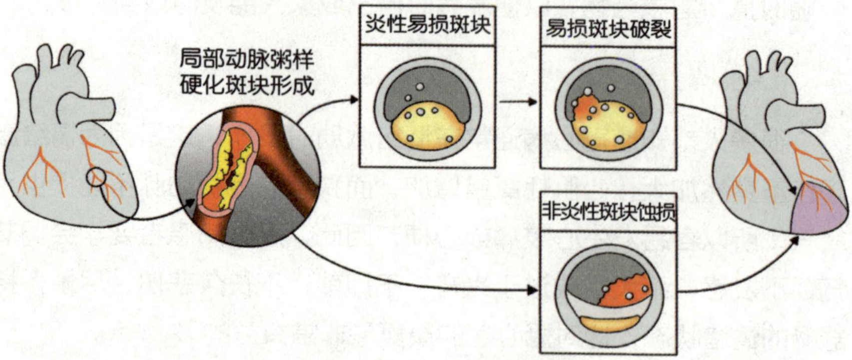

● 急性心肌梗死的形成过程

心肌梗死发生后，心脏的泵血功能直接与损伤组织（梗死组织）的范围和部位有关，心肌损伤的部位取决于哪一支血管发生梗阻。如果一半以上的心肌组织损伤，将不能维持心脏功能而发生严重的障碍和死亡。有时甚至心肌组织损伤范围并不广泛，但由于泵血功能的下降，也会导致心衰或休克。

心肌梗死的诱发因素有哪些

冠状动脉粥样硬化是导致心肌梗死发生的直接原因，但是心肌耗氧量剧烈增加或冠状动脉痉挛也可诱发急性心肌梗死，常见的诱因如下：

过劳

过重的体力劳动，尤其是负重爬楼、过度体育活动、连续紧张劳累等，都可使心脏负担加重，心肌需氧量突然增加，而冠心病患者的冠状动脉已发生硬化、狭窄，不能充分扩张而造成心肌缺血。

情绪波动大

激动、紧张、愤怒等激烈的情绪变化会导致急性心肌梗死的发生。

暴饮暴食

如果一次进食大量高脂肪、高热量的食物，会使血脂浓度突然升高，导致血黏稠度增加，血小板聚集性增高。在冠状动脉狭窄的基础上形成血栓，引起急性心肌梗死。

寒冷刺激

突然的寒冷刺激会使血压升高或波动过大，引起动脉粥样硬化斑块的不稳定，甚至破裂，形成血栓而引起动脉血管闭塞，从而诱发急性心肌梗死。

便秘

便秘时，用力屏气会增加心脏负荷，很可能会诱发心肌梗死。

> **秦医师特别提醒**
>
> 动脉粥样硬化的进展和心肌梗死的发生都与生活方式有重要的相关性。研究分析发现，90%的心肌梗死患者存在吸烟、血脂异常、高血压、腹型肥胖、糖尿病等危险因素。

吸烟、大量饮酒

吸烟和大量饮酒可通过诱发冠状动脉痉挛及心肌耗氧量增加，而诱发急性心肌梗死。

心肌梗死的发病情况

心肌梗死，大家总以为是只有老年人才会得的疾病，其实现在它也越来越多地“光顾”着年轻人！在我国，中青年出现心肌梗死的比例在逐年增加，而且更令人担忧的是，年轻人一旦发生心肌梗死，病情更为严重，容易出现心律失常而猝死。

我做过的最年轻的心梗支架术患者只有20岁。据研究数据显示，居民中特别是男性居民急性心梗发病率明显升高；在各年龄组中，25岁以上人群发病率明显上升，特别是35岁～44岁人群发病率上升幅度最大，3年中增加了31.8%。

急性心肌梗死的现场抢救

急性心肌梗死发病急骤，病情凶险，如果在最初发作的关键的几分钟内采取正确的现场抢救措施，往往能使病人转危为安，反之则会导致不可挽回的后果。

首先，拨打急救电话。拨打120急救电话，用最精练准确的语言，清楚地报告病人危重情况及现场地点。

其次，进行心肺复苏急救。把病人放在木板上或平地上，解松领扣、裤带，女性解开文胸，然后进行心肺复苏急救，并坚持到抢救人员的到来。

开始实施心肺复苏法的时间与复苏成功率的关系

开始实施急救时间	成功率
心搏骤停1分钟内开始	>90%
心搏骤停1~4分钟内开始	>60%
心搏骤停4~6分钟内开始	>40%
心搏骤停6~8分钟内开始	>20%，但成功者可能存在脑死亡
心搏骤停10分钟实施	0

第一步：胸外心脏按压。病人平卧，施救者跪在病人一侧，两手上下重叠，手掌贴于心前区（胸骨下1/3交界处），然后用掌根部有节奏地以冲击动作垂直向下按压病人胸骨，使其下陷3～5厘米后放松，让胸部自行弹起。如此反复，有节奏地挤压，每分钟至少60次以上，按下和松开的时间必须相等。当感觉病人的脉搏恢复后，表明心肺复苏成功。

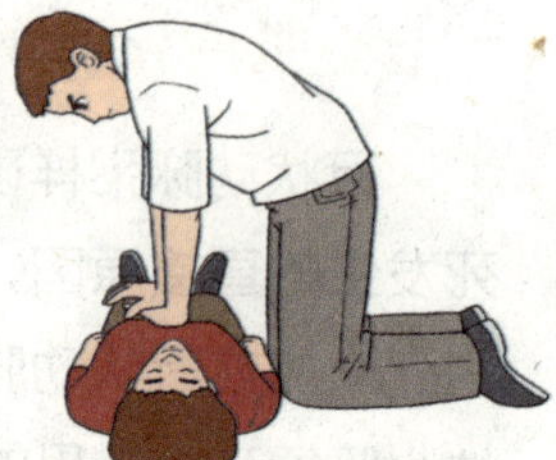
胸外心脏按压
第一步

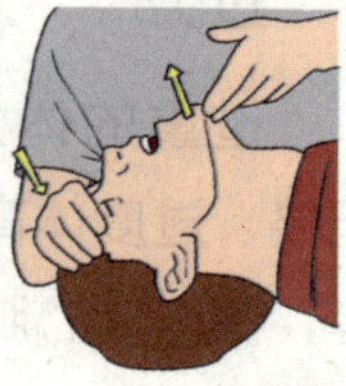
开放呼吸道
第二步

第二步：开放气道。施救者一手按住病人额头向下压，另一手托起其下巴向上抬，标准是下颌与耳垂的连线垂直于地平线，这样就说明气道已经被打开。观察病人有无自主呼吸，若有呼吸立即送医院抢救，如果没有立即就地进行人工吹气。

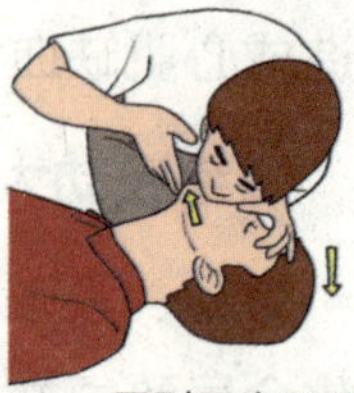
口对口人工呼吸
第三步

第三步：口对口人工呼吸。施救者一手捏住病人鼻子，深呼吸，屏住，迅速用嘴包住患者的嘴，快速将气体吹入，也可以在病人嘴上放一薄手绢或纱布将气吹入，以防止细菌感染。然后观察病人的胸廓起伏，气吹完后，松开捏着鼻子的手，让气体呼出，这样就是完成了一次呼吸过程，每分钟吹气12～15次。

第三，寻找急救药物。如有旁人在身旁，应赶快去找现场是否有急救药，如硝酸甘油、消心痛或苏合香丸等。若有，马上给病人放在舌下含服。

十 心肌梗死的临床表现

心肌梗死的先兆症状

不少患者在急性心肌梗死前有先兆症状，患者在发病前数日有乏力、胸部不适，活动时心悸、气急、烦躁、心绞痛等前驱症状，其中以新发生心绞痛和原有心绞痛加重最为突出，心绞痛发作较以前频繁，硝酸甘油疗效差，应警惕心梗的可能。另外，某些中年以上的患者近期内突然出现一些难以解释的全身症状，如消化道症状、头晕、虚脱等，都有可能是心梗的先兆，应提高警惕。

心肌梗死的临床症状

持续胸痛

持续胸痛是最先出现的症状，多发生于清晨，疼痛部位和性质与心绞痛相同，但程度重，持续时间长，可达数小时，甚至1～2天，休息或硝酸甘油不能缓解。患者常烦躁不安、出汗、恐惧，可伴濒死感，少数患者无疼痛，一开始就表现为休克或急性心衰。部分患者疼痛位于上腹部，易被误诊。

低血压和休克

疼痛期中血压多下降，未必是休克。休克多在起病后数小时至1周内发生，主要为心源性，为心肌广泛坏死，发生率为20%，表现为烦躁不安、面色苍白、皮肤潮冷、脉搏细弱、血压下降甚至昏厥等。

心律失常

极易发生，以24小时内最多见。以室性心律失常最多，包括频发心室性早搏、室颤等，其中，室颤是心梗早期，特别是入院前的主要死亡原因。

心力衰竭

可在起病最初几天发生，发生率为30%左右，主要是急性左心衰竭，常出现呼吸困难、咳嗽、口唇紫绀、烦躁不安等症，严重者可发生肺水肿。在后期也可出现慢性心力衰竭。

全身症状

如发热、心动过速、白细胞增高和血沉增快等。发热多在疼痛发生后24～48小时后出现，体温多在38℃左右，持续约一周。

胃肠道症状

疼痛剧烈时常伴有恶心、呕吐和上腹胀痛等胃肠道症状，肠胀气亦不少见，重症者有呃逆。

十 心肌梗死的检查与治疗

心肌梗死的检查

检查项目		诊断意义
心电图		心肌梗死后心电图常有特征性改变，如新出现Q波及ST段抬高和ST-T动态演变等，对心肌梗死的诊断、定位、定范围、估计病情演变和预后都有重要意义
心向量图		起始向量方位的改变对心肌梗死的定位有重要意义
化验检查	血液学检查	有助于心肌梗死的临床诊断
	血清心肌酶测定	血清中酶含量的升高程度大致与心肌梗死范围的大小成正比
放射性核素检查		可显示心肌梗死的部位和范围，既用于急性心梗，也用于慢性期
超声心动图		有助于了解心室壁的动作、室壁瘤和左心室功能，可协助诊断

心肌梗死的治疗

心肌梗死的治疗原则为挽救濒死的心肌，缩小梗死面积，其治疗方法大致有以下几种：

加强监测

持续心电监护，观察心率、心律变化及血压和呼吸，低血压、休克患者必要时监测肺毛细血管楔压和静脉压。

一般治疗

并发症者急性期绝对卧床1～3天；吸氧，调整饮食，保持大便通畅，缓解疼痛和精神恐惧。

药物治疗

如硝酸酯类、钙拮抗剂、β阻滞剂、抗血小板药、抗凝药等。

心肌再灌注治疗

再灌注治疗主要有直接冠状动脉介入治疗和溶栓治疗，是急性ST段抬高心肌梗死最主要的治疗措施。在发病12小时内开通闭塞冠状动脉，恢复血流，可缩小心肌梗死面积，减少死亡。

消除心律失常

急性心肌梗死心律失常必须及时清除，以免演变为严重心律失常而发生猝死。

控制休克，治疗心力衰竭

心源性休克可用静脉滴注的方法，如果药物反应不佳，及时采取介入治疗或冠状动脉搭桥手术。

十 心肌梗死的易发人群

压力大、精神紧张的中年人

中年人正处于上有老、下有小的人生阶段，生活压力比较大，而且在工作中竞争也很激烈，如果不努力很容易被淘汰，所以，很多中年人都承受着巨大的心理压力，情绪紧张、隐忍、愤恨等，如果不及时调整，就会对心血管系统造成损害，而增加心肌梗死的发病率。

三高人群

高血脂、高血压、糖尿病是冠心病发病和死亡的高危因素。临床研究显示，糖尿病伴发冠心病概率较非糖尿病人群高4倍左右，死亡率增高5~6倍；高血压病人发生心肌梗死的概率比正常人高2倍，而且血压越高，死于冠心病的危险性就越高；高血脂与冠心病的发生直接相关，经常吃含油脂高的食物，而又缺乏锻炼，容易导致高脂血症，使冠状动脉越来越狭窄，最后就发生心肌梗死。

长期大量吸烟者

前面讲了，吸烟是心肌梗死的一个重要诱发因素，很多人就是在吸烟时心梗发作的。所以，长期大量吸烟的人发生冠心病、心肌梗死的概率比不吸烟的人高很多，而且吸烟的支数愈多，年限愈长，患冠心病、心肌梗死的危险性愈大，死亡率愈高。

长期熬夜者

研究表明，长期熬夜易得冠心病，尤其是冬天熬夜，心脏得不到休息，超负荷工作，心肌收缩力下降，灌注量不足，加之夜间气温较低，冷空气等因素会反射性地引起冠状动脉收缩，致使心肌缺血，诱发心绞痛。心肌缺血如果持续时间长，则导致急性心肌梗死的发生。

过度劳累的脑力劳动者

脑力劳动者长期伏案工作，运动少，有些人工作起来几天都不休息。这种没有规律、过于劳累的生活，非常容易导致冠状动脉痉挛，从而诱发心梗。

肥胖者

超重或肥胖的人，尤其是向心性肥胖的人（一般指腹部肥胖，四肢相对纤细），发生动脉粥样硬化的概率较高，平时心脏负荷比较大，如果再遇到情绪不稳、饱餐等诱发因素，就很可能会诱发心梗。

饮食结构不合理者

如果饮食结构中高脂肪、高热量食物，如西式快餐、碳酸饮料、大鱼大肉等，占有很大的比例，再经常暴饮暴食，则会大大增加发生心梗的危险性。

十 不同阶段心肌梗死患者的饮食原则

心肌梗死患者在发病后的饮食调理很重要，家属一定要特别注意，以帮助患者更快地恢复。

心肌梗死患者的饮食原则

◎ 急性期心肌梗死的患者：限制热量摄入，以减轻心脏负担；应以流食为主，给予少量菜水、去油的肉汤、米汤、稀粥、果汁、藕粉等；避免进食大量脂肪，以免引起血栓；忌食易胀气、刺激性的食物，如豆浆、牛奶、浓茶等；避免过热过冷，以免引起心律失常；合并心力衰竭的患者应给予低盐饮食，但急性期若小便中钠丧失过多，则不必过分限制钠盐。

◎ 急性心肌梗死伴心功能不全时，应在发病开始的1～2日，仅给热的水果汁、米汤、蜂蜜水、藕粉等流质饮食，每日6～7次，每次100～150毫升。若病人心功能好转，疼痛减轻后，可逐渐增加一些瘦肉、蒸鸡蛋白、稀米粥等。6周后可采用冠心病的饮食治疗原则，但饮食仍需软烂，易于消化。

◎ 缓解期心肌梗死的患者：可根据病情逐步改为半流食，但仍应少食多餐；膳食宜清淡、富有营养且易消化，如粥、麦片、牛奶、瘦肉、鱼类、家禽、新鲜蔬果等；食物不宜过热、过冷，避免饱餐；限制脂肪、胆固醇的摄入，肥肉、动物内脏、鱼子、奶油等食物最好不要吃。

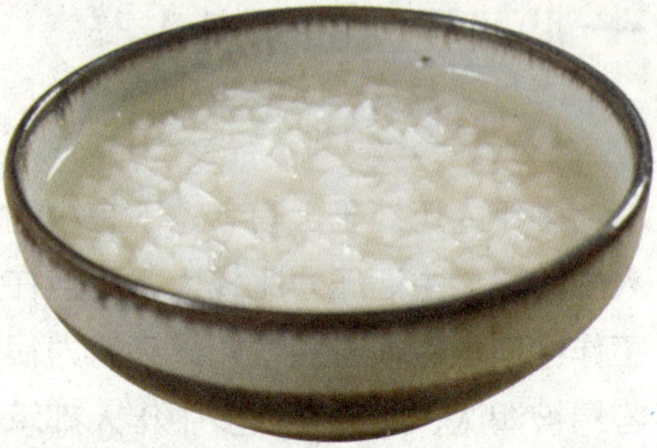

● 心肌梗死的患者应少食多餐，饮食清淡，粥类为首选食物。

◎ 恢复期心肌梗死的患者：每天热量可保持在1000～1200千卡，维持理想体重，避免饱餐；补充足量的优质蛋白和维生素，有利于病损部位的修复，乳类蛋白、瘦肉、鱼类、蔬菜、水果等均可食用；增加膳食纤维的摄入，以防止便秘；戒烟酒，如伴有高血压和慢性心力衰竭者还应限制钠盐的摄入。

秦医师特别提醒

心肌梗死患者还要特别注意寒冷季节的饮食调配，深秋和冬季是心肌梗死的易发季节，除了保暖防寒外，还要注意多吃温和化瘀且营养丰富的食物，尤以各种药粥最为适宜。陈旧性心肌梗死病人的饮食，可按一般冠心病患者的饮食安排。

适宜心肌梗死患者的食谱推荐

香菇小米粥

材料：小米、香菇各25克，鸡内金5克，盐少许。

做法：❶香菇洗净、切末。

❷小米、鸡内金分别洗净，一起放入锅中，加水煮成粥。

❸再放入香菇末，继续煮至熟烂，最后加盐调味即可。

功效：健脾胃，促消化，适宜胃口不好的心肌梗死患者。

党参三七瘦肉汤

材料：党参、三七各10克，瘦猪肉100克，盐少许。

做法：❶将瘦猪肉洗净，切小块，焯水后洗净。

❷将党参、三七分别洗净，然后与瘦猪肉一起放入锅中煲成汤，最后加盐调味即可。每周2～3次。

功效：益气活血，适用于高龄心肌梗死的老人尤其气虚血瘀者。

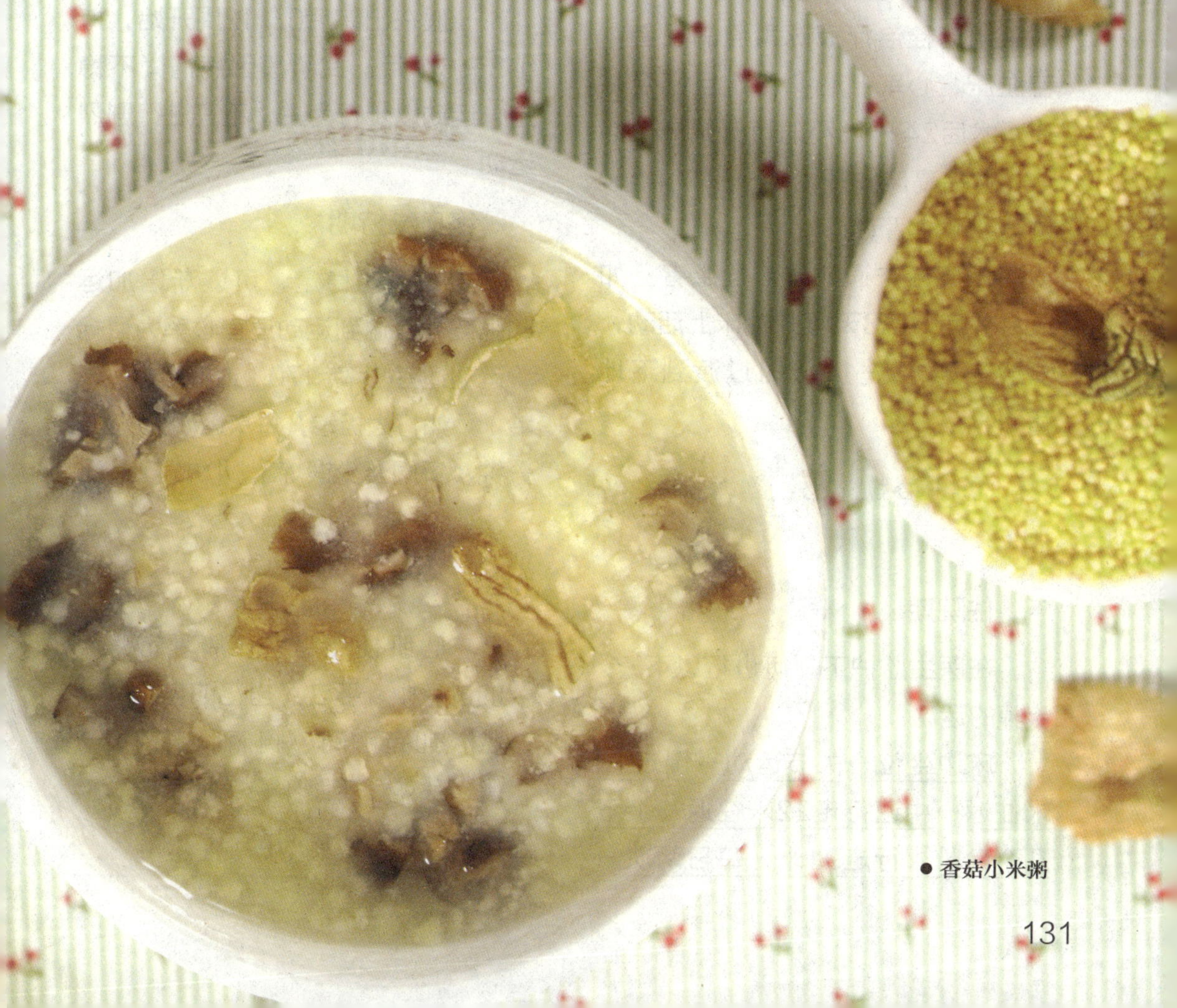

● 香菇小米粥

心肌梗死的运动调养

我们知道，心肌梗死后由于心脏功能受到影响，患者必须卧床休息以减轻心脏负担。但是，坚持合理适当的体育锻炼对促进体力恢复，改善心肌功能，减少复发及危险因素等都具有重要意义。

根据病情来运动

◎采用急诊介入治疗成功的患者：若血压、心率、心律稳定，无合并症者，术后24～48小时即可下地活动，但仅限于室内生活自理。

◎采用溶栓治疗冠脉再通的患者：若血压、心率、心律稳定且无合并症，术后24～48小时可开始床上活动，从抬高床头开始，一般在第5天过渡到下地活动。

◎对于溶栓未通或未溶栓患者：如无合并症，第3天可开始床上活动，一般在第10～14天时过渡到下地活动。

急性心肌梗死患者的运动调养

住院期

在医生监护下，可进行以下7个步骤的运动：

床边坐位→关节运动→慢走15米往返→中速行走22米往返→上下几个台阶，行走91米，每日两次→下一段楼梯，坐电梯上来，行走152米，每日两次→重复上一运动

心肌梗死患者应根据上述过程循序渐进地增加运动量，另外，在病房中，可自己进餐、剃须等。

出院后早期

出院后2～12周，患者可在密切监护下逐渐增加活动级别，这一阶段主要推荐健身车运动。步行也是很好的运动方式，每次走10～15分钟，一周3～4次即可。

后期恢复期

一般在出院后6～12周开始，持续3～6个月。此阶段因病情尚不稳定，运动以步行为主，不宜进行剧烈运动。

终身维持期

病情相对稳定，可逐渐增加运动强度，以达到运动适宜心率为目标（运动适宜心率=170（或180）一年龄），如打太极拳，每次运动30～60分钟，每周至少锻炼3～4次。

秦医师特别提醒

心肌梗死患者在康复锻炼的过程中，要注意自己的自觉症状，如有胸闷、胸痛、眼前发黑、头晕、走路不稳等症状时，应休息或减少运动量。

十 心肌梗死的中医其他调养方法

心肌梗塞患者出院后应该注意什么，怎样加强自我调护，这个问题确实很重要，因为只有做好心肌梗死后的二级预防，才能避免心肌梗死的再次发作。所以，我建议患者注意做到以下几点：

生活起居调养

不同发病期的调养重点

患者发病后2周内，应绝对卧床休息，翻身、洗漱、饮食、大小便等，均需有人协助，并做肢体被动运动，以防血栓形成；2周后，可缓慢地进行一些床上活动，但要防止体位性低血压；3周后，可下床走动，但病重或有并发症者，需延长卧床时间。康复后要注意养成有规律的生活习惯，改变过去不健康的生活方式，劳逸结合，不熬夜，保证充足的睡眠，避免过度劳累。

注意防寒

注意防寒保暖，及时关注天气变化，随时增减衣物，以避免寒冷刺激引起血管的收缩而发病。

洗澡注意事项

心肌梗死患者在洗澡时要特别注意，水温最好与体温相当，洗澡时间不宜过长，病情较严重的患者应在他人帮助下进行洗澡。另外，还要避免在饱餐或饥饿的情况下洗澡，以免发生意外。

保持大便通畅

保持大便通畅，最好每1～2天有一次大便，加强腹部按摩，防止便秘。已有便秘的要及时服用缓泻剂。另外，要避免排便时过度用力，必要时做低压清洁灌肠以协助排便。

心理调养

发生心肌梗死后，患者往往感到很害怕，怕治不好，怕心梗再次发作，所以，很多患者总是精神紧张，放松不下来。可是，越是情绪不稳，对病情的恢复越不利。因此，建议患者们要学会调节自己的心态，以一种积极、乐观的心态看待疾病，始终保持平和、舒畅、稳定的情绪，对任何事情都能泰然处之，遇事不急不躁，这样才能避免因情绪激动而诱发心肌梗死的复发。

秦医师特别提醒

心肌梗死患者一定要严格按照医嘱服药和定期复查，最好定期检测血压，每2～3个月复查一次血脂、心电图；如果异常，就要积极采取治疗措施，切勿麻痹大意；如果再出现胸闷发憋、心悸、出冷汗症状，要及时就医。

第七节 脑卒中

去年，我曾接待过一位年轻的患者，35岁，是他的家人带他来的，说他最近走路有点怪，嘴巴有点歪，开车的时候方向总向左边歪，很容易累，总犯困，躺下很快就能睡着，但他自己感觉没什么事，一切正常。家人总感觉很不踏实，就带着他到医院来检查了。我问了病史，让他伸舌头看一看，发现他舌尖往左边歪，然后我又让他做了一系列的检查，结果正如我所料，他患了脑卒中。他的家人既感到庆幸，又感到后怕，庆幸的是来医院比较及时，后怕的是如果没有重视，任由病情发展下去，他就瘫痪了，严重的还会死亡。

秦医师白话脑卒中的关键点

让老年朋友谈之色变的脑卒中

脑卒中，又叫中风或脑血管意外，是一种急性脑血管疾病，是由于脑部血管突然发生破裂出血，或因血管阻塞造成大脑缺血、缺氧引起的。中风！老年朋友谈之色变，目前已经成为当今世界对人类危害最大的3种疾病之一，其特点是发病率高、死亡率高、致残率高、复发率高、并发症多，因此又被称为“四高一多”症。

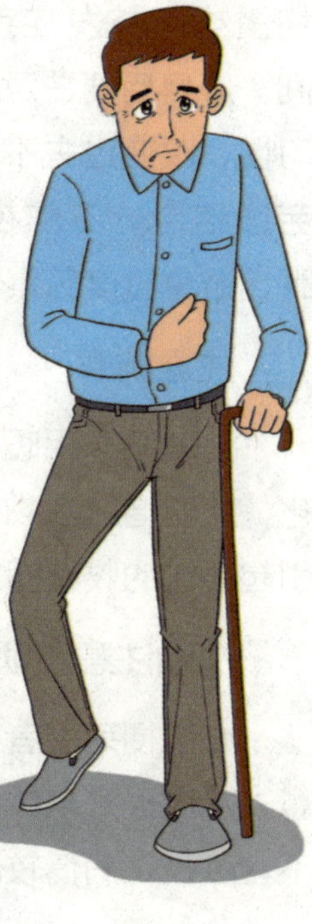

● 我国脑卒中高发，已成为肢体残疾和死亡的首要原因。

我国脑卒中的现状令人堪忧

脑卒中的好发年龄是在45岁以上，有人可能会问了，脑卒中既然是中老年的常见病、多发病，可案例中的小伙子才30多岁，怎么就得了这个病呢？因为，现在很多年轻人生活方式不健康，生活压力又很大，对心脑血管的伤害很大，所以，脑卒中的发病年龄已经有年轻化的趋势了。

2015年，国家卫生计生委曾作出预测，预计到2030年，我国将有3177万脑卒中病人。如果说脑血管病是肢体残疾的首要原因，那脑卒中已成为我国国民死亡的首位原因。如不加以控制，我国第一个出现井喷的慢性病很可能就是脑卒中。

脑卒中的分类

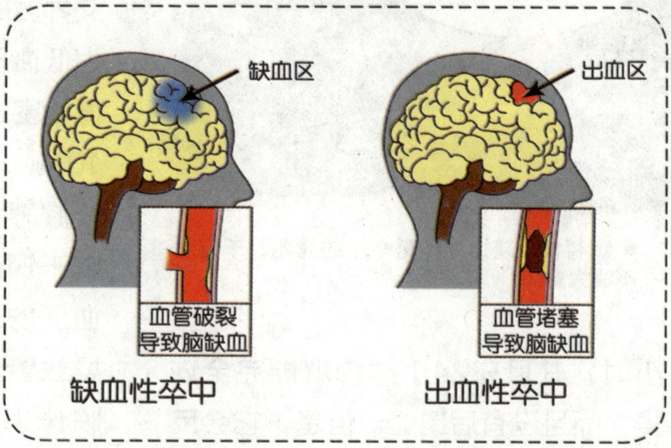

根据发病原因，临床上将脑卒中分为出血性卒中和缺血性卒中两大类。

出血性卒中

包括临床上诊断的脑出血和蛛网膜下腔出血两种：

◎ 脑出血：又叫脑溢血，是指脑实质内血管破裂引起的出血，不包括外伤性出血，占全部脑卒中的20%～30%，多发生于中老年人，而且男性多于女性。脑出血最常见的原因是高血压和动脉硬化，如果患者情绪激动、剧烈活动、饮酒过度、大便用力时，都有可能会诱发脑出血。脑出血早期死亡率很高，幸存者中多数留有不同程度的运动障碍、认知障碍、言语吞咽障碍等后遗症。

◎ 蛛网膜下腔出血：是指脑底部或脑表面的血管破裂，血液流到蛛网膜下腔，而不是在脑实质内出血。最常见的病因是颅内动脉瘤破裂或脑血管畸形破裂引起的，一般发病比较急，病情比较凶险，死亡率较高，患者以中青年居多，约占急性脑卒中的10%，是一种非常严重的常见疾病。

缺血性脑卒中

临床上常用的分类名词比较多，包括短暂性脑缺血发作、脑血栓形成、脑栓塞、分水岭性脑梗死、腔隙性脑梗死等，其发病率高于出血性卒中，占脑卒中总数的60%～70%，患者年龄多在40岁以上，男性较女性多。

◎ 短暂性脑缺血发作：俗称一过性脑缺血，简称“TIA”，是由于颈动脉或椎-基底动脉系统发生短暂性血液供应不足，导致供血区出现短暂的局灶性神经功能障碍。此病好发于50～70岁，男多于女，起病突然，历时短暂，一般症状在5分钟内就能达到高峰，一次发作可持续5～20分钟，最长不超过24

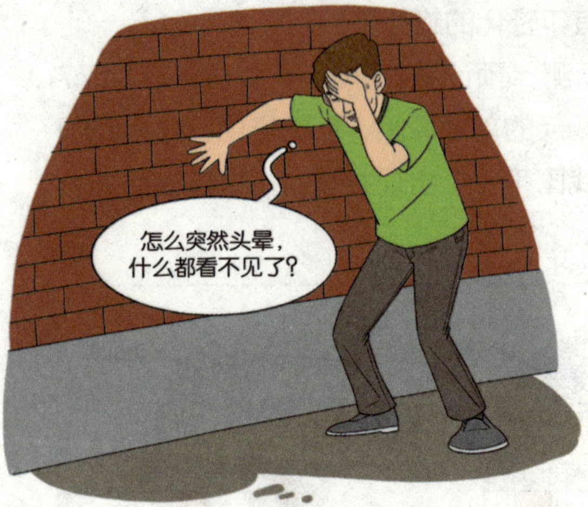

● 短暂性脑缺血发作是卒中的先兆，千万不能大意。

小时，并且在24小时内就能完全恢复，而且没有后遗症。但是，它会反复发作，可能一天内发作数次，也可能几周、几个月，甚至几年才发作一次。

◎脑血栓形成：多是由于血管壁本身病变，使血管狭窄或闭塞引起的，可发生在任何一段脑血管内，一般起病较慢，常在睡眠中或安静时发生，从发病到病情发展到高峰，多需数十小时至数天，死亡率较脑出血要低得多。

◎脑栓塞：是指身体其他部位的栓子，随血液循环进入颅内阻塞脑血管，引起的急性脑功能障碍，所以又称为栓塞性脑梗死。可发生于任何年龄，但以40岁以下的青壮年多见，起病急骤，常在数秒钟至2～3分钟达到高峰。脑栓塞的种类很多，其中心脏病是脑栓塞最常见的病因。另外，肺静脉栓塞、脑静脉栓塞等非心源性栓子也都可以引起脑栓塞。

◎分水岭性脑梗死：也叫边缘带脑梗死，是指发生于脑的较大动脉供血交界区的缺血性改变，发病原因主要为低血压、颈动脉狭窄或闭塞、血管微栓塞、高血压等，约占全部梗死的10%，以60岁以上的老人比较多见。

◎腔隙性脑梗塞：是指大脑半球或脑干深部的小穿通动脉，在长期高血压的基础上，血管壁发生病变，导致管腔闭塞，形成小的梗死灶。临床发病率相当高，占脑梗死的20%～30%。但因为发生闭塞的血管较小，病灶也较小，所以其危害性比其他类型的脑梗要小得多。

脑卒中的危险因素

目前，国际上公认的脑卒中的危险因素包括两方面：

◎不可改变的危险因素，如年龄、性别、种族、遗传、低出生体重等。

◎可改变的危险因素，如饮食、高血压、吸烟、酗酒、糖尿病、血脂代谢紊乱、肥胖、房颤、动脉粥样硬化、血液流变学紊乱、缺乏运动等。

我们要预防脑卒中，就是要从改变这些可以改变的危险因素入手，调整生活方式和饮食习惯，减少脑卒中的发病率。

一 警惕脑卒中的早期预警信号，及早发现临床症状

脑卒中的前期预警信号

脑卒中的发病虽然大多比较突然，但其实有相当一部分病人在发病前，身体已经发出了一些预警的信号，比如面部和身体上的变化，这些预警的信号就是在提示你，很快要发生脑卒中了，或者是脑卒中的早期征象，这时候就不能耽误了，要赶紧去医院。

那脑卒中都有哪些预警信号呢？我们要怎么判断自己或亲属是不是卒中呢？有一个简便实用的方法可以帮助大家快速识别脑卒中，就是“FAST”要诀。FAST在英语中是迅速的意思，在这里，它既有自己的本意，也是4个英语单词的开头字母，掌握了这个FAST要诀，就能快速识别脑卒中。

FAST 要诀快速识别脑卒中

Face（脸）：
脸部一侧发生面瘫，无法微笑，口眼歪斜、流口水或食物从口角流出等。

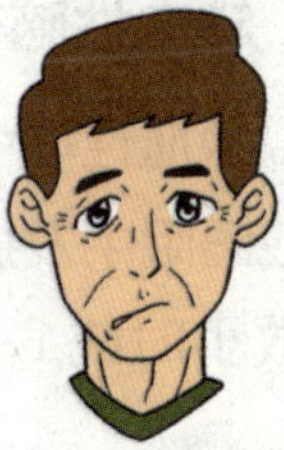

Arm（手臂）：
一侧或双侧手臂无法顺利平举，肢体无力、麻木等。

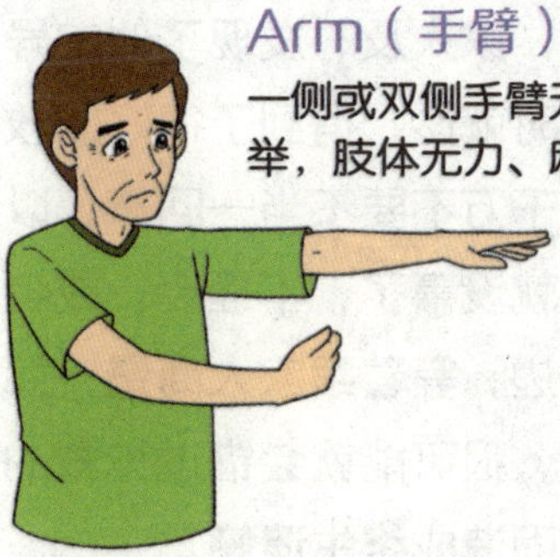

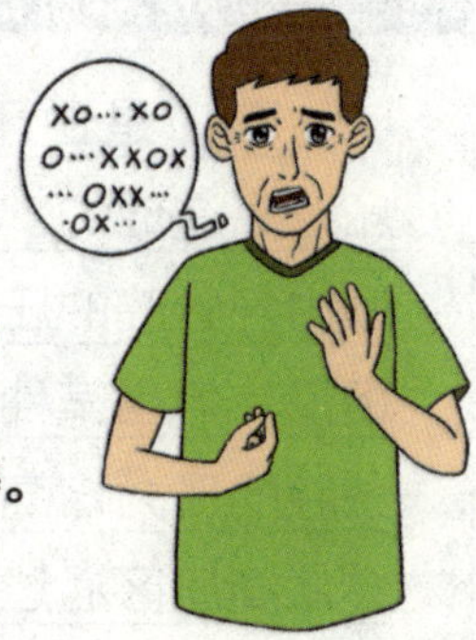

Speech说话：
说话含糊不清、舌头发硬或麻木等。

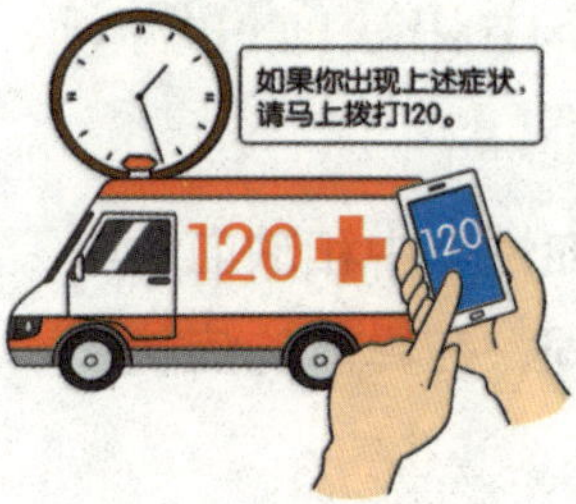

Time时间：
时间就是大脑，如有符合上述情况，尽快拨打120急救。

当然，除了上述最常见的症状表现外，有些脑卒中患者可能还会出现以下一些早期症状：

◎头痛，特别是与平时不同的剧烈或持续性头痛。

◎眩晕，就是突然天旋地转，常伴有耳鸣、恶心、呕吐，严重者有不同程度的

神志不清。

◎突发视力障碍，双眼向一侧凝视，一侧或双眼短暂的视物不清，或一过性黑朦，或眼前突然飞过一只蚊子的感觉。

◎突发一侧肢体无力或活动不灵，行走不稳或没有先兆的突然跌倒。

◎突然吞咽困难，饮水呛咳等。

这些症状有时单独出现一个，有时同时出现多个。一旦突然出现上述症状，那就是身体在给你报警了，这时必须立即拨打120，紧急送到有条件的医院救治。就像我们开头讲的那个案例似的，家人及时发现了他的异常变化，及时就诊，得到了很好的救治。所以，千万不要不当一回事，以为过一会儿就没事了，不理会，或者家人没在身边，等着跟家人商量，如果这样的话，很可能就会错过抢救的最佳时机，而造成终生遗憾。

出血性脑卒中和缺血性脑卒中临床表现各不同

临床上，出血性卒中和缺血性卒中因发病原因不同，在具体的症状表现上也有区别。

出血性卒中的临床表现

◎脑出血：大多数在大脑半球，少数原发于脑干和小脑。发病突然，病情进展迅速，严重时在数分钟或数小时内恶化，病人会出现意识障碍（如嗜睡或昏迷等），及偏瘫、失语、呕吐、大小便失禁，并有头痛和血压升高。由于出血的部位和出血量不同，临床预后也不同，比如出血量较大时，出血会波及到脑室，形成脑疝，或并发中枢性高热、应激性溃疡等，后果严重，死亡率很高。

◎蛛网膜下腔出血：突然剧烈头痛，颈背部或下肢疼痛，恶心、呕吐、畏光、嗜睡，可出现意识丧失，眼底可见玻璃体出血，还会导致偏盲及眼球活动障碍等，此病属于外科急症，死亡率较高。

缺血性脑卒中的临床表现

缺血性卒中发病起病急，多在休息或睡眠中发病，其临床症状在发病后数小时或1～2天达到高峰，并且

秦医师医学术语解读：

脑疝是由于急剧的颅内压增高造成的。正常情况下，颅内各分腔的压力均匀、彼此相通。但当某种原因引起某一分腔的压力增高时，脑组织就会从高压区通过解剖间隙或孔道向低压区移位，从而产生脑疝。疝出的脑组织压迫邻近的神经、血管等组织结构，引起相应组织缺血、缺氧，造成组织功能受损。

因血管堵塞的部位及程度不同，症状表现也不尽相同。

◎ 短暂性脑缺血发作：

1.颈内动脉系统短暂性脑缺血发作的主要症状：对侧肢体轻度偏瘫或偏身感觉异常，单眼突然出现一过性黑矇或视力丧失，如在优势半球可出现一过性的失语、失用、失读或失写，或同时面肌、舌肌无力，少数人可能还会有同侧偏盲。

2.椎-基底动脉系统短暂性脑缺血发作的主要症状：阵发性眩晕，伴有恶心、呕吐，有时可出现站立或走路不稳、一过性视物成双或视野缺损、平衡障碍、吞咽障碍等。

◎ 脑血栓形成：多在安静或睡眠中发病，病人多在晨醒时发现偏瘫或失语，有些病人还会有头昏、肢体麻木无力、口眼歪斜及短暂性脑缺血发作等前驱症状。

◎ 脑栓塞：起病急骤，大多数患者没有任何前驱症状，在很短的时间内病情就能达到高峰，如果栓塞发生在颈内动脉系统，就会突发偏瘫、偏身感觉障碍、偏盲、失语等症状，有的患者还会出现局灶性癫痫发作；如果栓塞发生在椎-基底动脉系统，就会出现眩晕、呕吐、复视、交叉性瘫痪、说话不清、吞咽困难等症状，严重的还会出现昏迷和四肢瘫痪，预后极差。

◎ 分水岭性脑梗死：临床症状和体征较为复杂，发病时血压偏低者多见。一般表现为偏瘫、偏盲、失语、意识障碍及偏身感觉障碍等。

◎ 腔隙性脑梗塞：会出现偏身感觉或运动障碍等局限症状，大多数没有意识障碍，少数患者可能只有头痛、头晕、呃逆、不自主运动或心情不稳定等症状，总的来说，症状轻且局限，预后效果也很好。

秦医师医学术语解读：

优势半球是指与从事语言文字等方面的特化功能有关的大脑半球。而与从事空间感觉、美术、音乐等方面的特化功能有关的称为非优势半球。优势半球多数为左半球，有说话、听话、书写和阅读四个语言区。

秦医师特别提醒

当出现卒中先兆后，病人及家属应立即查看时间，了解症状开始出现的时间，这对于医生采取何种急救措施非常重要。

十 脑卒中检查治疗需趁早

脑卒中应进行的检查

检查项目	检查目的
一般检查	测量身高、体重及血压，判断体重是否标准、血压是否正常
内科检查	检查心、肺、肝、脾等重要脏器的基本状况，发现常见疾病的相关征兆，或初步排除常见疾病
神经系统检查	帮助确定患者的卒中类型及脑内病变的部位
血、尿常规	观察病人有无感染、糖尿病等情况
肝、肾功能，血电解质	了解病人有无肝肾疾病，指导临床用药
CT	可定位出血的部位及严重程度，但对早期的缺血性卒中帮助不大
MRI	及时诊断缺血性卒中，尤其适宜CT检查不理想的病人
脑血管造影	可以清楚显示血管病变部位，为采取适宜的治疗方法提供可靠依据
超声检查	了解血管壁及血液在血管内的流动情况
多普勒超声	探测血流的流速，了解血管是否狭窄及狭窄的程度

不同类型脑卒中的推荐治疗方案

缺血性卒中如何治疗

◎控制血压，使血压维持在比患者平时血压高一点的水平，除非血压过高，一般急性期不使用降压药。

◎采用血液稀释疗法，增加脑血流量，改善脑循环。

◎采用抗凝剂或溶血栓剂来清除血栓。

◎酌情采用脑代谢活化剂、高压氧治疗。

出血性卒中如何治疗

◎降低血压，防止进一步出血，但要注意，血压不宜过低，以防供血不足。一般主张高压维持在150～160 mmHg，低压90～100 mmHg。

◎立即使用脱水剂，降低颅内压，控制脑水肿。

◎通过手术治疗来清除血肿，争取恢复神经功能。

脑卒中的易发人群

老年人

随着年龄的增长，人体的血管壁会发生退行性改变，发生动脉硬化，特别是动脉粥样硬化，所以，脑卒中的危险性也会持续增加。

高血压患者

脑卒中患者发病前有高血压病史的占60%~70%。据统计，收缩压每升高10 mmHg，脑卒中发病的相对危险会增加49%。所以，高血压患者一定要把血压控制好，最好维持在140/90 mmHg以下，伴有糖尿病的患者，血压要控制得更低一些，以130/80 mmHg左右为宜。

高脂血症患者

血脂高对脑血管的损伤最大，是造成动脉粥样硬化的主要因素之一，所以，高脂血症者患缺血性脑卒中的发病率要比一般人高。

心脏病患者

心脏病有直接促使脑卒中发生和增加脑梗死的危险，尤其是冠心病患者、房颤患者，发生缺血性脑卒中的危险性要比一般人高很多。

糖尿病患者

脑卒中是糖尿病容易引起的一种并发症。所以，糖尿病患者的脑卒中发病率要比一般人高很多，而且脑卒中的病情轻重和预后与血糖控制的程度也有很大关系。另外，有些人虽然空腹血糖正常，但餐后血糖比较高，同样对脑血管不利。

长期吸烟、酗酒者

吸烟量大、时间长的人患缺血性卒中的可能性要比一般人高2.5倍，就连那些长期被动吸烟的人，发生脑梗死的概率都比一般人高很多。同样，酗酒者尤其是饮烈性酒的人比不喝酒、喝酒少的人得脑卒中的机会要高3倍。

肥胖者

肥胖是导致高血压、高血脂、高血糖等慢性病的重要危险因素，所以，肥胖者患脑卒中的可能性要比一般人高。

另外，有慢性支气管炎、颈椎病、血液病的患者，以及有家族遗传史、脾气急躁、饮食偏咸的人，也都容易发生脑卒中。

秦医师特别提醒

血压并不是越低越好，有些患者收缩压在110 mmHg以下就会感到头晕、疲乏，这是脑供血不足的表现。所以，控制血压要视个人情况而定，不能一概而论。

十 脑卒中患者的日常饮食调理

从脑卒中的易发人群可以看出，盐、糖、脂肪、胆固醇等摄入过多，会增加脑卒中的发病率，所以，在脑卒中急性期调整饮食，可帮助患者度过危险阶段，为恢复创造条件；在恢复期坚持合理饮食，纠正营养不足或营养失调，促进恢复及防止复发。

脑卒中患者的饮食原则

◎处于急性期的脑卒中患者，通常不能自主进食，咀嚼、吞咽困难，要注意预防营养不良。我建议从第三日开始营养支持，可先从液体食物开始，必要时采用鼻饲管推注，第一天每次100毫升，每天5次；第二天每次200毫升，每天4～5次。如果患者没有不良反应，那第三天就可以按照患者需求提供全量食物了。如果患者能够经口进食，就可提供半流食，但要注意，食物要以低盐、低脂、高维生素、高膳食纤维为原则，不能给患者吃容易胀气的食物，如大豆及豆制品、红薯、南瓜、萝卜等，以防止腹胀、呕吐。

◎脑卒中恢复期和后遗症期患者如果仍然不能经口进食，可仍采用管饲方法补充营养。如果饮食、活动都可以自理，可按照高血压的饮食原则安排一日三餐，饮食宜清淡、多样，合理搭配，营养丰富，易消化；饮食要注意色、香、味，并采用蒸、煮、炖、汆、拌等烹调方法，进食有节制，避免过饱；多吃薯类及粗粮，多选择优质蛋白质丰富的牛奶、鸡蛋、鱼和瘦肉等；多选择新鲜深色蔬果。

◎多吃富含维生素C、钙、镁、钾、碘等营养素的食物，如圆白菜、西蓝花、西红柿、芹菜、猕猴桃、牛奶、芝麻、海带、紫菜、虾米等，都对血管有保护作用。

◎坚持低盐（每日控制在3～5克）、低脂、低胆固醇、低糖饮食，可适当滋补。忌食高盐、高糖、高脂、高胆固醇及一切辛辣刺激性食物，如咸鱼、腊肉、酱菜、甜点、酒、咖啡、浓茶、辣椒、油条等。

◎及时补充水分，但要注意少量多次，可防止血液浓缩和黏稠，预防脑血栓形成。

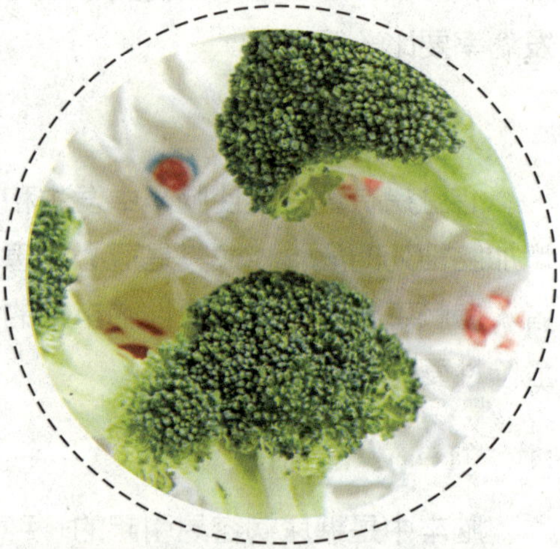

● 多吃西蓝花等维生素C含量高的食物。

适宜脑卒中患者的食谱推荐

三味小米粥

材料：荆芥穗、薄荷叶各50克，豆豉、小米各150克。

做法：❶将荆芥穗、薄荷叶、豆豉一起放入锅中，加水煎煮20分钟，去渣取汁。

❷小米淘洗干净，放入药汁中煮成粥即可。每日1次，空腹服用。

功效：适用于患脑卒中后语言不利、精神昏聩者。

天麻茶

材料：天麻6克，绿茶3克，蜂蜜适量。

做法：❶将天麻放入砂锅中，加入适量清水煎煮20分钟。

❷加入绿茶，继续煎2～3分钟，去渣取汁。

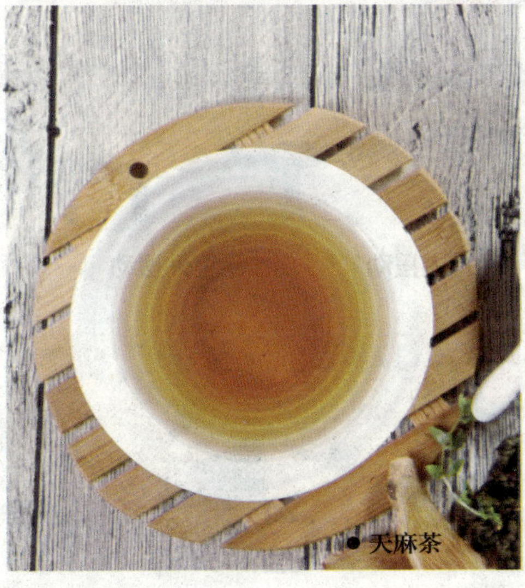

● 天麻茶

❸稍凉后调入蜂蜜即可饮用。每日1剂，分2次温服，并可嚼食天麻。

功效：天麻具有平肝熄风、祛风通络的功效，可有效缓解肝阳偏亢或肝风上扰所致的脑中风后遗症，如肢体麻木、半身不遂等症。注意：津液亏虚、血虚、阴虚者忌服。

绿豆菊花饮

材料：绿豆60克，白菊花10克。

做法：❶将绿豆洗净，放入清水中浸泡至软。

❷白菊花洗净，与泡好的绿豆一起放入锅中，加入适量清水，大火煮沸后转小火煮至绿豆熟烂即可。

功效：清肝火、降血压，适宜肝火内盛、血压偏高的卒中患者。注意：脾胃虚寒的病人不宜饮用。

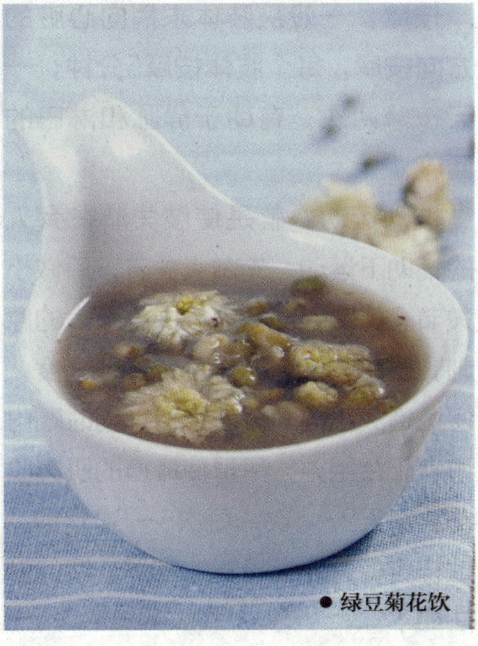

● 绿豆菊花饮

不同阶段的脑卒中患者分级运动法

脑卒中患者抓紧时机，积极治疗，进行功能锻炼，当然，锻炼的方法要根据患者的身体情况而定。

中风后遗症较轻、肌力尚存的患者

还有肌力的患者，能进行适当的运动，可选择一些动作缓和、运动量不大的运动项目，比如散步、打太极拳、练气功等。

肢体完全瘫痪，肌力全无的患者

这部分患者不能自主运动，就需要家属来帮忙了，可为患者按摩和做被动运动。

◎按摩：一般从肢体末梢向心脏的方向按摩，每个肢体按摩5分钟，一天按摩两次，有助于静脉和淋巴的回流。

◎被动运动：就是使肢关节在旁人的辅助下运动，先做大关节，后做小关节，运动幅度要遵循由小渐大的原则，要求肢体活动充分，合理适度，避免造成肌肉、关节损伤，同时嘱咐患者配合用力，尽量使瘫痪的肌肉收缩，每天2～4次，每次5～30分钟，这样可促进神经功能的恢复。具体做法如下：

大关节运动：患者呈仰卧位，家属站在患者患侧一边，一手按住患者肩部，另一手握住手腕处，按顺时针方向活动肩关节见下图。

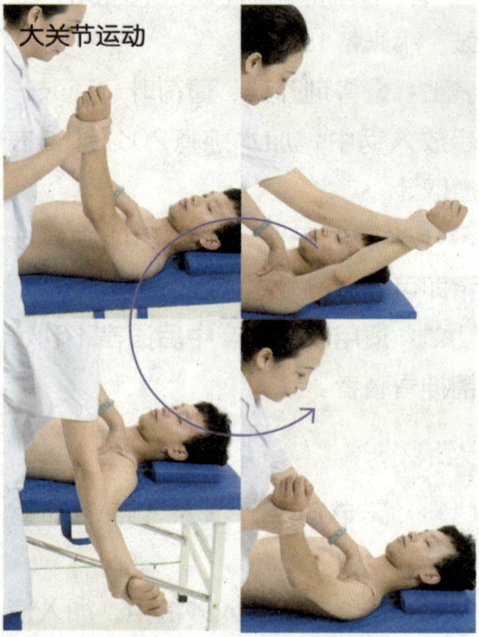

小关节运动：参见下图。

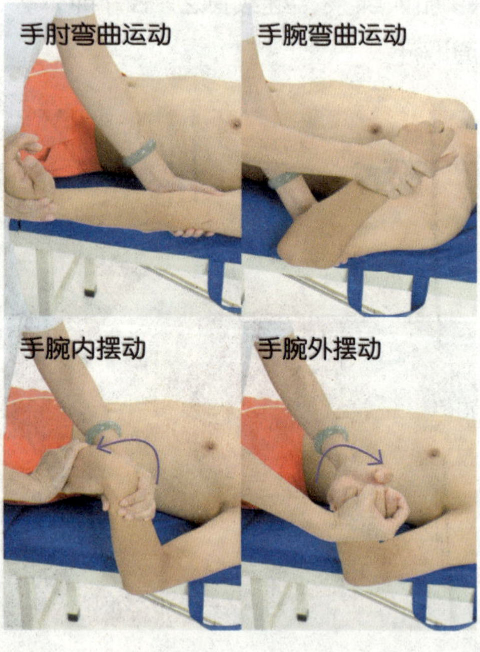

口角歪斜者

要鼓励患者多做眼、嘴、脸部运动，并经常进行局部按摩。

语言障碍的患者

对语言不利的患者，要诱导和鼓励其说话，可以从日常用语开始，耐心纠正发音，从简到繁，比如可以先从一个字开始，逐渐增加到一个词、一个短句等，循序渐进，反复练习，坚持不懈。同时，在训练中要多鼓励，激发患者的信心，使其能积极地进行语言功能的锻炼。

十 脑卒中的中医其他调养方法

除了饮食和运动调养，注重对患者的心理调节，做好日常起居护理，也有助于中风后遗症患者的康复，减少并发症。

积极与患者沟通，做好心理疏导

患者突然遭遇疾病的重大打击，尤其是在留下肢体瘫痪、语言障碍、大小便不能自理等后遗症后，在心理上一时会难以接受，会产生沉重的心理压力和精神负担。家里有这类病人的家属们，恐怕对这一点是深有体会的，本来生活乐观、脾气很好的一个人，脑卒中后就像变了一个人，脾气暴躁，动不动就发火，看什么都不顺眼，要不就是郁郁寡欢，觉着活着没意思。这些其实都是患者的自卑感和恐惧感的体现，这时就需要我们家属多多谅解，并积极与患者沟通，及时做好心理疏导，帮助患者消除悲观失望的消极情绪，树立起战胜疾病、重新生活的勇气和信心，这对患者后期的康复治疗非常重要。

做好日常生活起居护理

◎养成规律的生活习惯，定时起居，劳逸结合，保证充足睡眠，戒烟；保持大便通畅，防止过度用力排便。

◎防寒避暑，减少血压搏动，尤其要注意保暖，尽量减少掀动衣被和裸露肢体的时间，并随天气变化及时为患者增减衣物，并调节室内温度。

◎长期卧床生活不能自理的患者，应做好口腔护理，保持口腔清洁，预防口腔感染；定期用温水给患者擦澡、擦背，保持会阴部清洁；衣物及床单要勤换、勤洗，保持清洁干燥；每天定时翻身、拍背，防止发生褥疮；要注意防止发生便秘。

◎口角流涎严重或有咳呛时，可采取半卧位，如果是平卧，则要将患者头侧向一边，防止发生窒息。

◎上下眼睑闭合不全的患者，应注意保护眼结膜，定时用氯霉素眼药水滴眼。

◎留置导尿管的患者应用无菌引流袋，每天更换1次，密切观察尿的颜色、气味等，防止泌尿系统感染。

第八节

血管性痴呆

75岁的李大妈患有多年的高血压，3年前又得了脑梗塞，虽然不太严重，但手脚仍然不太灵活。从去年开始，家人发现李大妈反应变得迟钝了，整天发呆，也不爱说话。家人以为是李大妈担心自己疾病的缘故，除了开导她，并没有重视，还是给李大妈服用原有的药物。今年5月份，李大妈出去溜达，却找不到回家的路了，幸亏被邻居发现把她送回了家。家人这才意识到李大妈是生病了，准备第二天带她到医院检查。可是第二天早上醒来，李大妈胡言乱语，答非所问，连家人的名字都说不出来了。家人赶紧带着她到医院神经科检查，我仔细询问了病史，又对李大妈进行了记忆力、计算能力、判断力和理解力的测试，然后做出判断，李大妈这是患了血管性痴呆。

秦医师白话血管性痴呆的关键点

血管性痴呆是一种脑神经受损引起的痴呆

脑血管病的致残率很高，除了会引起偏瘫、语言不利等症状，还可能会引起脑子反应差、认知功能下降，也就是血管性认知功能障碍。血管性认知功能障碍按程度可分为两种，一种是尚未达到痴呆程度的认知功能障碍，称为非痴呆性血管性认知功能障碍；另一种比较严重，达到了痴呆程度，就是血管性痴呆。

血管性痴呆是老年期痴呆的一种，是由脑血管因素导致脑组织损害所引起的痴呆综合征。患者会有明显的记忆、计算、思维、定向、判断等的能力障碍。

秦医师医学术语解读：

老年期痴呆是老年期常见的一组慢性进行性精神衰退性疾病，在老年人的疾病谱和死亡谱中占有重要的位置，包括老年性痴呆（即阿尔茨海默病）、血管性痴呆、路易体痴呆及其他类型痴呆等。

血管性痴呆和老年性痴呆的区别

很多人常常把血管性痴呆误解成传统意义上的“老年性痴呆”，即阿尔茨海默病，其实，这二者之间是有很大区别的，如果把血管性痴呆误诊为老年性痴呆，往往会加重病情的发展。为了让大家更清楚地了解二者的区别，我特意列了一个表格，把这两种病做了详细对比。

	血管性痴呆	老年性痴呆
发病年龄	任何年龄均可发病	多数起病于65岁以后
脑血管病史	有如高血压、脑卒中等病史	无特殊疾病史
起病	较急	隐匿，一般亲属很难确定发病时间
病程	波动或阶梯式恶化，一次一次叠加，直至出现全面痴呆	进行性缓慢进展
早期症状	神经衰弱综合征，如头昏、失眠、健忘、注意力不易集中、焦虑、烦躁、疲乏、精神萎靡等	轻度的近事遗忘和性格改变
精神症状	以记忆障碍为主的局限性痴呆，自知力、判断力较好，人格改变不明显，情感脆弱	理解、判断、计算等智能活动全面下降，有人格改变，精神淡漠或幼稚性欣快
神经系统	由于脑血管受损的部位不同，可出现不同的症状和体征，如偏瘫等，具有局限性	早期多无局限体征
生命危险	有	一般没有生命危险，直至终日卧床不起后，常因褥疮、骨折、肺炎等并发症或重要脏器功能衰竭而死亡
诊断及治疗	诊断较及时，可防可控，早期可以治愈	易忽略，病情不可逆，发展到中期和晚期不可治愈

秦医师医学术语解读：

“欣快”来源于古希腊语，词义与烦躁相反，在医学上是指一种精神和情感的状态，比如心情愉快、无忧无虑、兴高采烈、异常幸福、兴奋、喜悦等，但这种状态被普遍认为是病态的，因为患者虽然看似很高兴，但面目表情实际上并不丰富，甚至非常呆板冷漠，是老年性痴呆的一种典型症状。

血管性痴呆的发病原因

导致血管性痴呆的原因很多，可分为基础原因和直接原因两类：

基础原因——所有脑血管病的危险因素	直接原因——脑血管病
·高血压 ·高脂血症 ·糖尿病 ·动脉粥样硬化 ·血管炎 ·胶原血管病 ·心脏病 ·吸烟饮酒	·脑梗死 ·脑出血 ·脑血管内淋巴瘤 ·遗传性脑血管病 ·脑供血动脉慢性狭窄或闭塞 ·缺血性白质损害 ·脑静脉病变 ·脑部小血管病变

由此可见，血管性痴呆虽然是由脑血管病直接导致的，但却受多种危险因素的影响。对于有这些危险因素的人，通过控制或改变这些危险因素，可以有效预防血管性痴呆的发生。

血管性痴呆的类型

临床上，血管性痴呆有多种类型，下面我就给大家简单介绍几种最常见的。

类型	原因	临床表现
多发性脑梗塞性痴呆	由于多发的、较大的脑动脉梗塞引起脑内出现较大面积栓塞导致的	突然发作，阶梯式加重、波动性的认知功能障碍，最终成为全面的、严重的智力衰退
关键部位梗死性痴呆	由与认知功能密切相关的特殊关键部位梗塞所导致的痴呆	发音困难、记忆缺损、视觉障碍、注意力波动、精神错乱、意志力丧失、执行功能障碍等
分水岭梗死性痴呆	由于两条或两条以上脑血管供血系统的交叉区域发生堵塞导致的	经皮质性失语、记忆减退、失用症和视空间功能障碍等
出血性痴呆	由脑实质内出血、蛛网膜下腔出血后引起的痴呆	记忆力下降，容易忘事情，智力下降等
皮层下动脉硬化性脑病	由于大脑白质发生弥漫性病变而出现的痴呆	智能减退、步态不稳、尿失禁、吞咽困难、饮水呛咳、口齿不清等

十 血管性痴呆的易发人群

血管性痴呆的原因是脑部血管出现损伤和障碍，因此其易患人群多见于脑血管疾病或相关疾病的患者。

脑卒中患者

脑卒中会增加血管性痴呆的危险性，卒中后痴呆的发病率也远比估计的要高，所以，有脑卒中病史的患者一定要定期到医院检查，越早治疗效果越好。

高血压患者

高血压容易造成动脉粥样硬化和脑部的微梗塞，收缩压、舒张压和平均血压均与血管性痴呆的严重程度成正比，所以，高血压患者发生血管性痴呆的危险性很大。

高胆固醇血症患者

高胆固醇血症是动脉粥样硬化、脑梗塞的重要危险因素，所以，此类患者的血管性痴呆的发病率比普通人要高很多。

糖尿病患者

研究发现，动脉粥样硬化、脑梗塞的发病率会随着糖耐量异常的加重而增加，也就是说，糖尿病是脑梗塞和缺血性心脏病的危险因素。所以，有糖尿病史的患者更应该密切关注血管性痴呆病。

老年人

我在前面讲过，年龄是脑卒中的一个重要危险因素，与脑梗塞的发病率成正比，而且，记忆减退正是神经系统老化的主要表现之一，所以，血管性痴呆必然会随着平均寿命的延长而增加。

长期吸烟酗酒者

长期饮酒可直接加速神经组织和血管壁变性，加速动脉硬化，加重记忆、定向和注意力障碍；而香烟烟雾和尼古丁对记忆保持能力有明显的损害作用。因此，有烟酒嗜好的人比普通人发生血管性痴呆的危险性更大。

受教育水平低者

在大规模的流行病学调查中，神经心理测验对评定认知功能损害是有用的，但这些评定容易受患者教育程度的影响，也就是说，神经心理测试结果与受教育水平显著相关，而受教育水平低的人血管性痴呆的发病率要更高一些。

秦医师特别提醒

神经心理测试更有可能给予受教育水平低者以痴呆的诊断，因此，所做测试一定不能超出受试者原有的知识范围，否则，极容易造成误诊。

十 血管性痴呆的临床表现

前面我讲了，血管性痴呆的病程是呈波动或阶梯式的恶化，这是因为血管阻塞的程度可能时轻时重，所以，患者的病情也会随着波动，时而清醒时而糊涂，但病情发展的总趋势还是每况愈下，“糊涂”的时候越来越多。因此，临床症状通常分为早、中、晚三个阶段。

早期：记忆力减退

血管性痴呆的患者最开始主要是记忆力减退，特别是近期记忆力减退更为明显，比如刚吃过早饭，却忘记是否吃过；刚说过的话却想不起来了；眼镜、笔等小物件刚用完就忘记放在哪儿了，到处找；熟悉的人名记不起来，常常张冠李戴认错人，就像开篇案例中的李大妈似的，一夜之间突然就把家人都忘记了等。这些都是血管性痴呆典型的早期症状。

这个时期，患者还可能会伴有头痛眩晕、肢体麻木、睡眠障碍、耳鸣等症状。

中期：认知功能障碍和神经精神症状

随着记忆力的进行性减退，患者会逐渐出现认知功能障碍，主要表现在以下几个方面：

◎ 语言障碍：患者可能经常忘记简单词语或以不常用的词语来代替，或者词不达意，说出来的话让人听不懂；叫不上日常物品的名字，比如手表、水壶等；不能讲完整的语句，口语量减少，交谈能力减退；阅读理解能力下降，但朗读可相对保留，所以患者经常能把一篇文章读下来，却理解不了是什么意思；最后完全失语。

◎ 计算力下降：经常算错账、付错钱，比如原来去买菜，几斤几两多少钱算得很清楚，现在怎么算都算不清楚了，发展到最后连最简单的计算也不会了。

◎ 视空间障碍：忘记今天是星期几，记不清具体的年、月、日；在熟悉的地方也会迷路，出门找不到家；穿外套时手伸不进袖子，铺台布不能把台布的角和桌角对齐，不能画最简单的几何图形等。

◎ 失用症：比如不会使用最常用的物品，如筷子、汤匙等，但仍可保留运动的肌力和协调。

◎ 归纳能力下降：生活用品不知道怎么整理，买回来的菜分不清哪些应该放到

● 认知功能减退是血管性痴呆的主要症状表现。

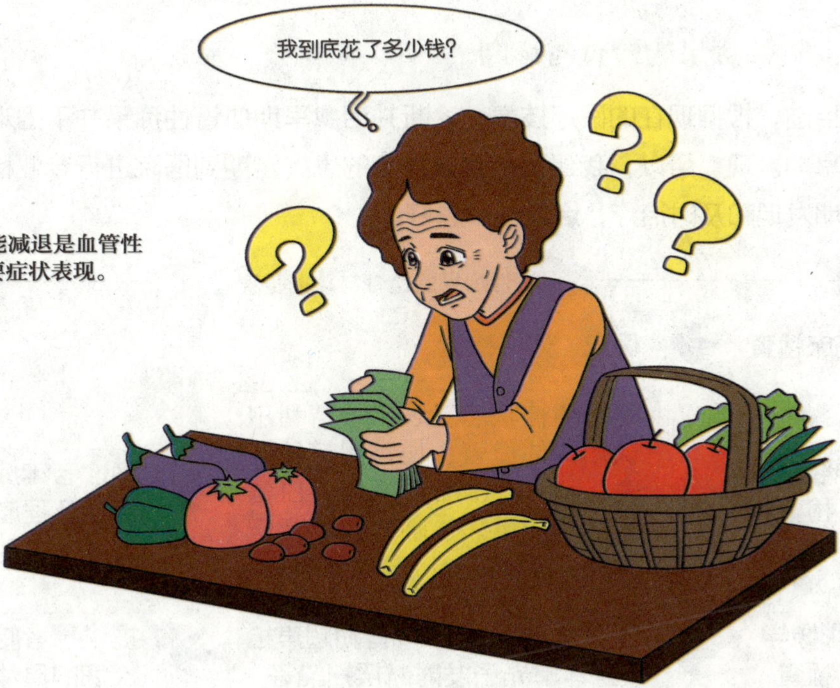

冰箱里等。

◎日常生活能力下降：患者难以胜任日常家务，如不知道穿衣服的次序、做饭的步骤等。

◎神经精神症状：如偏瘫、失语、偏盲、表情淡漠、反应迟钝，随着病情的发展，出现发音不清、吞咽困难、面肌麻痹、失认、尿失禁、凭空听见声音（幻听），看见实际不存在的东西（幻视），或情感脆弱、易激怒、哭笑无常等。

晚期：智力全面减退，运动功能减退

血管性痴呆如果不及时治疗，发展到晚期，患者的智力就会出现全面减退，生活不能自理；偏瘫等肢体障碍进一步加重，或终日僵卧不起，不吃饭也不说话；或者外出乱跑，但跑出去又找不到家，定向力完全丧失。

秦医师特别提醒

血管性痴呆患者发生自私、怪癖、不近人情等性格上的变化较晚，也较轻，即使到了晚期，患者虽然明显地痴呆，但也还能保持原来的人格特点。

十 血管性痴呆的检查与治疗

血管性痴呆的检查与诊断

目前，根据现在的医疗技术，诊断并治愈早期血管性痴呆并不困难，困难的是早期发现。所以，我建议有脑血管病的患者定期到医院进行专业检查，以便早期发现和及时治疗，治疗越早越好。

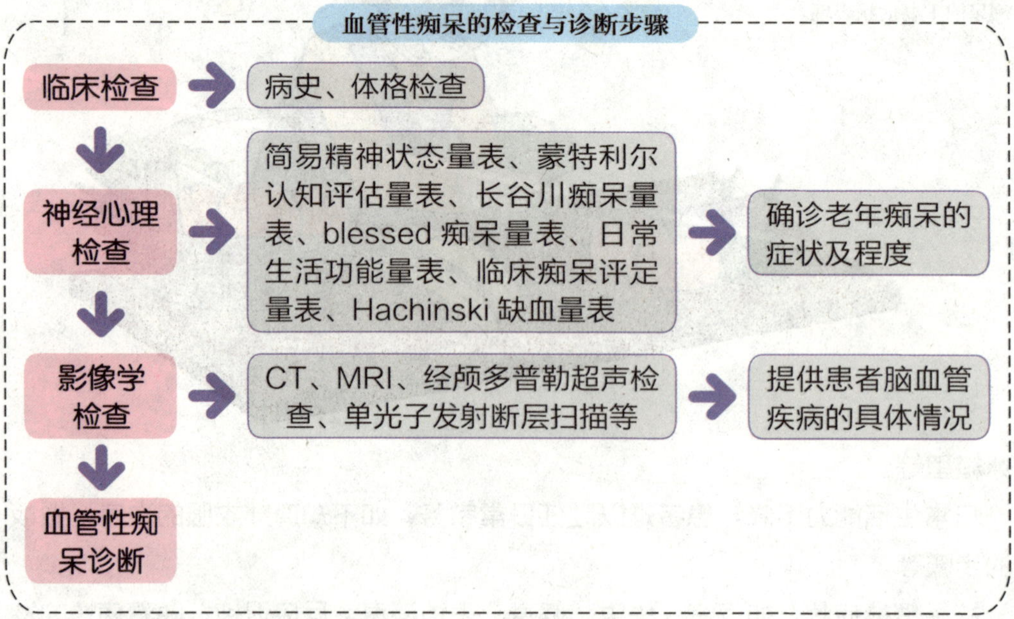

血管性痴呆的治疗方法

◎控制脑血管疾病及其各种危险因素。如控制和稳定血压、血糖、血脂水平，抗凝，抗血小板聚集，戒烟酒，合理膳食等。对于高血压患者来说，一般认为，血管性痴呆伴高血压患者的收缩压控制在135～150 mmHg可改善认知功能，低于这个数值就可能使病情恶化。抗血小板聚集的治疗，可服用阿司匹林或氯吡格雷，对改善脑血液循环有效。

◎改善认知功能。主要通过服用药物来实现，比如胆碱酯酶抑制剂、兴奋性氨基酸受体拮抗剂、脑代谢赋活剂以及脑保护药物，如尼莫地平、银杏叶制剂、丙戊茶碱等，能够在一定程度上延缓患者病情的进展，改善认知功能。

◎对症治疗精神行为症状。对患者出现的精神症状、各种不良的行为、睡眠障碍等，可根据症状使用相应的抗精神病药物及镇静治疗，对改善患者生活质量有一定的帮助。

适合血管性痴呆患者的健脑按摩操

对血管性痴呆患者来说，坚持进行适宜的运动锻炼，能促进血液循环，延缓脑神经细胞的退化，建议大家选择一些方式缓和、运动量较小的项目，比如走路、气功、体操、按摩操等，长期坚持下来，对防治血管性痴呆大有帮助。这里就为大家介绍一套健脑按摩操，具体操作方法如下：

按摩头部

方法：两手指腹附着于前发际，逐步用力下按，出现酸胀感觉后，再向后移动，一直压按至后发际，反复操作5～9次；然后双手十指分开当作梳子，从前额向后脑反复梳理30次。（图①、图②、图③）

功效：可直接刺激连接大脑皮质的血管神经系统，促进脑部血液循环，增强记忆力，起到延缓痴呆病情的作用。

搓脸

方法：两手搓热后，平掌紧贴面部，由下而上反复搓30下，上至发际下至颌骨下缘。（图④、图⑤、下页图⑥）

功效：增加面部的血流量，使皮肤有光泽。搓脸按摩还可活动面部神经，避免患者出现口歪眼斜、面神经麻痹、面神经炎等面瘫症状。

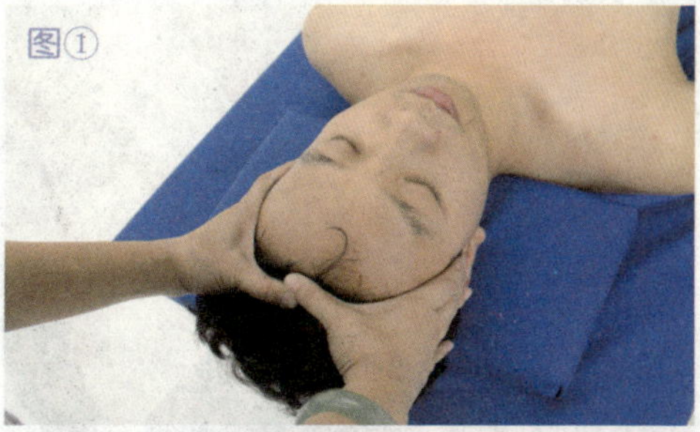
图①

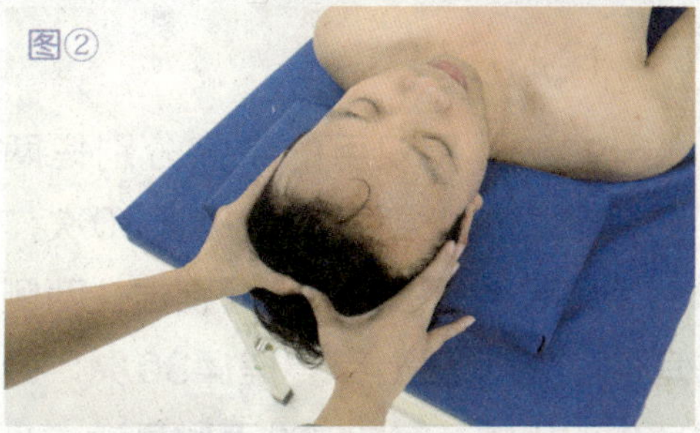
图②

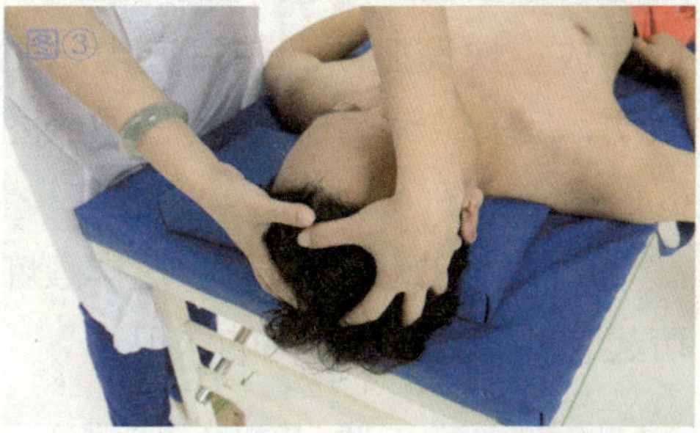
图③

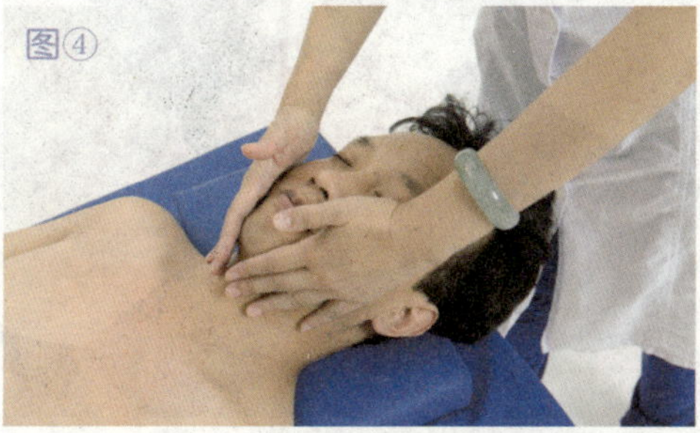
图④

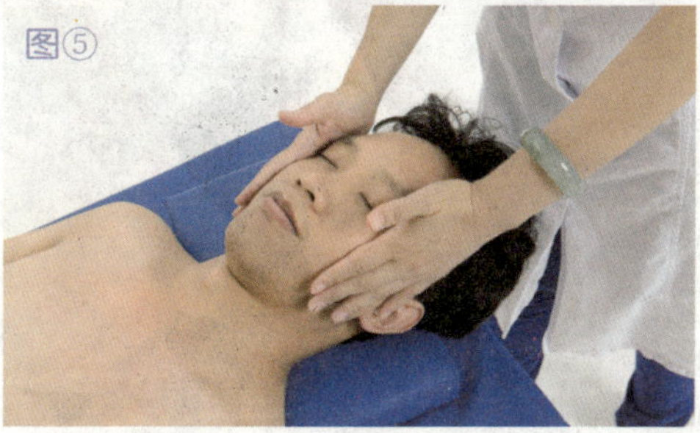
图⑤

图⑥

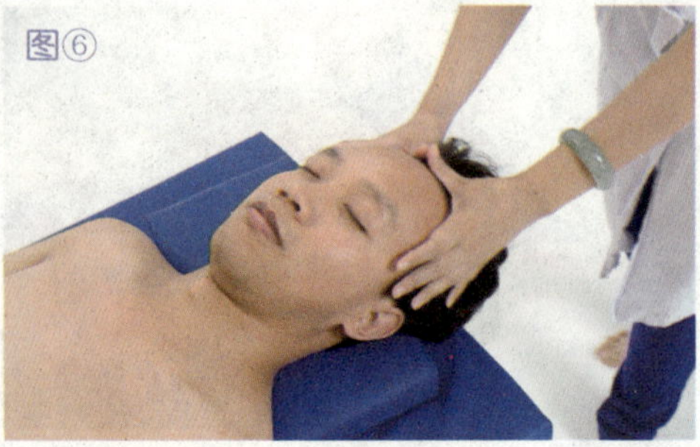

搓擦耳朵

方法：用双手的手掌分别搓两侧耳朵，从上到下反复搓揉30次；然后用双手拇指和食指分别捏住两侧耳廓，从下至上反复搓揉30次；最后用双手的劳宫穴对准两侧耳道，一按一放，快速振动，使耳道内产生振动，反复做5～10次。（图⑦、图⑧、图⑨、图⑩）

功效：因肾开窍于耳，这样锻炼可起到健肾和防治耳鸣的作用。

图⑦

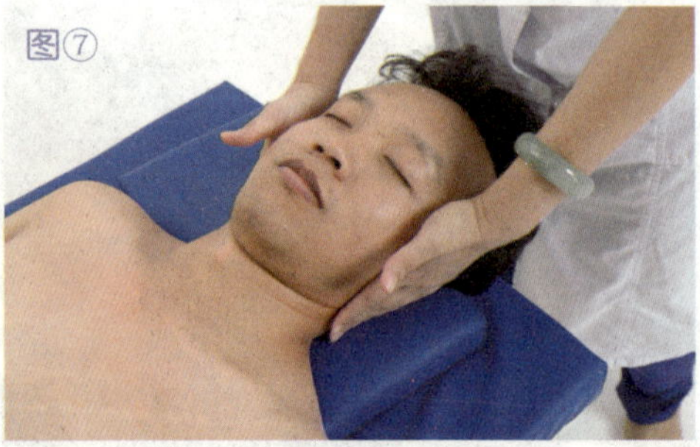

图⑧

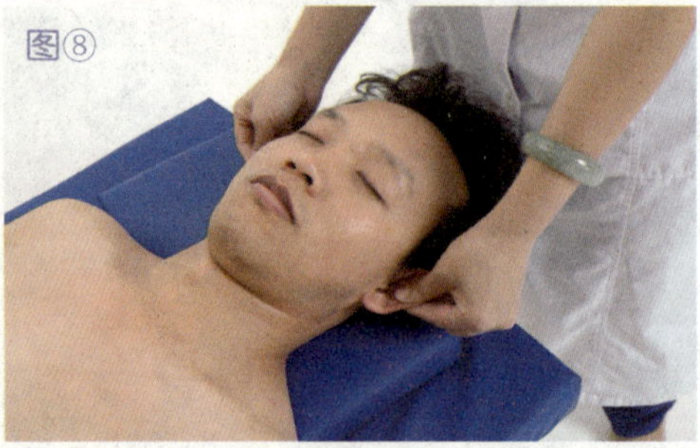

搓揉眼睛

方法：用双手食指分别揉下眼睑30下；闭目，用双手食指和中指轻轻搓揉眼球20次；最后，将双手手掌搓热，覆在眼睛上，反复揉30秒。（图⑪、下页图⑫、下页图⑬）

功效：促进眼部血液循环，可改善患者视力。

叩齿

方法：口唇微闭，上下齿有节

图⑨

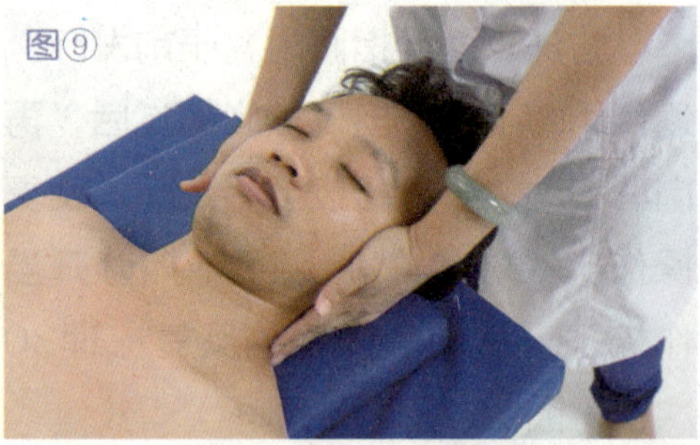

图⑩

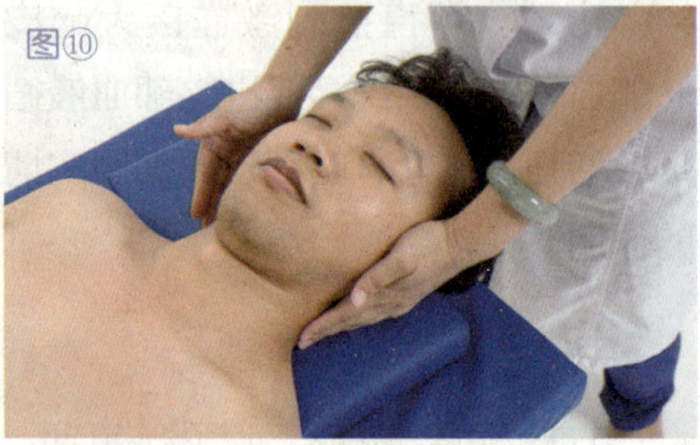

图⑪

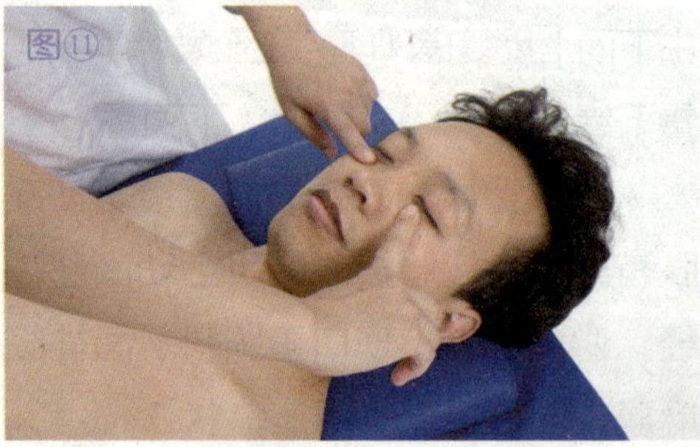

奏地叩击50下，门齿与嚼齿交替进行。（图⑭、图⑮）

功效：可促进颜面牙根及脑部的血流量。

按摩颈项

方法：双手四指交叉，拇指向下，掌心按在后脑部，往下轻擦到大椎穴处，如此往返按摩18次；然后双手握拳，用拳面轻松拍打后项18次；最后双手十指交叉，抱住后枕部，双手向前使力，同时颈部向后使力，前俯后仰共9次。（图⑯、图⑰、图⑱）

功效：改善头颈部血液循环，激活大脑，改善记忆力，缓解痴呆症状。

图⑫

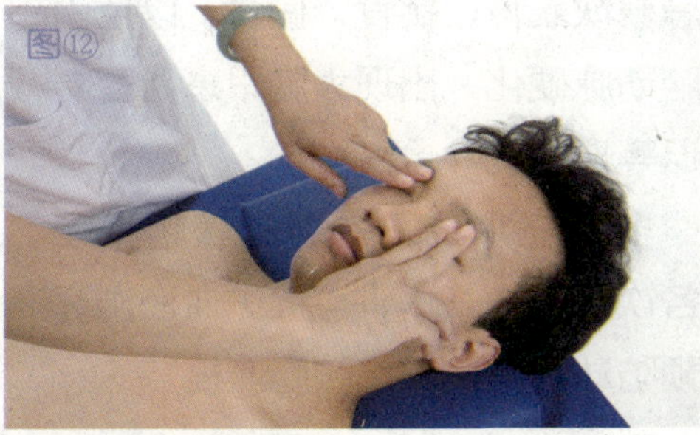

图⑬

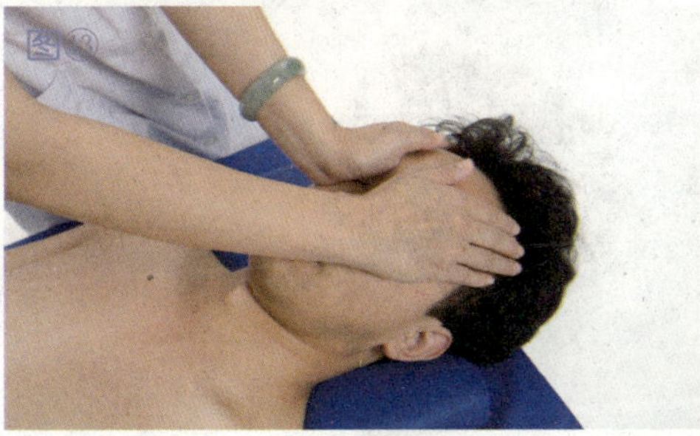

图⑭

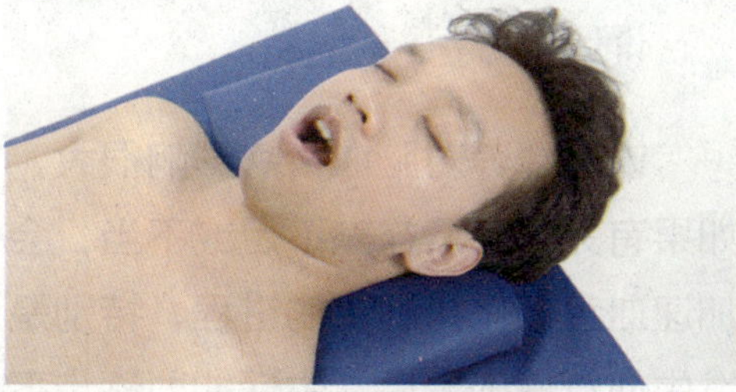

图⑮

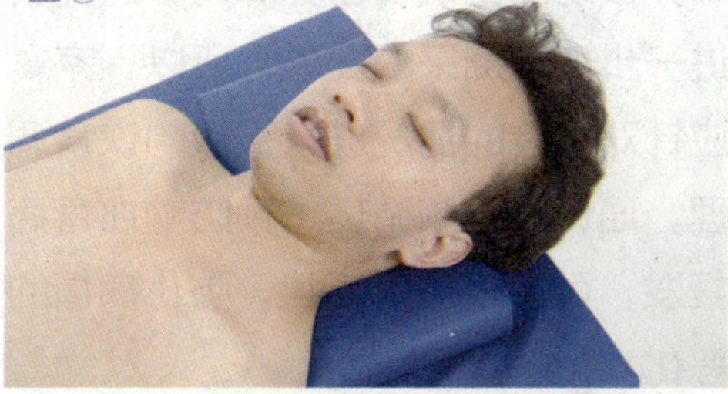

图⑯

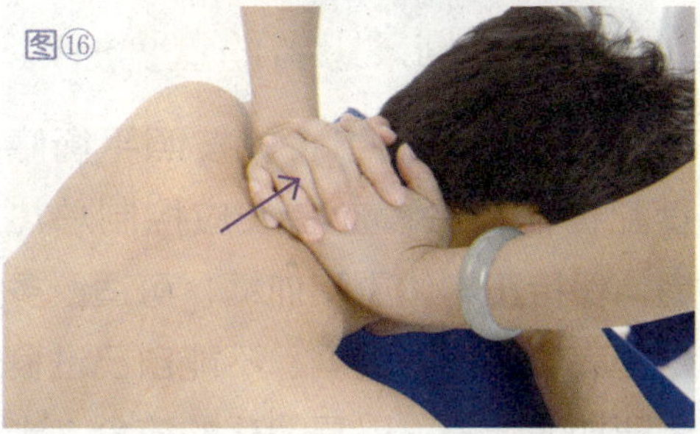

图⑰

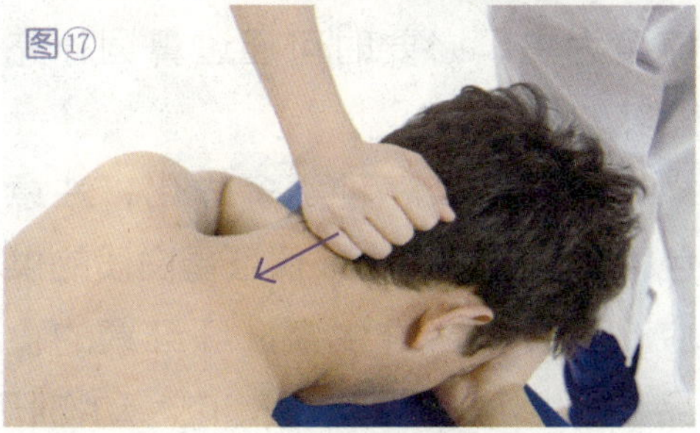

图⑱

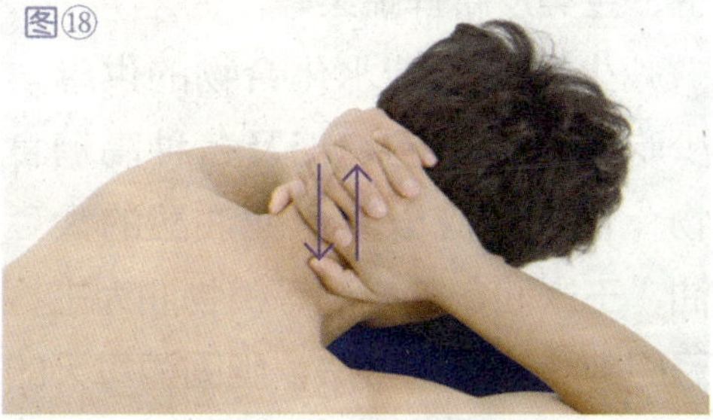

十 血管性痴呆的日常饮食调理

饮食营养对脑血管病影响很大，如果有关营养素补充不足或不当，会加速血管老化和病变的进程，特别是发生血管性痴呆后，生活能力逐步下降，极易发生饮食营养障碍，这样会进一步加快痴呆的发展。所以，家属应针对患者的情况进行积极的饮食调理，通过改善脑循环、预防脑血管病复发，可减轻痴呆症状，防止病情的恶化。

血管性痴呆患者的饮食原则

◎能自己进食的患者，按照平衡膳食配餐；有贪食症者，应控制总热量，保持正常体重和血糖，可适量多吃些蔬菜；吞咽困难、不能自己进食者要加强喂养，以易消化的流食、半流食为主，必要时可通过鼻饲补充营养。

◎饮食要清淡，种类多样化，注意色香味，温度适中。保证蛋白质的供应，多食富含维生素、纤维素的食品，如牛奶、鸡蛋、鱼、肉、动物肝脏、豆类及新鲜蔬果等。

◎减少脂肪和碳水化合物的供给。少吃动物性脂肪、糖及各种高糖食物；食用油应以富含亚油酸的大豆油、玉米油、芝麻油等植物油为主，忌用煎炸等烹调方法；胆固醇每天的摄入量控制在300毫克以内，但也不宜过分控制，以免影响其他营养素的摄入。

◎多吃富含卵磷脂的食物，如大豆及其制品、鱼脑、蛋黄、猪肝、芝麻、山药、蘑菇、花生等，可为大脑提供有益的营养，延缓脑力衰退。

◎多吃富含钙、铁、锌等矿物质的食物，如牛奶、菠菜、虾皮、牡蛎、鱼类、全谷类食物等。

◎饮食要有节制，可少食多餐，切忌暴饮暴食、挑食、偏食，以免引起脑动脉硬化，出现大脑早衰、智力减退等现象。

◎多补充水分，特别是晨起和睡前各饮一杯白开水，可促进血液循环，预防动脉粥样硬化和脑血栓。

◎戒烟酒。

秦医师特别提醒

患者饮水应注意少量多次，不要等到口渴时再喝水，更不要渴时暴饮，这样会增加心脏负担；还要注意睡前不宜饮过多茶水，以免影响睡眠。

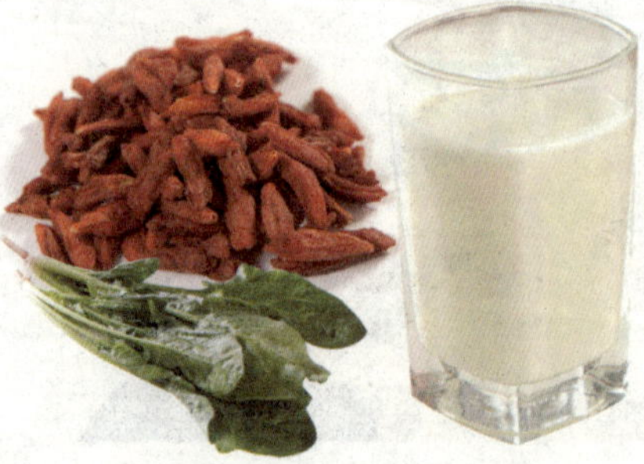

适宜血管性痴呆患者的食谱推荐

小米核桃芝麻粥

材料：核桃仁、黑芝麻各30克，小米100克。

做法：❶将核桃仁、黑芝麻分别磨碎，备用。

❷将小米淘洗干净，放入锅中加水煮粥。

❸粥快熟时放入核桃芝麻碎，继续煮至粥熟即可。

功效：此粥富含B族维生素和不饱和脂肪酸，经常食用有益于脑的保健。

菠菜炒鸡蛋

材料：菠菜400克，鸡蛋2个，大豆油、葱花、盐各适量。

做法：❶将菠菜择洗干净，放入沸水中焯1分钟，捞出后沥水、切段。

❷鸡蛋打散，油锅烧热，倒入鸡蛋液炒熟。

❸油锅烧热，放入葱花爆香，放入菠菜段翻炒，再倒入炒好的鸡蛋同炒，最后加盐调味即可。

功效：此菜富含维生素和矿物质以及丰富的卵磷脂，能延缓脑功能衰退。

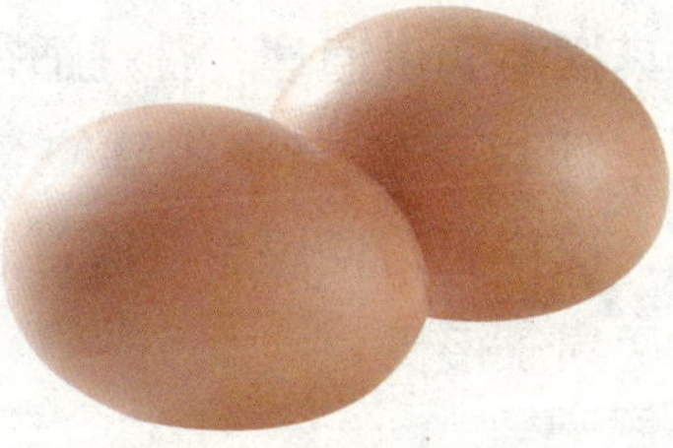

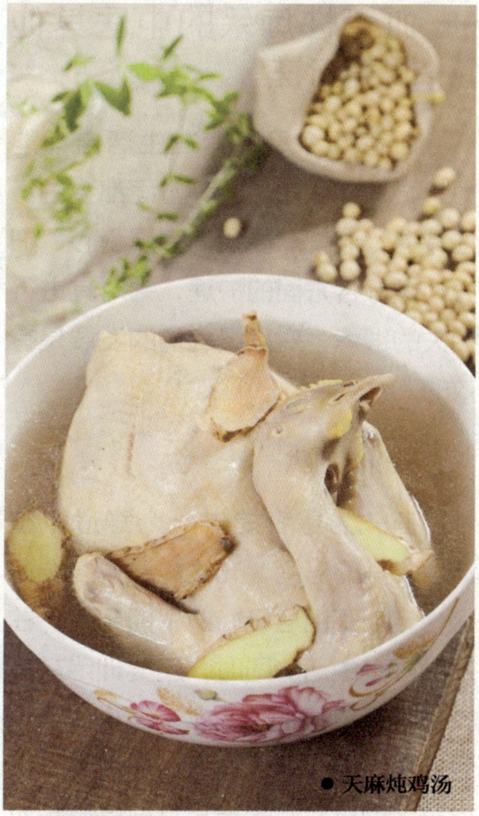

● 天麻炖鸡汤

天麻炖鸡汤

材料：老母鸡1只，天麻10克，姜片、盐各适量。

做法：❶将天麻洗净，切片。

❷将母鸡收拾干净，再把姜片放入鸡腹中，放入炖锅，加入适量清水和盐，用大火煮沸后，再改用文火炖至鸡肉烂熟。

❸把天麻片放入鸡腹中，再炖10分钟即可。喝汤吃鸡肉，每周1次，可分数次吃完。

功效：补虚养血，祛风止痛。常吃可改善血管性痴呆患者早期的头痛症状。

十 血管性痴呆的中医其他调养方法

血管性痴呆患者在生活自理能力、心理、认知功能等方面都会进行性减退，这就需要我们家属耐心、细心地做好各方面的护理，并对其进行相关的锻炼，对延缓病情的发展是有效的。

生活护理

首先为患者提供一个舒适、整洁、安静的房间，光线、温湿度要适宜，定期开窗通风。对早期患者，在照顾好其生活的同时，还要训练其穿衣、吃饭、行走、洗漱、大小便等生活自理能力，但要注意循序渐进，保护患者的自尊心，提高其自信心；对丧失了生活自理能力的患者，需要家人悉心照顾，如剪指甲、理发、刮胡子、换洗衣物、勤晒被褥等，保证患者的卫生；对长期卧床的患者，要帮助其定时翻身、拍背，预防褥疮和肺炎的发生。另外，还要时时、事事留意患者的安全，最好随时有人陪护，不要让患者单独外出，以免走丢。

心理护理

血管性痴呆患者由于认知功能减退，常会忘记回家的路或者家人的名字，甚至还会出现性格的改变，这时家人要尽量做到宽容和理解。当患者情感脆弱或生气发脾气的时候，要多安慰、疏导，切忌言行生硬、粗暴，要使患者保持心情舒畅，精神愉快。

根据患者的智能受损情况，进行相应的训练

◎记忆和思维训练：可在房间设置醒目、易懂的标志，放置熟悉的物品，反复训练，使患者认识自己的房间，记住一些生活物品和基本常识，比如家人的名字，当前的日期、季节、天气状况等。

◎语言能力训练：主要针对失语者，首先进行单音节字的训练，如“啊”“呀”等，让患者模仿自己的口型逐步训练；然后采取提问的方式，让患者回答简单问题，并给予鼓励。

◎坚持用脑：早期患者要坚持进行阅读、下棋、猜谜、吟诗作赋、听音乐、唱歌等脑力活动，使脑细胞始终处于活动兴奋状态，以减慢老化。

秦医师特别提醒

由于患者大脑高度障碍，所以思考问题无法理论化，如果对其摆事实讲道理，往往适得其反。所以不如与患者建立信赖感，这样更方便思想交流，患者也更易于接受。

第七章

查漏补缺——了解其他心脑血管疾病的日常调养之道

心脑血管疾病种类很多，除了那些常见疾病外，心律失常、心肌疾病、先天性心脏病、心脏瓣膜病等，也都是临床上发病率较高的心血管病，对人体危害也相当大。患者在配合医生治疗的同时，积极调整日常的饮食结构，补充适宜的营养，再根据病情选择一些合适的运动，就会有利于病情的稳定和恢复。

第一节 心律失常

小李刚上大学二年级，是学校足球队的主力队员。球队赢得了一场关键性的比赛，大家非常高兴，一起到饭店庆祝。小李突然觉得心跳加速，好像要从嗓子蹦出来似的，其他队员见他难受的样子赶紧把他送到了医院。经过检查，医生诊断小李是患上了室上性阵发性心动过速，也就是心律失常的一种。

一 秦医师白话心律失常的基础知识

几乎每个人都发生过心律失常

体检时，时不时会有人检测出“心律失常”。其实，几乎每个人都发生过心律失常，只是有轻重缓急而已。

正常成年人的心跳是每分钟60～100次，安静时慢一些，活动时快一些。心率低于60次/分或高于100次/分，都是心律失常，但心脏的排血量没有什么重要改变。所以，这种心律失常一般是无须治疗的。但如果连续心律失常引起头晕、心慌等不适时，就需要治疗了。

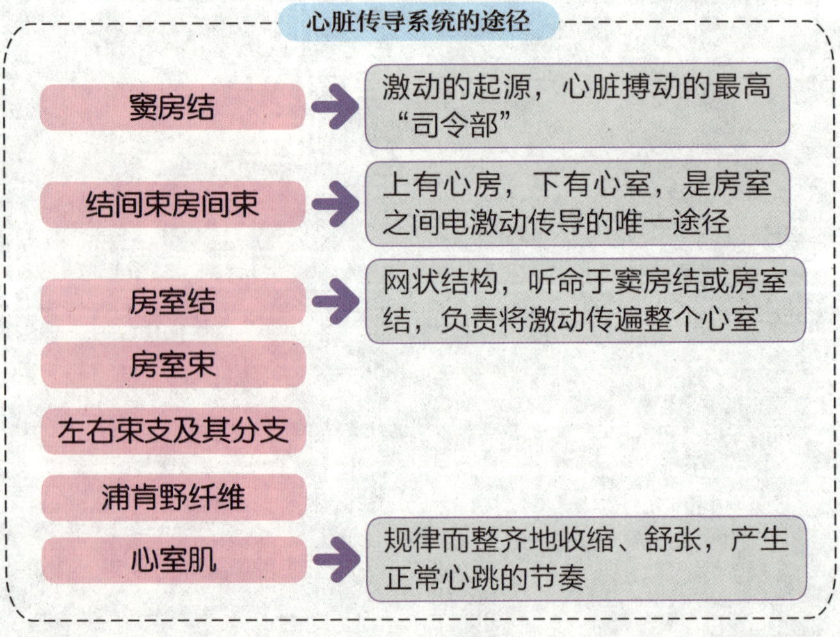

通过上图，我们看到：正常的心律都是按照一定的顺序产生的，一旦心脏冲动的频率、节律、起源部位、传导速度或激动次序发生异常或紊乱，那就是心律失常了。

心律失常的临床表现及病因

心律失常是心脏病中最常见的症状，可单独发病，也可与其他心血管病伴发。患者往往会出现心悸，心慌，心前区突然有落空感、梗塞感或压迫感，胸闷乏力，或心绞痛，头晕眼花，甚至晕厥、抽搐、牙关紧闭、面色青紫等症状。

引起心律失常的原因有三种：

◎年龄。随着年龄的增长，心脏出现器质性变化，使心脏的自律性和传导性发生障碍，易引起各种心律失常。

◎心脏病。冠心病、肺原性心脏病、风湿性心脏病等各种器质性心脏病，都会引起心律失常。

◎心外因素。如情绪激动、紧张、运动、过度疲劳、饮浓茶或过量烟酒、急性感染性疾病、药物等，均可导致心律失常。像开篇案例中的小李，就属于过于兴奋导致的心律失常。

心律失常的临床常见类型

◎过早搏动。也称早搏或期前收缩，是最常见的心律失常。前面讲了，窦房结是心脏搏动的起搏点、最高司令部，那早搏就是由窦房结以外的异位起搏点过早（提前）发出冲动而使心脏提前发生一次跳动，也就是“伪司令部”在作乱。早搏可无症状，亦可有心悸或心跳暂停感。频发早搏可导致心脏排血量减少而引起乏力、头晕等症状，原有心脏病者可因此而诱发或加重心绞痛、心力衰竭。

◎阵发性心动过速。说白了心脏就像被打了“鸡血”一样，患者心率可达160～220次/分，甚至更高，发作可持续数秒、数分钟甚至数十分钟。多见于健康的年轻人，就像案例中的小李一样，平时很健康，突然发作起来，没有先兆，然后又突然终止。

◎心房颤动。简称房颤，是最常见的持续性心律失常。随着年龄增长，房颤发生率不断增加，房颤时心房肌纤维呈快速而又不规律的颤动，使心房失去有效的收缩功能，心率有时可达100～160次/分钟，而且不整齐。房颤多见于40岁以上的人，尤其是患有冠心病、风湿性心脏病的人。

心律失常的检查和治疗

心电图是诊断心律失常最便捷的检查方法，特别是24小时动态心电图可为确诊心律失常的性质及严重程度提供可靠依据。在治疗时，通常采用药物或非药物两种疗法，只是长期服用抗心律失常的药物会有不同程度的副作用，所以，要严格遵照医嘱服用，并注意不良反应，以便随时就诊。

十 心律失常的日常饮食调理

虽然心律失常多是器质性的，但是，患者在积极治疗的同时，也应注重日常的饮食调理，来帮助病情恢复。

心律失常患者的饮食原则

◎饮食要以清淡、易消化为主，少食多餐，避免过饥过饱，吃得太饱会加重心脏负担，诱发或加重原有的心律失常。

◎多吃富含膳食纤维的新鲜蔬菜和水果，如芹菜、菠菜、香蕉、苹果等，防止大便干燥。

◎夏季出汗多时，要注意及时补充水分。但有水肿者，要限制水的摄入。

◎忌食辛辣刺激性食物，如辣椒、浓茶、咖啡和烟酒等。

◎少吃高脂肪、高胆固醇食物，如动物内脏、动物油、蛋黄、螃蟹、鱼子等。

◎慎食易胀气的食物，如萝卜、南瓜、红薯、豆浆等，以免胃肠胀气，影响心脏活动。

◎制作药膳时，气血不足者可选当归、龙眼肉、酸枣仁等；心阴亏虚者可选天冬、麦冬、元参等；心脉痹阻者可选丹参、白芍、山楂、郁金等。

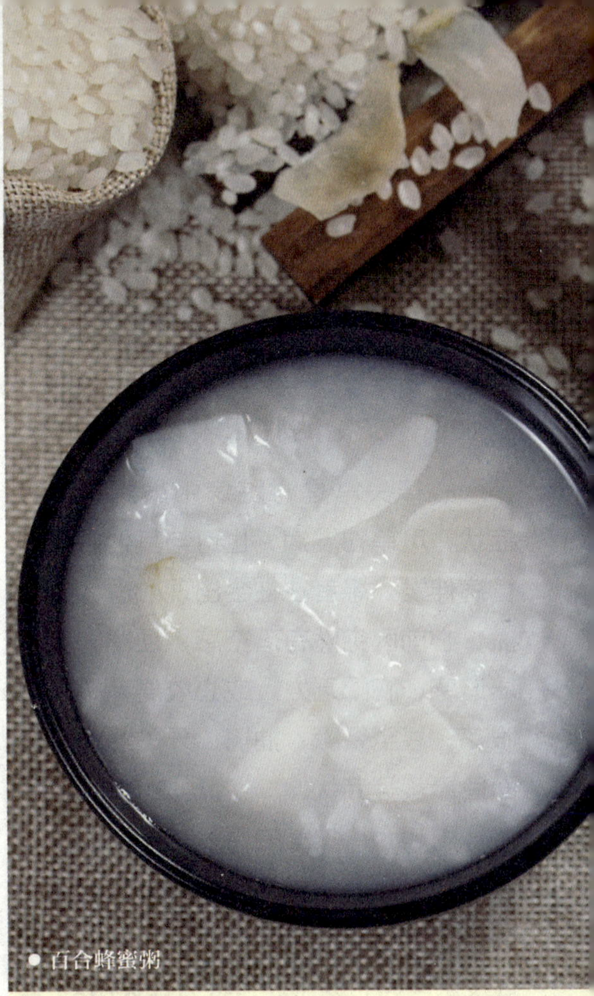

● 百合蜂蜜粥

适宜心律失常患者的食谱推荐

百合蜂蜜粥

材料：生百合25克，大米50克，蜂蜜15克。

做法：❶将百合洗净，放入锅中加水煮熟。

❷大米洗净后放入锅中加水煮粥，粥将熟时放入百合，继续煮至粥熟，凉温后调入蜂蜜即可。

功效：空腹食用，可调补脾胃、养心安神，适用于心阴不足的心律失常患者。

心律失常的运动调养

对发作程度较轻的心律失常患者来说，可根据自身情况，选择一些舒缓的运动项目，如散步、太极拳、气功、保健操等，但一定要注意适度，不宜过度劳累，也要避免做倒立、仰卧起坐、骤然前倾弯腰等动作。如果出现心跳过快、心悸等症状，要马上停止，必要时立即就医。对病情严重的患者来说，应绝对卧床休息，不宜进行运动锻炼。我在这里为大家推荐一套简单易学的松静功，经常练习，有利于缓解心律失常的症状。

第一步：采用坐、站或卧式，放松、入静，两目微闭，守神调息。（图①）

第二步：由自然呼吸开始，逐渐过渡到腹式呼吸，意守丹田。（图②）

第三步：呼气时从头部缓缓放松到丹田，两上肢也同时放松到肘部，自然吸气。（图③）

第四步：再配合呼气，从丹田放松到髋部，两上肢放松至手，自然吸气。（图④）

第五步：再配合呼气，从髋部放松至两足心，呼气时默念“松”，随着放松，引气下行，随后意守丹田。

第六步：收功，两手轻搓，活动身体。（图⑤）

图①

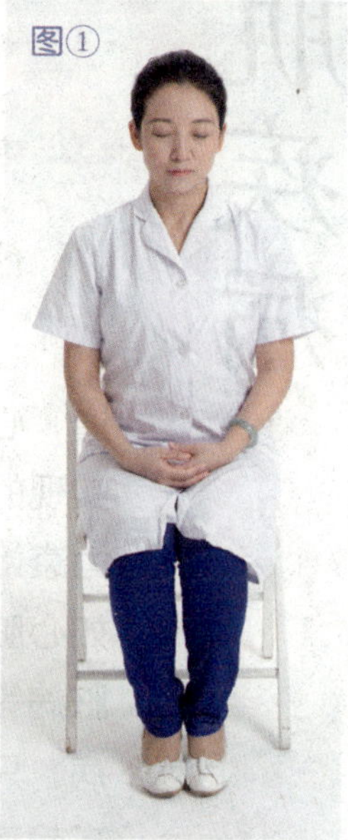

图②

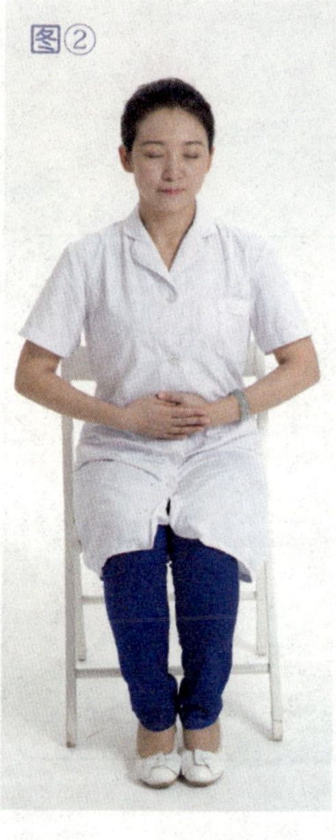

图③

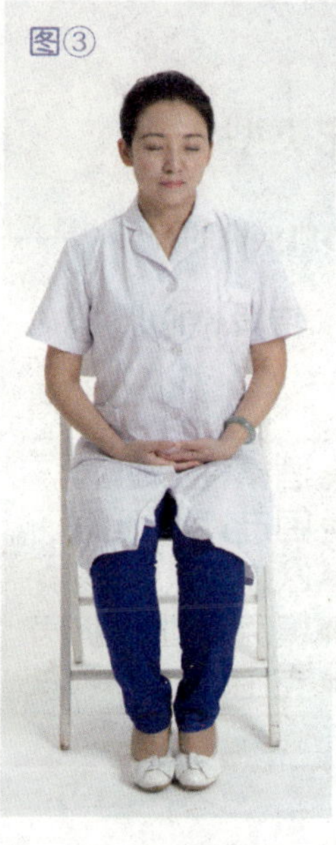

图④

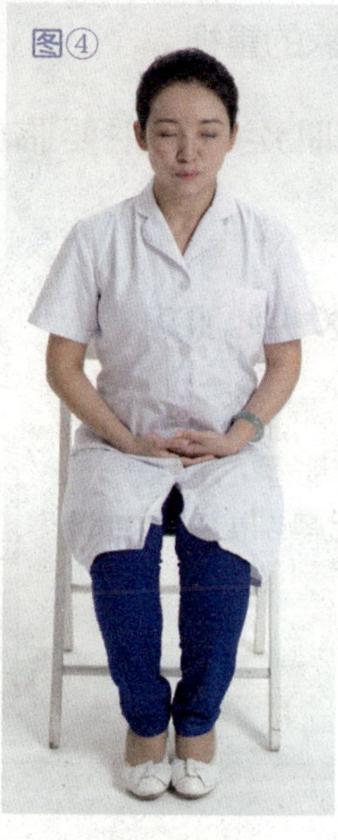

图⑤

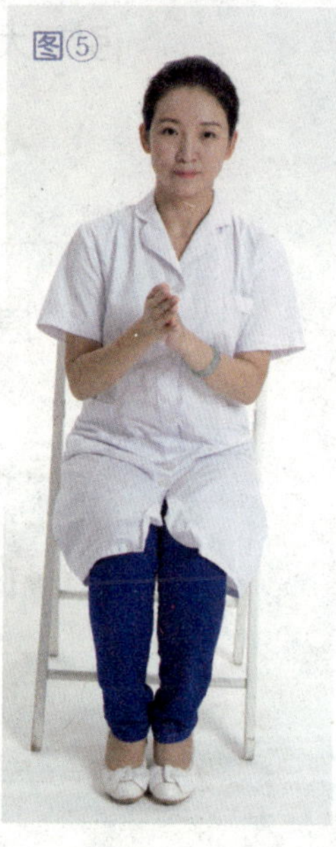

第二节 心肌疾病

王先生还不到50岁，可总感觉心脏不舒服，尤其是近3年来，经常感到胸闷、心悸，家人催着他到医院检查，可他因为工作很忙，一直拖着没去。直到半年前突然发生昏厥，才被家人紧急送医，经过心脏彩超检查，显示其心室间隔增厚达22毫米，被诊断为肥厚型心肌病。

秦医师白话心肌疾病的关键点

什么是心肌疾病

心肌疾病是指以心肌病变为主要表现的一组疾病，我们知道，心肌是心脏的基本组成部分，心脏的泵血功能主要是靠它来实现的。一旦心肌出现病变，就会出现心脏增大、心律失常、心力衰竭等症状。实际上，各种心脏病都或多或少地影响心肌，比如心脏瓣膜病、冠状动脉粥样硬化、高血压、肺源性和先天性心脏病等，它们都可能会引起心脏的增大，但都不能被诊断为心肌病，只能作为原发病来诊治。近年来，心肌疾病发病率有明显增多趋势，在心血管病住院患者中心肌病可占0.6%~4.3%，需要引起大家的重视。

心肌疾病的主要临床类型

心肌疾病的分类

- 原发性心肌病
  - 扩张型心肌病
  - 肥厚型心肌病
  - 限制型心肌病
- 特异性心肌病
  - 酒精性心肌病
  - 围产期心肌病
  - 缺血性心肌病
  - 糖尿病性心肌病
  - 克山病
- 心肌炎

扩张型心肌病

扩张型心肌病是心肌病中最常见的类型，病因不明确，起病缓慢，患者多比较年轻，可多年无症状，当因其他疾病就诊或健康体检时，会发现心脏扩大，常以左心室扩大为主，伴以右心室扩大，以后逐渐会在劳累时出现呼吸困难，或表现各种类型的心律失常，出现心力衰竭。

由于扩张型心肌病的病因不清楚，所以临床上很难有针对性的特效治疗方法，通常是采用利尿剂、血管紧张素转换酶抑制剂、β 受体阻滞剂和洋地黄制剂等控制病情，并预防充血性心衰。

肥厚型心肌病

肥厚型心肌病，顾名思义，是以心肌肥厚为主，而心室腔并不扩大，是青年人猝死的常见病因。患者大多在30～40岁出现症状，随着年龄增长，症状更加明显，主要表现为劳累后出现呼吸困难、心绞痛、乏力头晕或晕厥、心悸等，就像本节开篇案例中的王先生。临床上将其分为非梗阻性肥厚型心肌病和梗阻性肥厚型心肌病两个类型。

◎非梗阻性肥厚型心肌病：心脏室间隔和左心室壁呈对称性肥厚，两者肥厚的程度相似，对左心室流出道没有明显影响，临床症状少。

◎梗阻性肥厚型心肌病：室间隔和左心室壁的肥厚程度不均，使左心室流出道变窄，左心室射向主动脉的血液受阻，所以又称为特发性肥厚性主动脉瓣狭窄。如果治疗不及时，会使心脏排血功能逐渐减弱，时间长了就会导致心力衰竭。

心脏X线检查、心电图、超声心动图、心导管检查及心血管造影等都可为诊断提供可靠依据。治疗药物主要是β 受体阻滞剂和钙离子拮抗剂，如果药物治疗无效，也可通过手术切除部分肥厚的室间隔，解除流出道梗阻，对合并严重二尖瓣关闭不全者，可做二尖瓣置换术。

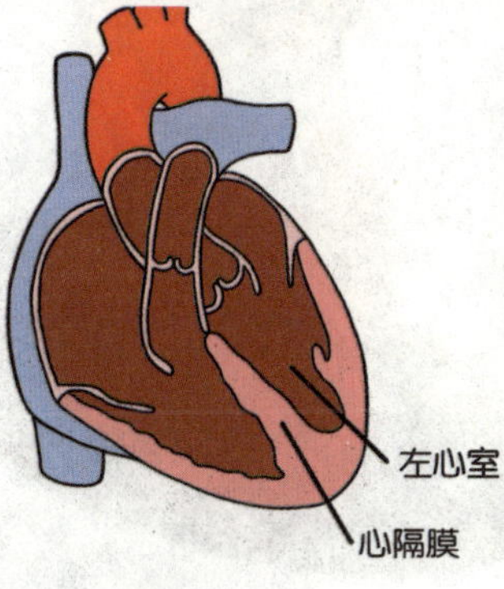

正常的心脏

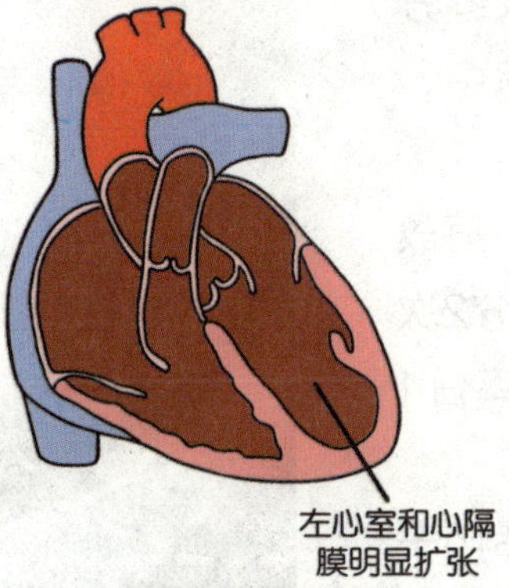

扩张型心肌病

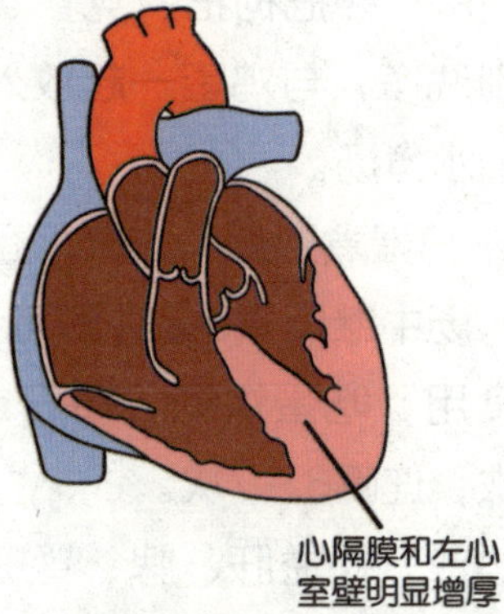

肥厚型心肌病

心肌疾病的日常饮食调理

心肌病患者一定要谨遵医嘱，积极配合治疗，并且在日常生活中还要注意饮食方面的调理，对稳定和恢复病情有益。

心肌疾病患者的饮食原则

◎进食易消化、营养丰富的食物，特别是急性期，每次进食量要严格限制。最好选半流食或流食，如牛奶、藕粉、米糊、稀粥等；可适当加些鲜果汁，如橙汁、葡萄汁、番茄汁等；稀粥里可加些瘦肉、鱼肉或碎菜，既补充营养又能防止便秘。

◎饮食要清淡，忌油腻、过咸及刺激性食物，减少食盐的摄入量，每天控制在5克以下，以免影响心功能，加重心力衰竭。

◎饮食要有节制，每餐进食量应为未发病时的1/3以下，即使口干，每次饮水量也要严格控制。

◎戒烟、酒、咖啡、茶等，以免刺激血管，加重病情。

适宜心肌疾病患者的食谱推荐

枸杞参枣鸡蛋汤

材料：枸杞、党参各10克，大枣10枚，鸡蛋2个。

做法：❶把枸杞、党参、大枣分别洗净，与鸡蛋一起放入锅中，加水煮汤。

❷鸡蛋煮熟后，去壳取蛋，再放入汤中继续煮5分钟即可。分2次食用，吃蛋饮汤，每日或隔日1次，连喝6～7次。

功效：补益肝、脾、肾。适用于肝肾不足的心肌病患者。

● 枸杞参枣鸡蛋汤

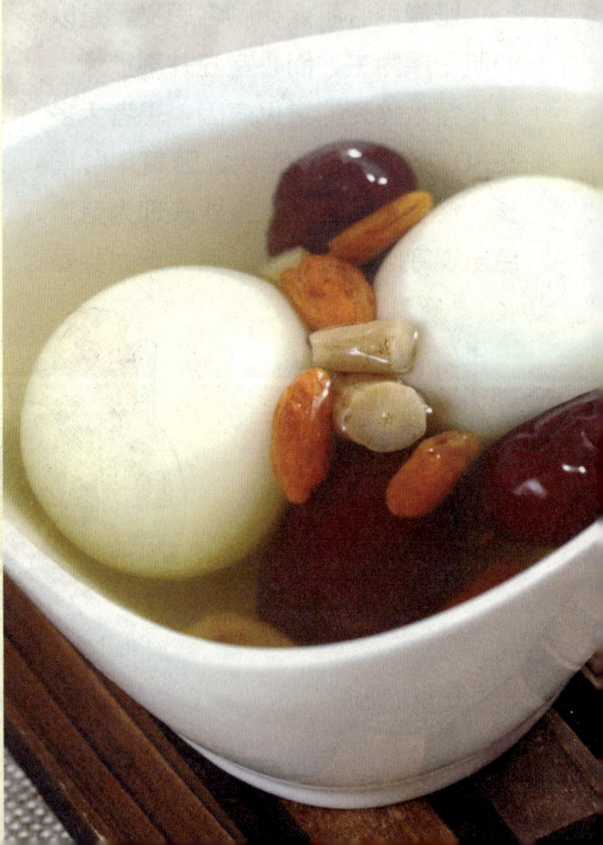

十 心肌疾病的运动调养

心肌疾病种类多，临床症状及严重程度不一，所以患者在运动调养时一定根据自身的病情来进行，对于病情严重的患者，一定要少活动、多休息，不能带病坚持工作，更不能进行运动锻炼，因为剧烈运动后，心脏每分钟跳动的次数会增加很多，这样很容易引起急性心力衰竭而出现危险。

对急性期过后，病情稳定的患者，应逐渐恢复体力活动，当然，恢复体力活动的速度和程度要视患者的实际情况而定。一般需要坚持以下两个原则：

◎对于急性期的患者，因为心力衰竭发作会使心脏的储备能力下降，因此在较长时期内仍限制体力活动，必须经过长期的休息，才可以参加体力活动。

◎如果心脏功能已经完全恢复正常或接近正常，则每天可以进行轻度的体力活动，如缓慢地原地散步，以促进血液循环，改善身体四肢、肌肉的紧张度。但是，一切会引起过度疲劳、心跳加速的活动，如爬楼梯、快步走、跑步等都应该避免。

十 心肌疾病的中医其他调养方法

起居调养

◎注意卧床休息，避免劳累，即使在呼吸困难和皮下水肿完全消退后，仍然需要每天卧床休息2～3次，每次1～2小时，并每天或隔天测量体重。

◎心功能未恢复及恢复后的几个月内，不宜进行性生活。

◎注意保暖，预防感冒。因为患者抵抗力下降，特别容易患呼吸道感染，从而诱发心力衰竭，恶化病情。

心理调养

很多患者在得知自己患了心肌疾病后，怕治不好，心里很紧张、害怕，其实，越是这样，越不利于病情的稳定和恢复。心肌疾病的治疗过程是比较漫长的，患者首先要做好长时间治疗的心理准备，放松心态，不必过分紧张，自己吓唬自己，保持平和、轻松、愉快的心态，更有利于心肌疾病的控制和好转。

秦医师特别提醒

卧床休息对扩张型心肌病患者尤为重要，休息可减轻心脏负担，减慢心率，改善心脏功能。

第三节 先天性心脏病

瑶瑶刚满1周岁，是个漂亮可爱的小姑娘，小家伙活泼好动，给家人带来了无限的欢乐。半年前，妈妈接到妇幼保健院的通知，说省里来了专家，为新生儿免费筛查先心病。瑶瑶一直看起来都很健康，也没有什么异常表现，所以家人就觉得只是去查查，肯定没什么事儿。可检查结果却让全家人傻了眼，专家诊断瑶瑶患了严重的先天性心脏病，必须马上手术。

一 秦医师白话先天性心脏病的关键点

什么是先天性心脏病

先天性心脏病，顾名思义，就是指在小孩出生前就已经存在的心脏病，用咱老百姓的话说就是“胎里带来的”。由于在胚胎发育时期（怀孕初期2～3个月内）心脏形成过程出了问题，导致心脏内部分隔融合、连接等不正常，也称为心血管畸形。

发生问题的时间或涉及的范围不同，可导致心脏一处或多处畸形，也就是复合畸形，可能为单纯心脏血管畸形，也可合并其他畸形。先天性心脏病是最常见的先天性畸形之一，约占各种先天畸形的28%，发病率较高，占出生活婴的0.4%～1%，这意味着我国每年新增先天性心脏病患者15～20万。

先天性心脏病的种类及临床表现

根据血液动力学结合病理生理变化，可分为紫绀型和非紫绀型，也可根据有无分流分为3类：无分流型、左向右分流型和右向左分流型。

秦医师医学术语解读：

紫绀也称发绀，是指血液中去氧血红蛋白增多，使皮肤和黏膜呈青紫色改变的一种表现。这种改变常发生在皮肤较薄、色素较少和毛细血管较丰富的部位，如唇、指（趾）、甲床等。

常见先天性心脏病

非紫绀型

左向右分流型
- 房间隔缺损
- 室间隔缺损
- 动脉导管未闭

无分流型
- 肺动脉狭窄
- 主动脉狭窄
- 主动脉缩窄
- 二尖瓣反流

紫绀型

右向左分流型
- 法洛四联症
- 完全性大动脉错位

从上面的流程图可以看出，先天性心脏病的种类很多，其临床表现主要取决于畸形的大小和复杂程度。这里为大家介绍临床最常见的5种。

室间隔缺损

是最常见的先天性心脏畸形，占所有先心病的20%，其中还有一部分合并其他的心脏畸形，如法洛四联症等。我们知道，室间隔是分隔左、右心室的，正常情况下，从胚胎的5～7周开始形成完整的室间隔，将左右心室腔完全隔开，如果在此过程中出现异常，就会造成相应部位的心室间隔缺损，可能有一个缺损，也可能有多个。

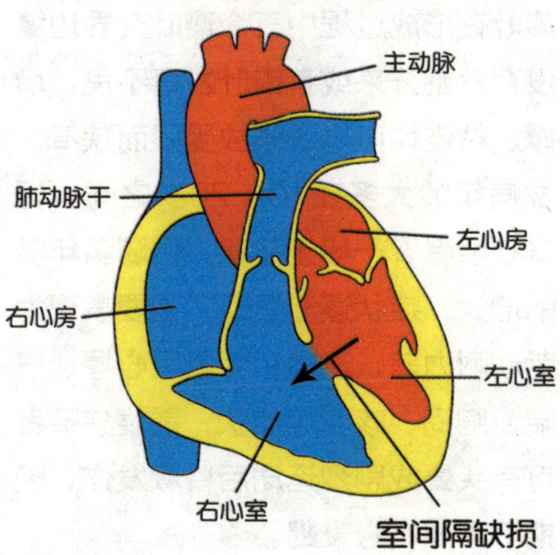

这样一来，左心室内的血流就会被分流到右心室中，分流血量的多少取决于缺损的大小及左右心室之间压力的差别。缺损较小、分流量较少的患者，一般无明显症状；缺损大、分流量多的患者，可出现发育障碍，体型比较瘦小，活动后会有心悸、气喘、乏力等症状，反复出现肺部感染，严重时还会发生呼吸窘迫和左心衰竭。

房间隔缺损

房间隔是分隔左、右心房的，正常情况下，在胚胎的第4周末，房间隔开始形成，将心房分为左、右两个腔隙。

房间隔缺损的临床表现与缺损大小、有无合并其他畸形有关。如果只是单纯型缺损，且缺损小，可长期没有症状，一直潜伏到老年；如果缺损

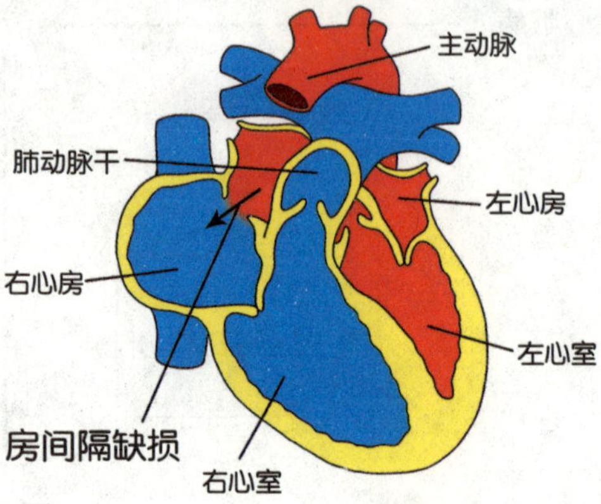

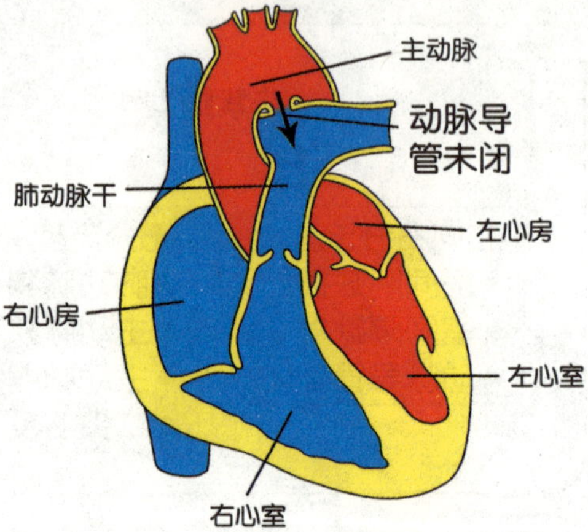

大，症状出现就会比较早，比如劳累后会有胸闷、气急、乏力等症状，婴幼儿容易发生呼吸道感染等。

动脉导管未闭

动脉导管原本是胎儿时期肺动脉与主动脉间的正常血流通道，因为胎儿在母体子宫内是没有呼吸的，是通过胎盘来获取母体供给的氧气，所以，胎儿右心室排入肺动脉的血液经导管进入降主动脉。当胎儿出生后，开始有了呼吸，肺循环建立了，这时动脉导管的使命也就完成了，正常情况下就开始收缩，最后闭塞。如果这时动脉导管组织出现异常，不能正常地收缩、闭塞，就叫动脉导管未闭，多见于早产儿。

一般情况下，婴儿出生后10～15小时，动脉导管即开始功能性闭合。生后2个月至1岁，绝大多数已闭。1岁以后仍未闭塞者即为动脉导管未闭。大多数患儿发育和日常活动没有明显异常表现，往往因为感冒或肺炎就诊时发现心脏杂音而确诊。等到患者逐渐长大后，会出现劳累或活动后心悸、气喘、乏力、咳嗽等症状时，往往病情已经发展到比较严重的地步了，晚期还可发生心力衰竭。

肺动脉瓣狭窄

肺动脉瓣位于肺动脉与右心室连接处，正常有三个瓣叶，通过开关来保证肺动脉内的血液不会倒流。如果瓣叶在形成过程中三个瓣叶交界边缘没有分割开来或者瓣叶发育不良、增厚、粘连均可导致开放受限而狭窄。发病年龄大多在10～20岁之间，轻度狭窄者，一般无症状，但随着年龄的增大，症状逐渐显现，主要表现为劳动耐力差、乏力和劳累后心悸、气喘、胸闷、咳嗽等症状，重度狭窄者可有头晕或剧烈运动后昏厥发作，晚期可出现右心衰竭。

法洛四联症

法洛四联症是最常见的紫绀型先天性心脏病，发病率占所有先天性心脏病的12%～14%。此病是四种心脏血管改变的联合，即肺动脉狭窄、主动脉骑跨、室间隔缺损及右心室肥厚，前三者是心脏畸形，右心室肥厚是心室负荷增加后的表现。其临床表现在很大程度上取决于肺动脉狭窄的严重程度，狭窄越重，则临床表现也就越重。主要症状有紫绀、呼吸困难和活动耐力差等。

先天性心脏病的诱因

根据临床研究发现，主要有7种危险因素，容易导致心脏血管的先天性畸形：

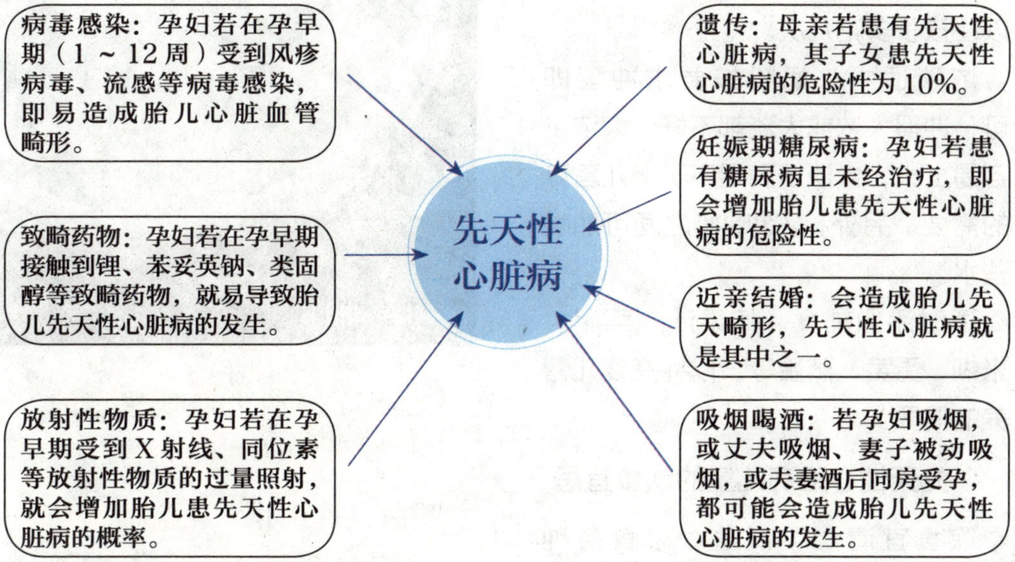

先天性心脏病的检查与治疗

先天性心脏病一般通过症状、体征、心电图、X线和超声心动图等检查，就可以作出诊断，并确定治疗方案。对合并多种畸形、复杂疑难的先天性心脏病，需要进行三维CT、心导管或心血管造影等检查，才能作出明确的诊断。

一般先天性心脏病中，仅有少数类型的先天性心脏病可以自然恢复，有的则随着年龄的增大，并发症会渐渐增多，病情也逐渐加重，所以应及时进行检查和治疗。治疗方法有手术治疗、介入治疗和药物治疗等多种，需要专业医生根据患儿的具体病情来确定。有的家长怕孩子年龄太小经不起手术，其实不必担心，目前，我国先天性心脏病治疗手术已经相当成熟，成功率接近100%。

十 先天性心脏病的日常饮食调理

掌握了一些正确的喂养方法，对增强患儿体质，预防营养不良，促进病情的恢复是有帮助的。

先天性心脏病患者的饮食原则

先天性心脏病婴儿怎么喂

◎尽量母乳喂养，并少量多次。家长要有足够的耐心，一次吃不饱，可以让孩子多吃几次。

◎浓淡适中。奶粉按要求冲配即可，冲得太浓或太淡都不好，太浓了容易上火，太淡了满足不了婴儿营养的需要。另外，2次喂奶之间可加喂些水。

◎适时添加辅食。如果汁、菜泥、米糊、蛋黄、蒸蛋等，以补充婴儿营养的需要。

先天性心脏病儿童的饮食宜忌

◎饮食宜清淡、低盐，忌食各种盐腌食品，以免造成水分的大量滞留，增加患儿心脏的负担。

◎注意补充蛋白质和维生素，增强体质，有助于病情的恢复。

◎青紫型先天性先天性心脏病患儿应及时补充水分，多喝白开水，防止脱水而引发血栓形成。

◎少吃各种甜食，如巧克力、糖果、含糖糕点等，以免增加患儿的消化负担，不利于先天性心脏病的康复。

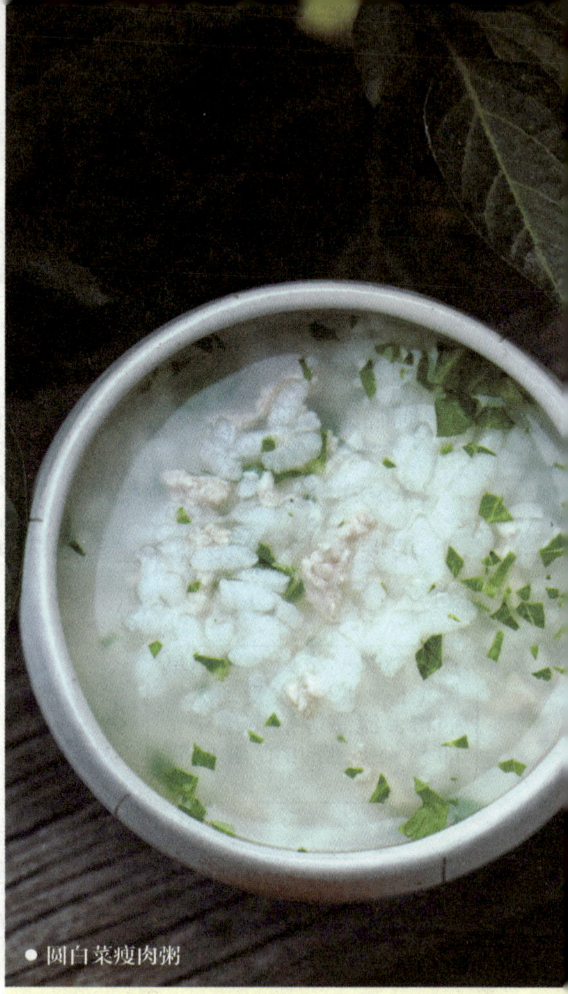

● 圆白菜瘦肉粥

适宜先天性心脏病患者的食谱推荐

圆白菜瘦肉粥

材料：圆白菜、猪瘦肉、大米各20克，盐适量。

做法：❶圆白菜洗净，切碎；猪瘦肉洗净，剁成末。

❷大米淘洗干净后，放入锅中加水煮。八成熟时放入圆白菜、猪肉末，继续煮至粥熟，最后加盐调味即可。

功效：此粥营养丰富，容易消化，适宜脾胃不佳的先心病患者。

先天性心脏病的运动调养

先天性心脏病患儿由于心脏血管的畸形和病变，活动耐力明显下降，但由于严重程度不同，有些患儿能像正常的同龄孩子一样活动，并没有明显的异常表现，而有些严重的患儿，活动后就会出现乏力、气喘等症状。即使经过手术治疗后，患儿的心脏血管都还需要一个修复、愈合的过程，大约3~6个月。所以，对患儿心脏手术后活动的问题，家长需要避免两个倾向：

× 不敢活动	× 不加控制地剧烈活动
这是很多家长的想法，担心患儿活动会碰到伤口，不利于伤口的愈合，于是就让患儿整天躺在床上，不让动。其实根本没必要担心，早期适当的活动有利于心功能的恢复。否则在成年后，可能会导致肥胖、三高，甚至冠心病的发生。	心脏手术后不重视，无限制地活动也要避免，如果活动后气喘明显，有胸闷、胸前痛时，应节制活动，并去医院检查。尤其有心脏传导阻滞的患儿，活动量要限制，不宜游泳。

先心病患儿什么时候能够活动

◎只要手术后把各种管子拔除以后，就可以鼓励患儿增加床上的活动，然后再逐渐增加活动量，当然，这些都要根据患儿的实际情况和医嘱来定。

◎手术3个月后，学龄期的患儿就可以去上学了，但暂时不要参加体育课，避免过度活动。如果心脏手术前心功能差的，手术后需要休息的时间要更长些。

◎手术后半年，经过复查心脏功能恢复良好，即可恢复正常活动。

先天性心脏病的中医其他调养方法

◎让孩子生活有规律，手术后恢复期尽量保持安静，避免过分哭闹，保证充足的睡眠。

◎居室内保持空气流通，尽量少带患儿去人多的公共场所，以免诱发呼吸道感染。

◎出汗多的患儿，需要保持皮肤清洁，勤洗澡，勤换洗衣物。

◎保持大便通畅，以防大便干燥、用力排便时会增加心脏负担。

◎随天气变化及时给患儿增减衣物，以防感冒。

第四节

心脏瓣膜病

张女士70岁了，身体一直不是很好，半年前家人带她到当地医院检查，做了彩超、心电图，医生诊断她患有冠心病、房扑、原发性房颤，建议她住院治疗。住了半个月出院了，回到家继续遵医嘱服药，可是，张女士感觉心脏还是不舒服，而且还出现了脚肿的现象。家人又赶紧带她到市里的大医院检查，发现张女士除了患有冠心病、高血压、房颤以外，还患有风湿性心脏病，二尖瓣中度狭窄伴轻度关闭不全，主动脉瓣轻度关闭不全，这才是她心功能一直恢复不好的根本原因。

一 秦医师白话心脏瓣膜病的关键点

了解心脏瓣膜的强大功效和心脏瓣膜病

心脏之所以能够周而复始地让血液在身体里循环，关键就在于心脏瓣膜的作用。那什么是瓣膜呢？它们长在哪里呢？我们知道，人体的心脏分为四个心腔：左心房、左心室和右心房、右心室，左心房和左心室相连，右心房和右心室相连，两个心室又分别与两个大动脉相连，那么，心脏瓣膜就生长在心房和心室之间、心室和大动脉之间。正常人的心脏共有四个主要的心脏瓣膜，分别是二尖瓣、三尖瓣、主动脉瓣及肺动脉瓣，每个瓣膜由2~3个瓣叶组成，当瓣膜张开时让血液流过，关闭时则可以防止血液倒流，它们就像一个个单向阀门，保证血液单方向流动。

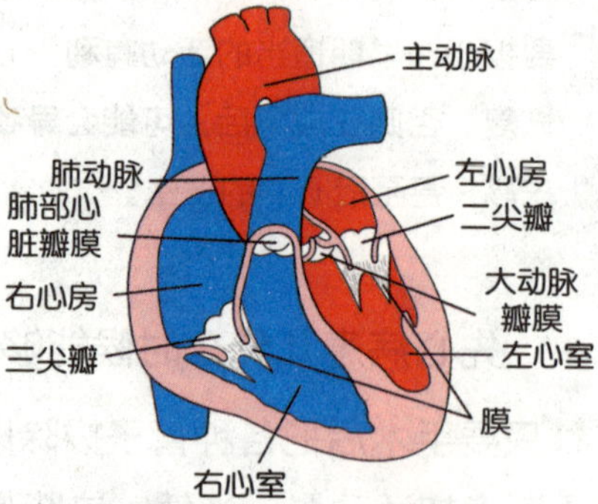

人体正常的心脏瓣膜

如果心脏瓣膜的开合出现问题，比如张开的幅度不够彻底（即心脏瓣膜狭窄），或者关闭时关闭不完全，仍留有空隙（即心脏瓣膜关闭不全），导致血液反流等，就会形成所谓的心脏瓣膜病。

引起心脏瓣膜病的原因较多，主要有风湿热、黏液变性、退行性改变、先天性畸形、缺血性坏死、感染和创伤等，病变可累及1个或多个瓣膜，会造成血流动力学紊乱，导致心房、心室结构改变及功能失常，最终出现心力衰竭和心律失常。

认识心脏瓣膜病的种类及症状表现

临床上，心脏瓣膜病主要有4种：

二尖瓣狭窄

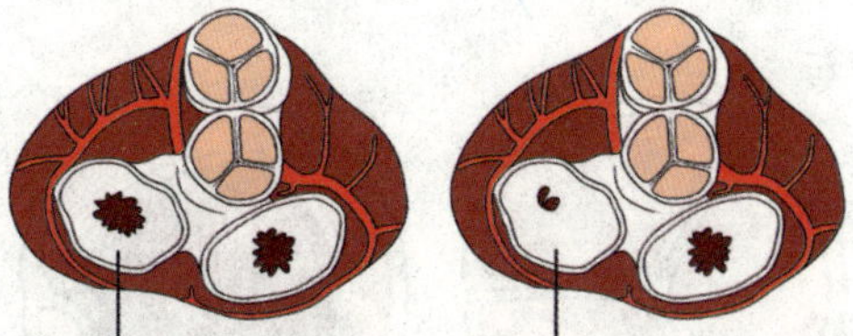

二尖瓣狭窄几乎均为风湿性，是由于急性风湿热的反复发作造成的，是风湿性心脏瓣膜病中最常见的类型，其中40%患者为单纯性二尖瓣狭窄。早期是瓣膜交界处及其基底部形成水肿、炎症及赘生物（渗出物），后期瓣叶会逐渐增厚、瓣叶之间会发生粘连，限制瓣膜活动能力和开放，致瓣口狭窄。当二尖瓣狭窄时，二尖瓣不能完全打开，左心房的血液就不能顺利通过二尖瓣进入左心室，所以导致左心房淤血，同时左心室血量减少，患者就会出现呼吸困难、咳嗽、咯血等肺淤血的表现。

二尖瓣关闭不全

二尖瓣包括瓣叶、瓣环、腱索和乳头肌4部分，其中任何一个发生结构异常或功能失调，都会导致二尖瓣关闭不全。当二尖瓣关闭不全时，二尖瓣不能完全闭合，就会使左心室的血液倒流，所以，左心房血量增多，而进入主动脉的血量减少。在心功能代偿期，患者可无症状，但随着血液反流程度的加重，症状就会逐渐出现，反流较轻的患者仅有轻微的劳力性呼吸困难，反流严重的患者很快就会出现急性左心衰，如乏力、易疲倦、心悸及呼吸困难等症状，甚至休克。

主动脉瓣狭窄

主动脉瓣位于左心室和主动脉的连接处，正常主动脉口面积为$3cm^2$，当瓣口面积$<1cm^2$时，左心室排血就会受阻，左心室压力增加而逐渐变得肥厚而致病。主动脉瓣狭窄约占风湿性瓣膜病的1/4，男性多见，常同时伴有关闭

不全和二尖瓣病变。主要是由风湿热的后遗症、先天性主动脉瓣结构异常或老年性主动脉瓣钙化导致的。轻者可多年无症状，瓣口重度狭窄的患者大多有倦怠、呼吸困难（劳动后或阵发性）、心绞痛、各种心律失常、眩晕或晕厥、心衰等症状，甚至发生猝死。

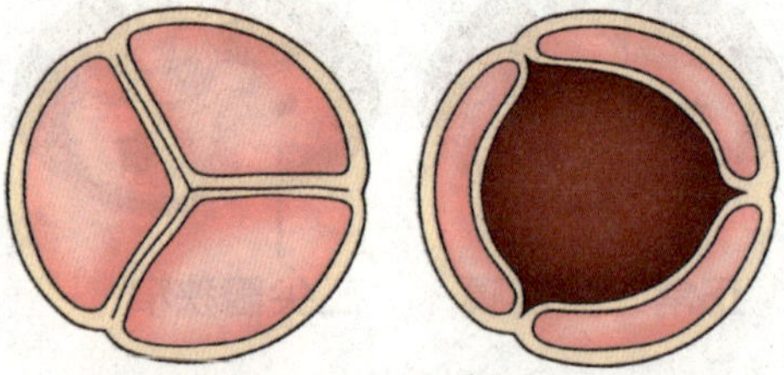

主动脉瓣正常时，瓣膜开放自如

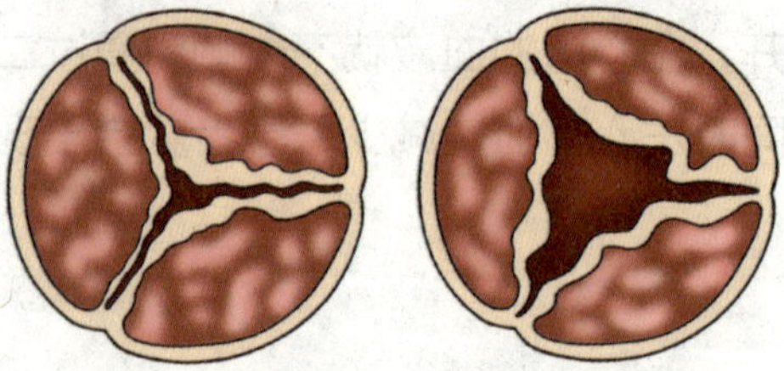

主动脉瓣狭窄时，瓣膜开放受限

主动脉瓣关闭不全

在慢性风湿性瓣膜病中，主动脉瓣病变约占30%～40%，且多数合并有二尖瓣病变，男性较多见，而单纯的主动脉瓣关闭不全多为非风湿性。主动脉瓣关闭不全会造成左心室收缩期向主动脉排血，舒张期血液倒流入左心室，病情越严重，倒流的血量越多，通常可占左心室排出血量的10%～60%，甚至更多。

患者可长期无症状，如果不出现感染性心内膜炎，甚至终生都没有影响。但是，如果有明显的主动脉瓣关闭不全及周围血管体征的患者，通常会有头颈部搏动感、心悸等症状。当出现左心功能不全后，病情会进行性加重，出现不同程度的呼吸困难、肺水肿、右心衰竭，部分病人还会有心绞痛，多在夜间发生。

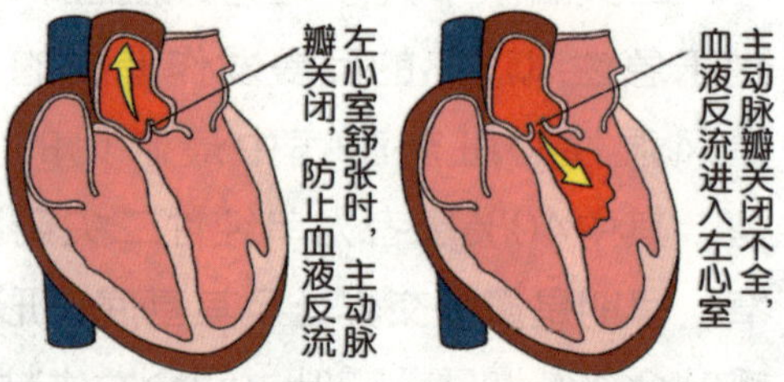

正常的主动脉瓣 关闭不全时的主动脉瓣

心脏瓣膜病的检查和治疗

心脏瓣膜病的检查主要有X线胸片、心电图、多普勒频谱超声心动图，这些都是诊断和评价心脏瓣膜病的重要方法。

在治疗方面，主要有内科药物治疗和外科手术治疗。

◎药物治疗：主要是给予一些强心、利尿等口服药物，以改善心功能，但是，心脏瓣膜病随病情的进展，药物治疗效果会越来越差。

◎手术治疗：目前主要有瓣膜成形术和瓣膜置换术两种手术方法，预后效果比较理想，可有效改善患者的生活质量。

十 心脏瓣膜病的日常饮食调理

对心脏瓣膜病患者来说，除了积极的治疗和休养外，适宜的饮食调养对促进病情恢复也很有帮助。

心脏瓣膜病患者的饮食原则

◎急性风湿热的患者，必须限盐，每天不超过3克，同时增加热量和蛋白质的摄入量，适量补充液体、糖类和维生素，尤其是富含维生素C的蔬果，如西红柿、山楂、柑橘、猕猴桃等，可提高免疫力。

◎对尚未发生心力衰竭的患者，对食物并无特殊要求或限制，只要保证合理的营养和摄入充足的热量即可。

◎合并严重心力衰竭的患者，应给予松软或流质的不需咀嚼的食物，并限制钠盐的摄入，饮食以清淡为主，少食多餐，以每天吃5~6餐为宜。

◎对心功能代偿期的患者，应注意保持正常体重或较正常轻20%，如果超重，则必须节食减肥。

◎对心功能失代偿的患者，应适当节食，以降低代谢速率，防止心功能不全进一步恶化。

◎尽量不吃产气、易发酵、油炸的或大块不易消化的食物，如萝卜、红薯、南瓜、豆浆等；忌食刺激性食物，生姜、辣椒、胡椒面等辛辣调味品；戒烟酒及浓茶、浓咖啡等。

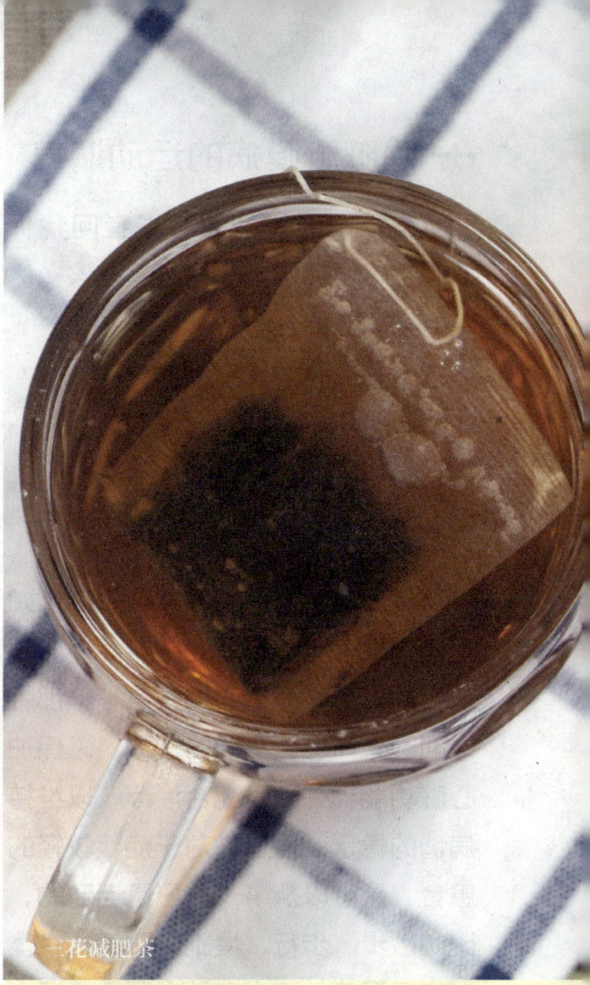

● 三花减肥茶

适宜心脏瓣膜病患者的食谱推荐

三花减肥茶

材料：玫瑰花、代代花、茉莉花、川芎、荷叶各等份。

做法：❶将上述食材切碎，共研粗末，用滤泡纸袋分装，每袋3~5克，备用。

❷每次取1小袋，放入茶杯中，用沸水冲泡，焖10分钟即可。每日1剂，代茶饮。

功效：理气化痰，降脂减肥。适宜超重或肥胖的心脏瓣膜病患者。

心脏瓣膜病的运动调养

在接诊时，经常有患者问我："医生，像我这个病是不是应该多休息，不能运动啊？"

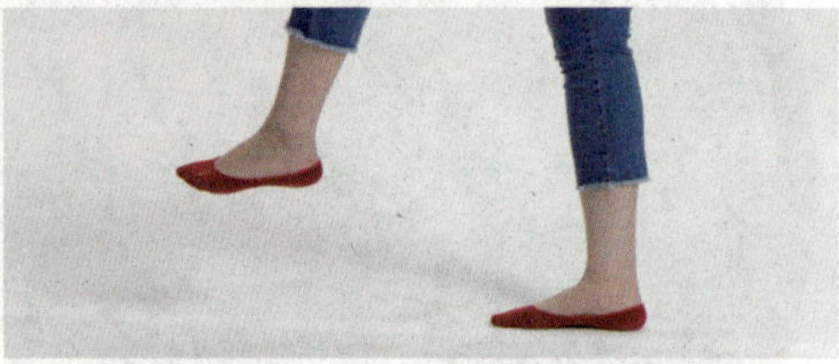

是，也不是，关键看你的病情如何。如果有比较严重的并发症，如Ⅲ度心力衰竭、严重心律失常等，那就必须卧床休息，不能多活动，以保护心脏功能，并积极配合治疗，以维持病情的稳定。但是，对于症状较轻的患者，是可以从事一些日常活动的，比如散步、步行、慢跑、跳舞、轻体力家务活等，不必有什么顾虑。适当运动有助于神经和心脏循环功能的改善，改善心脏的血氧供应，促进心肌代谢。不要因为查出来心脏病，就排斥任何运动和体力劳动，如果长期不运动，反而会感觉头晕眼花、心悸气短、体力下降等，甚至会加重病情。

心脏瓣膜病的中医其他调养方法

生活起居调养

◎坚持规律的生活习惯，劳逸适度，保证充足的睡眠，每天睡眠时间应不少于8小时，切忌过度劳累和熬夜，更不能长期处于疲劳中，否则必会加重心脏负荷，导致严重后果。

◎风心病人应注意避免寒冷和潮湿，居室宜向阳、通风好，温湿度适宜；冬季室内外温差大，要注意保暖，预防感冒；出汗时要及时擦干，衣物湿了要及时更换，以避免风寒湿邪的侵犯，诱发心力衰竭或导致病情恶化。

◎注意节制房事，最好征得医生同意后再恢复房事。

精神调养

患病后，不仅会影响工作，生活质量也大大降低，患者往往会产生很大的精神负担，心态变得悲观、郁闷、烦躁。其实，这些坏情绪都是要不得的。中医认为，七情过激会导致人体阴阳失调，气血虚损，抗病力下降，对病情的稳定和康复极为不利。所以，无论在工作上，还是在生活中，患者都应该保持乐观、平和的心态，即使遇到不开心的事情，也要学会自我调节，毕竟身体健康才是最重要的。

秦医师特别提醒

心脏瓣膜病患者运动时一定要适度，避免一切剧烈运动和重体力活动，以免诱发心绞痛、心力衰竭、心律失常，甚至猝死。

第八章

只有医生知道的心脑血管疾病护理及康复法

心脑血管疾病属于慢性病，意思是说病程漫长，恢复期慢。相对于治疗，术后康复和调养才是关键。本章，我将把只有医生知道的心脑血管急症发作的应急处理、不同症状的康复理疗法及护理等用通俗的语言告诉大家。尤其是对一些有偏瘫、失语、记忆障碍等后遗症的患者来讲，恢复期的康复治疗非常重要。只要护理得当，在家康复的效果并不比在医院效果差。

心为脏腑大主，养生从“养心”开始

在养生保健知识泛滥的今天，养生从哪里开始呢？对于中老年朋友，我建议从“养心”开始，并学一点儿中医学理论。

在中医理论中，以脏象学说为核心，我们五脏六腑的生理功能和相互之间的平衡协调是维持机体内外环境相对恒定的重要环节。在五脏六腑中，心为“君主之官”，“五脏六腑之大主也”。所以，“养心”是关键，心脏健康与否，直接影响到人体的健康与寿命。怎么养心？我们从心脏主血脉、主神志两个生理功能方面入手。

一 心主血脉：养护心脏功能，减轻心脏负担

老年朋友常说“操心死了”，“心累”了。心为什么会累？是因为心主血脉，不仅统领全身的血液流通，还掌管脉络通畅。人体的一切生命活动都是以血脉顺利流通为基础的，而血脉由心主导。所以，“心主血脉”的保健宜从两个基本点出发：一是增强心脏功能，二是减轻心脏负担。

科学配膳

《素问·五脏生成篇》云：“心之合脉也……多食咸，则脉凝泣而变色”，《素问·生气通天论》指出：“味过于咸，大骨气劳，短肌，心气抑”。指出了饮食过咸会给心脏带来不利影响。因此，心脏饮食保健的基本要求是：营养丰富，清淡多样。

心肌的发育和血脉运行都需要消耗高级蛋白质，要及时补充；脂肪食品食用过多对心脏健康也没有好处，大家都听说过脂肪肝，很少听到“脂肪心”这个词，但据研究发现，

秦医师特别提醒

心脏饮食保健应做到：减少热量以控制体重；降低脂肪总量及饱和脂肪酸和胆固醇的摄入量，增加不饱和脂肪酸的摄入量；限制单糖和双糖的摄入量，控制脂肪摄入的量与质。补充适量的矿物质和维生素；适量摄入优质蛋白质；饮食中需增加膳食纤维的摄入量，保证必需的无机盐及微量元素供给。少量多餐，饮食宜清淡低盐。

脂肪食品食用过多，确实会使心脏脂肪含量过高，出现“脂肪心”，同时也容易引起动脉硬化。因此，在饮食中宜适当摄入植物蛋白、牛奶、瘦肉之类，并选用一些能降血脂食物，如大豆、蘑菇、花生、生姜、大蒜、洋葱、茶叶、酸牛奶、甲鱼、海藻、玉米油、山楂、蜂皇浆等；少吃含胆固醇高的食物，如蛋黄、猪脑、猪肝、蟹黄、鱼子、奶油等。

饮食习惯提倡混合饮食，这样维生素和微量元素吸收比较广泛，维生素C、维生素B_6、维生素B_1、B族维生素、维生素B_{12}及微量元素铬、锰、镁等对于心血管保健、预防动脉硬化很有价值。饮食中要适当多选食谷类、豆类、面等，并多食绿叶蔬菜和水果。

低盐饮食对预防心血管疾病大有好处，钠盐食用过多，会增加心脏负担，又易引起高血压等疾病，故清淡饮食为宜。总之，科学配膳是预防心血管疾病的重要环节。

切忌暴饮

历代养生家都主张渴而后饮，缓进饮料，反对大饮、暴饮。因为一次喝大量的水或饮料，会迅速增加血容量，增加心脏负担。因此，年高或心脏功能欠佳者，尤当注意。一般而言，每次进饮料不要超过500毫升，可采取少饮多次之法。

忌过食刺激物

凡刺激性食物和兴奋性药物，都会给心脏带来一定的负担，故应戒烟少酒，不宜饮大量浓茶，辣椒、胡椒等物亦要适量；对于咖啡因、苯丙胺等兴奋药物亦须慎用。

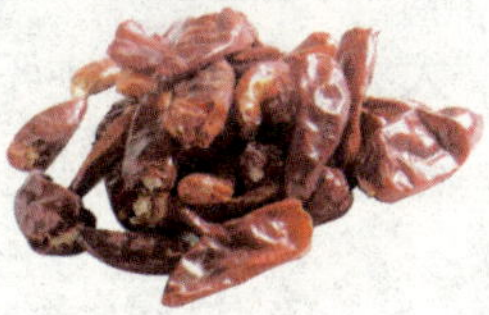

适量减肥

体重过重会加重心脏负担。因此，青春期以后注意减少脂肪赘生，避免发胖，控制体重和减肥的方法多种多样，可因人而异地选择。如运动锻炼、饮食减肥等，就饮食而言，即限制总热量的摄入和储存，尤其晚餐不过量，就餐时间宜稍早，对控制体重是有意义的。

卧具适当

一般而言，床头要比床尾适当高一些，枕头高低适度，对心脏血液回流有益处。心脏功能较弱者，休息时可采取半卧式，这样可减轻心脏的负担。

运动锻炼

经常参加运动锻炼，可以增强冠状动脉的血流量，对心脏大有益处。经常参加运动和体力劳动的人，心肌功能要比不活动的人强壮得多。一般认为，太极拳、导引、气功、散步、中慢速度的跑步、体操、骑自行车、爬山、游泳等，都适用于心脏的保健锻炼，具体运动项目要根据各自的实际情况辨证施练，中老年则不宜参加过于激烈的竞技运动，因为过于激烈，心脏负荷量太大，对心脏产生不利影响。此外，结合运动锻炼还可做按摩保健。

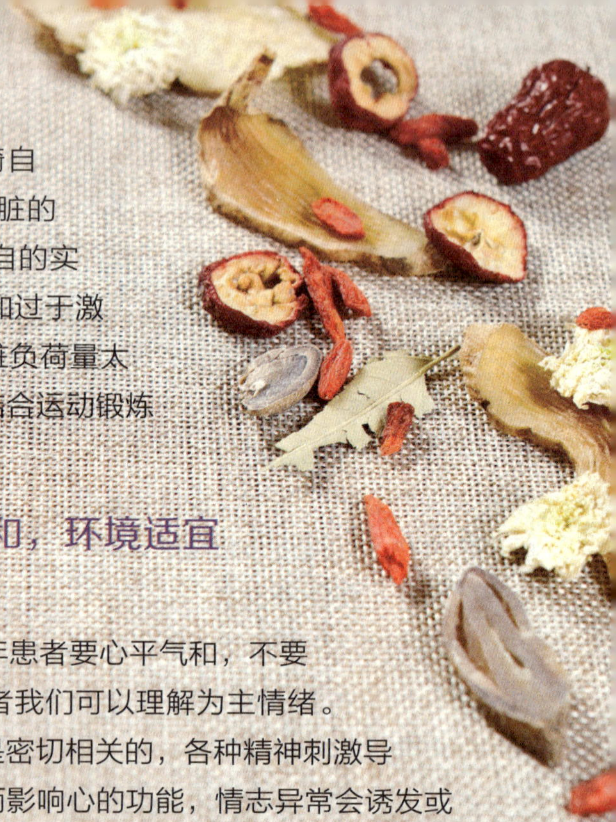

心主神志：保持情志平和，环境适宜最养心

医生常嘱咐心脑血管病的中老年患者要心平气和，不要生气、激动。是因为心主神志，或者我们可以理解为主情绪。心主神志的功能与心主血脉的功能是密切相关的，各种精神刺激导致气机紊乱，影响血液的正常运行而影响心的功能，情志异常会诱发或加重心脑血管疾病。

中老年朋友要保持情志平和

情志和心脑血管疾病具有密切联系。如果中老年朋友情志平和，则气血宣畅，人的外在表现为：神采奕奕、思维敏捷，对外界信息的反应迅速；如果七情过激，则可导致心神受伤，外在表现则是精神萎靡，思维迟钝，心情郁闷或焦虑不安。“悲哀愁忧则心动”。因此，中老年朋友应保持七情平和，情绪乐观，避免过度的喜怒、忧愁等不良情绪。对于生活中的重大变故，宜保持冷静的头脑，既不可漫不经心，又不必操之过急，以保证稳定的心理状态。

适宜的环境也很重要

人是社会群居的生物，外界环境对我们的影响不容忽视。随着年龄渐长，中老朋友容易悲秋伤怀，因此良好的生活环境和工作环境对他们的心理健康是非常重要的。中老年朋友要选择生活在充满元气的环境下，比如和子女一起住，享受天伦之乐；或者多参加社区中老年中心活动，愉悦身心。人与社会的联系不仅是物质的需求，也是精神的需要。因此，要热爱生活，同社会环境保持密切联系，建立融洽的人际关系，使人们的精神生活得到互相纠正，互相补充，保持稳定的情绪。

十 可提高心脑生理功能，家庭药膳能帮忙

前面从生理、心理方面讲了心脏养护的日常养护知识，对于一般中老年朋友或轻微心脑血管病患者来讲是合宜的。但对于心脑血管术后康复患者或慢性心脑血管病患者来讲，再搭配一些药膳调理，对改善心脑生理功能是更有益的。中医讲究对症下膳，请大家根据自身的实际情况，服用对应的药膳。

心阳不足型

症状表现：心悸不安，气短或气促，胸闷或心痛时作，畏寒肢凉，面色苍白，唇甲淡白，舌青紫、紫暗或舌淡苔白，脉沉细或结代。

食疗原则：补气温阳，祛寒通脉。

食疗方

方一：淫羊藿红茶

材料：淫羊藿20克，红茶4克。

做法：将两者研成粗末，加水煎煮15分钟。

服用方法：代茶频饮，次数不限。

方二：红参莲子茶

材料：红参4克，红茶3克，莲子30克，冰糖适量。

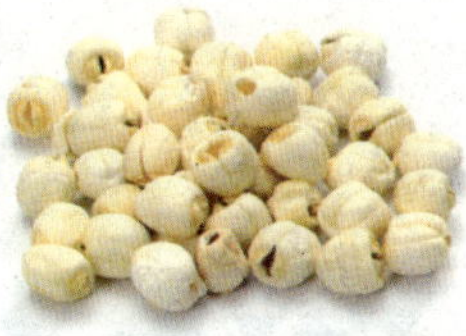

做法：先将红参、莲子用适量清水浸泡，红参切薄片，再加入冰糖，用小火炖1小时即成。

服用方法：代茶频饮，味淡时嚼食红参、莲子。每日1次，7天为1个疗程。

方三：薤白葱姜粥

材料：薤白20克，葱白5根，粳米100克，生姜5片，精盐适量。

做法：先将薤白、葱白洗净，切成细段。粳米洗净入锅加料共煮成粥，煮沸即可。

服用方法：每日早餐顿服。

方四：生姜当归羊肉汤

材料：生姜10克，当归6克，羊肉100克，绍酒12克，葱6克，盐3克。

做法：先将原料洗净切片，加水1000毫升，武火煮沸，再文火炖50分钟即可。

服用方法：每日1次，喝汤食肉。

方五：三花茶

材料：人参、三七花、代代花各5克。

做法：泡茶饮用。

服用方法：代茶频饮，次数不限。

气滞血瘀型

症状表现：以心前区或胸骨前后疼痛为主，固定不移，时发时止，入夜更甚，伴有两胁胀痛，胸闷憋气，情志不舒，舌质暗或有瘀点，脉弦。

食疗原则：补气温阳，祛寒通脉。

食疗方

方一：川芎茶

材料：川芎9克，茶叶3克。

做法：水煎取汁，当茶饮。

服用方法：每日1次，5天为1个疗程。

方二：冠心袋泡茶

材料：茶叶10克，代代花、川芎各6克，红花2克，冰糖适量。

做法：冲泡代茶频饮。

服用方法：每日3次，5天为1个疗程。

痰浊阻络证

症状表现：胸脘部闷痛，心悸气短，食少纳呆，腹胀不适，舌胖苔白。

食疗原则：理气化痰，化湿泄浊。

食疗方

方一：紫菜萝卜汤

材料：白萝卜250克，紫菜12克，陈皮2片，精盐适量。

做法：按个人喜好烹制成汤。

服用方法：当汤佐餐，随意食用。

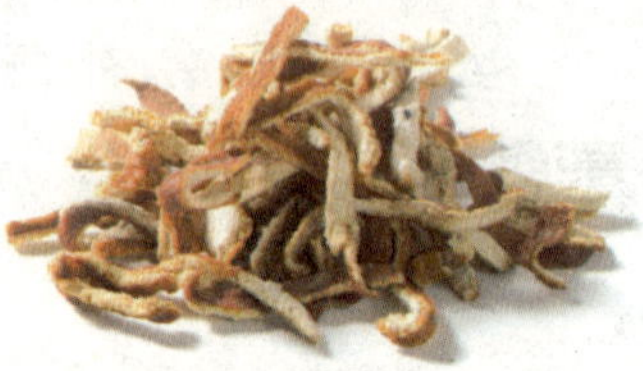

方二：海藻黄豆汤

材料：昆布、海藻各30克，黄豆150克。

做法：按个人喜好烹制成汤。

服用方法：当汤佐餐，随意食用。

气阴两虚证

症状表现：胸痛隐隐，气短乏力，多汗口干，五心烦热，舌淡胖，舌质偏红少苔，脉细或结代。

食疗原则：益气强心，滋阴润燥。

食疗方

方一：双耳汤

材料：银耳、黑木耳各20克。

做法：洗净，微火炖，亦可加适量红枣、龙眼。

服用方法：每日1剂，分次服用。

方二：参花茶

材料：人参花6克。

做法：代茶频饮。

服用方法：每日1剂，分次服用。

方三：杞黄炖鸭

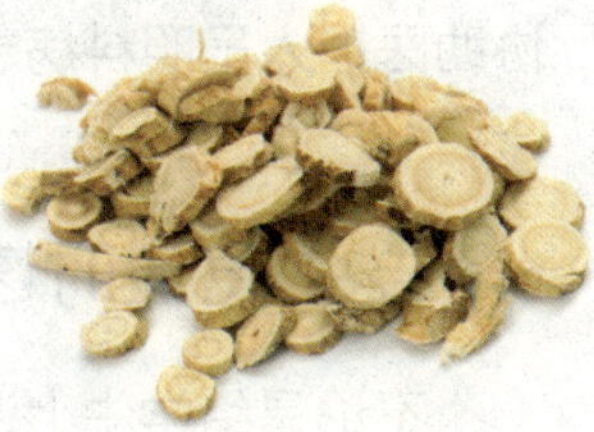

材料：黄芪、枸杞各20克，当归10克，鸭肉250克。

做法：共入锅炖煮，至肉熟调味，弃黄芪、枸杞、当归。

服用方法：每周1次。

阴虚阳亢证

症状表现：此型多属冠心病合并高血压者，症见心前区疼痛，常伴有心烦易怒，头晕胀痛，颜面潮红，口苦咽干，失眠，耳鸣，大便干结，舌质红或暗，苔微黄，脉弦数。

食疗原则：平肝潜阳，滋阴补阳。

食疗方

方一：菊花绿茶饮

材料：菊花、绿茶各3克。

做法：洗净煮沸。

服用方法：代茶频饮。

方二：菊楂决明饮

材料：菊花5克，生山楂和草决明各15克。

做法：加水煎煮，代茶频饮。

服用方法：分次饮用，每日1剂。

方三：葛粉粥

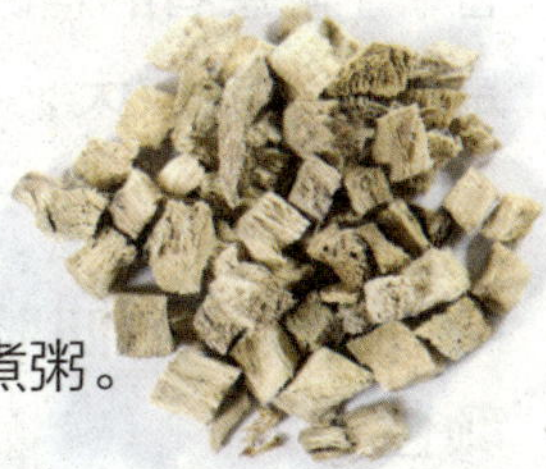

材料：葛根30克，粳米100克。

做法：将鲜葛根切片研碎，加水搅拌，沉淀取粉后加粳米煮粥。

服用方法：每日早晚食用。

只有医生知道的心脑血管病危重病人护理法

对于危重的心脑血管病患者，我一般建议入院治疗。但有时候病情发作时，我们不一定具备立刻就医的条件，或者重症监护室需要家属时刻观察病人的生命体征。那么，家属们就需要了解和掌握一些最基础的护理知识，以便于协助医护人员照料病患，帮助其快速康复。

十 发生急症时该怎么办

不论是给学生上课，还是跟患者交流，我经常说的一句话就是："心脑血管急症，致死致残一瞬间。"这便突出了疾病发生后科学护理的重要性。准确来讲，心脑血管急症患者建议入住神经内科的重症监护（ICU）病房进行观察和救治，可以确保急症的救治。但是家属仍要配合医护人员做好护理工作，另外了解一些相关问题，也便于掌控患者的病情变化。

随时观察病人的意识和瞳孔变化

具体来讲，就是避免患者一直昏迷不醒，根据医生建议定时唤醒患者，了解患者的意识状况；观察瞳孔是否扩散或放大，判断有无脑疝。（图①）

观察患者四肢末端的温度和颜色

护士会定时给患者测量血压和观察四肢末端的温度和颜色，家属应观摩学习，如果发现患者四肢末端温度或颜色发生变化，第一时间告诉医生。（图②）

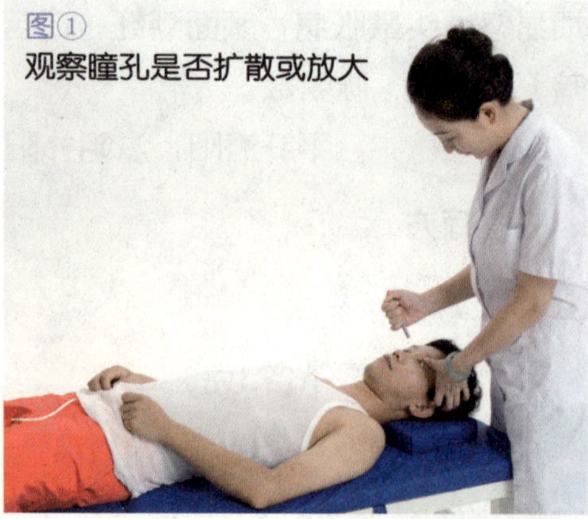

图①
观察瞳孔是否扩散或放大

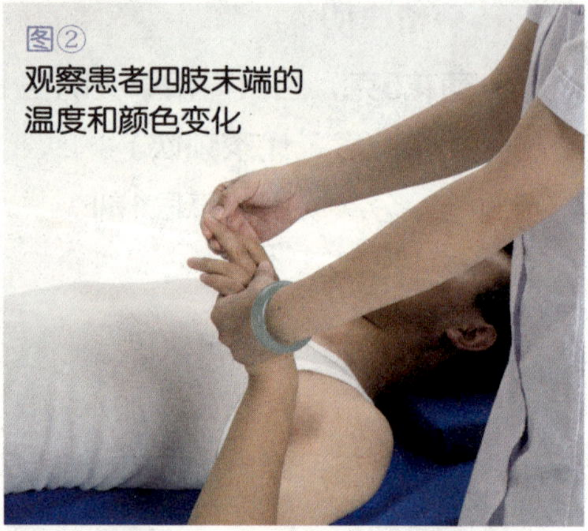

图②
观察患者四肢末端的温度和颜色变化

注意观察心电监护仪

重症监护室的患者都配备有心电监护仪，患者家属要时刻关注，随时观察患者的心率、心律和心电图的各种波幅变化。看心率（绿色数字）正常60~100次/分，心电图（绿色波形），氧饱和度（一般蓝色数字和波形）正常95%以上，呼吸频率和波形（黄色数字和波形）一般18~24次/分，还有的机器带有无创血压指示NIBP，就是2个数字中间一个“/”，比如120/60 mmHg的样子，表示血压是120/60 mmHg，血压一般90~140/60~90 mmHg算正常。

观察病人生命体征

观察患者的呼吸频率、幅度，口唇及四肢末端的颜色。最好让患者的头部时刻保持侧位，避免呼吸窒息。如果患者属于机械通气者，患者家属在医护人员的指导下观察呼吸机的各种指标，帮助医护人员让患者定时吸痰，以保持呼吸道的通畅。

其他事项

危重病人，会建立和保持输液通道，以保证随时药物供给。必要时留置胃管、尿管。当然这些是医护人员做的事情，患者家属知道即可。

患者发生昏迷时，科学的护理便更加重要了

如果心脑血管病患者出现昏迷情况，那说明病情加重且变化快，病死率高。因此，在护理方面切不可掉以轻心。具体来讲，可以从以下三点进行护理。

医院常规护理

◎定时测量和记录体温、脉搏、呼吸和血压的变化。

◎观察患者对外界刺激的言语信号的反应，以及肢体对疼痛刺激的反应，记录

秦医师特别提醒

家属给患者鼻饲喂食时，一定要咨询医生的建议，不可擅自增加鸡汤、排骨汤等自认为也是流食的食物。

意识、瞳孔和眼球运动的变化。

◎保持室内的温湿度适宜情况，防止患者着凉并发呼吸道感染。定时进行通风和消毒，防止病房内交叉感染。

这些属于医护人员的常规护理，但家属要了解医护人员这样做的目的。

饮食及消化道护理

昏迷患者在最初的1～2天是禁食的，避免腹胀呕吐。待病情稳定、肠鸣音恢复后可插胃管，最开始可以给服少量牛奶，适应后逐渐加量。

高热护理

高热是指体温超过39℃，可能是脱水热，也可能是感染性发热、中枢性发热。无论哪种高热，持续时间久就会导致患者身体体能的大量消耗，水分丧失过多，从而影响患者的生理活动，重则发生抽风、昏迷不醒等。因此，家属一定要学会积极的降温措施。

发生高热时，可以在医生指导下用温水或低度的酒精水给患者擦拭额头（图①）、头颈部（图②）、手脚心（图③）或在大血管经过的腋窝、腹股沟等放置冰袋，必要时给服退烧药。高热期间患者的抵抗力下降，因此患者家属要注意保持室内空气新鲜，及时给患者更换汗浸的衣服、被单等，防止患者受凉感冒。

图①
擦拭额头

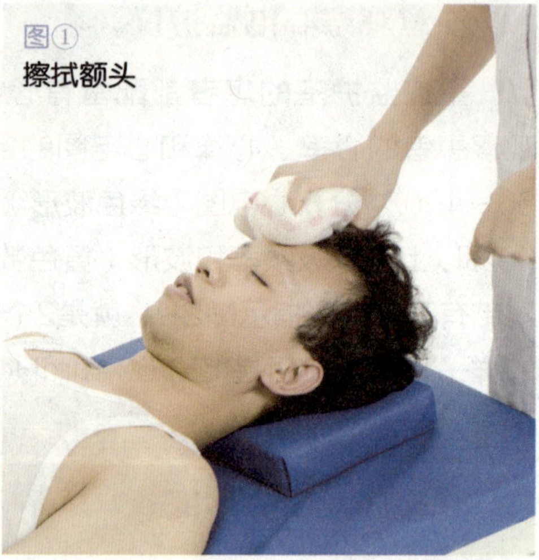

图②
擦拭颈部

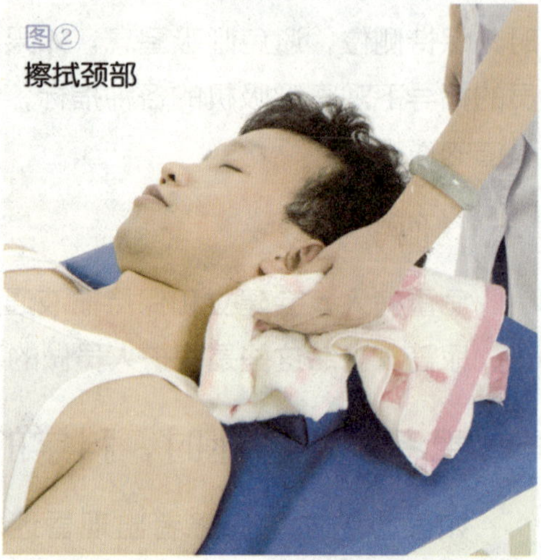

图③
擦拭手脚心

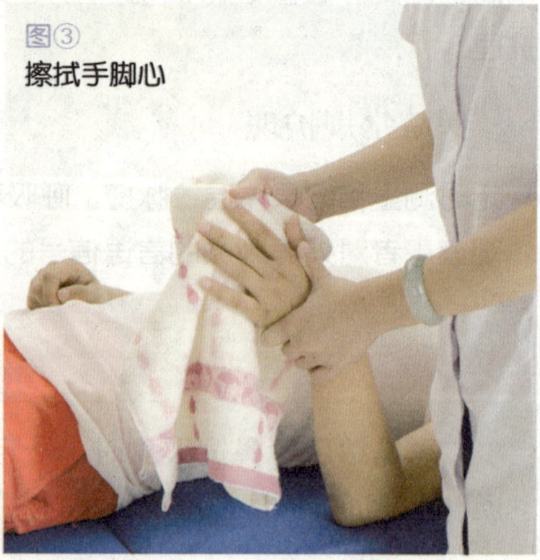

瘫痪最无奈，护理得当能改变现状

心脑血管疾病最让人头疼的是造成瘫痪，不仅给患者身心造成极大的伤害，对家属的负担也非常重。其实，瘫痪患者得到正确的护理，可以改善现状，甚至有较好的预后效果，让患者具备一定的行为能力。

家属一定要做好瘫痪患者的心理疏导工作

对于偏瘫患者而言，最需要的莫过于家人的关心、鼓励及爱护，我们医生经常打趣地称其为“神仙药”。对心脑血管病患者来讲，没有任何人愿意瘫在床上等家人照顾，他们的内心苦不堪言，作为家属如果能顺势给予安抚，积极地为患者进行心理疏导，告诉患者家人相信他、需要他，鼓励他进行肢体功能的锻炼，训练其生活自理能力，让患者从心里认识到自己的重要性，这非常重要。

单侧肢体偏瘫患者正确的卧床姿势

心脑血管疾病造成的偏瘫最常见的就是单侧肢体偏瘫患者。没有家属的辅助，这类患者一般都处于卧床状态。但是如果长时间保持一种姿势卧床，对偏瘫有害无益。其实，家属可以借助一些工具来帮忙患者变换体位，刺激患侧的肌肉、神经，促进康复。

平卧位：平卧是最常见的卧床姿势，但在患者的髋部下方放置枕头或棉垫，可以减轻肢体压力，让患者躺着更舒服些；同时用毛巾卷或小枕头置于患侧肢体可预防萎缩。比如患者右臂瘫痪，我们可以在其患侧肩部放一个毛巾卷。注意！一定要让患者的患侧上肢伸肘、伸腕、伸指，肩关节稍外展，掌心向下，这样可以防止肩后缩。（图①）

健侧卧位：即健康肢体的那侧贴床卧位法。正确的姿势是头部躺在枕头上，使其不向后扭转。躯干大致与床面垂直，胸前、腿部中间放置抱枕或枕头，让患侧上肢、腿部放置在枕头上。这样做的目的是为了让患侧肩胛、肘腕以及腿部得到充分前伸，不至于萎缩。（图②）

图①

肢体偏瘫患者平卧时，需要借助棉垫和毛巾卷垫在患者髋部和患侧关节下方。

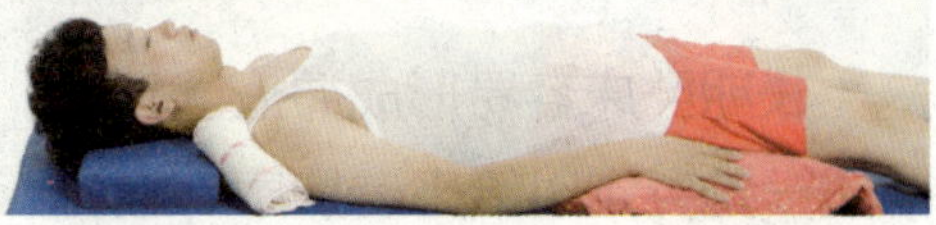

图②

单侧肢体偏瘫患者健侧卧位时，利用抱枕、枕头充分伸展患侧肢体。

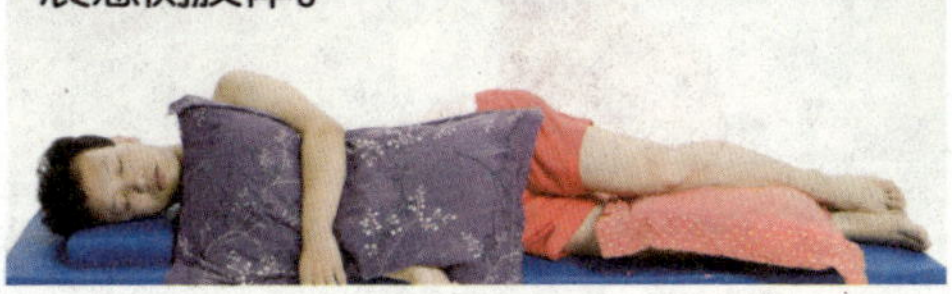

患侧卧位：头部用枕头舒适支撑，躯干稍后仰，躯干后方垫枕头，患肘伸展，前臂旋后，手自然呈背屈位。患髋伸展，膝轻度屈曲。注意足底不放任何支撑物，手不握任何物品。（图③）

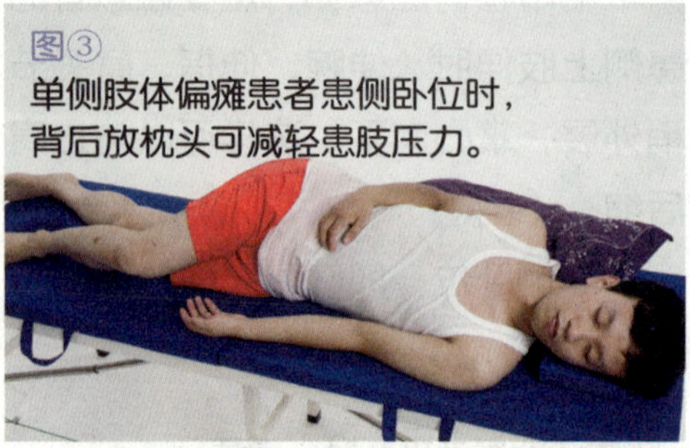

图③
单侧肢体偏瘫患者患侧卧位时，背后放枕头可减轻患肢压力。

有时间一定要经常给偏瘫患者按摩、翻身，避免形成褥疮

长期卧床容易形成褥疮。因此，家属一定要定时给患者按摩、翻身、擦拭身体。一般建议给患者每1～2小时翻身1次，定时对骨隆起部位皮肤进行按摩，主要包括患侧的肩胛部、髋关节部，以及骶髂关节部，由于以上部位在侧卧位或平卧位时容易受压，负重较大，容易形成褥疮，需要加强护理。（图④、图⑤、图⑥）

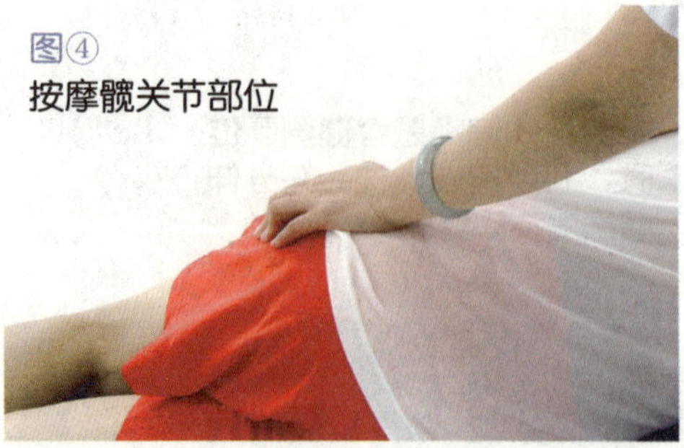

图④
按摩髋关节部位

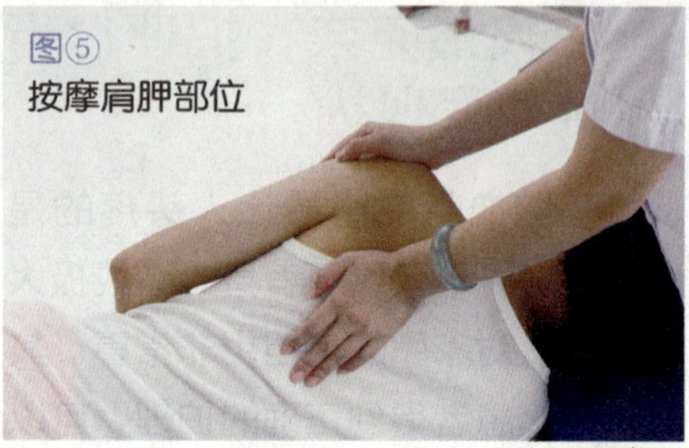

图⑤
按摩肩胛部位

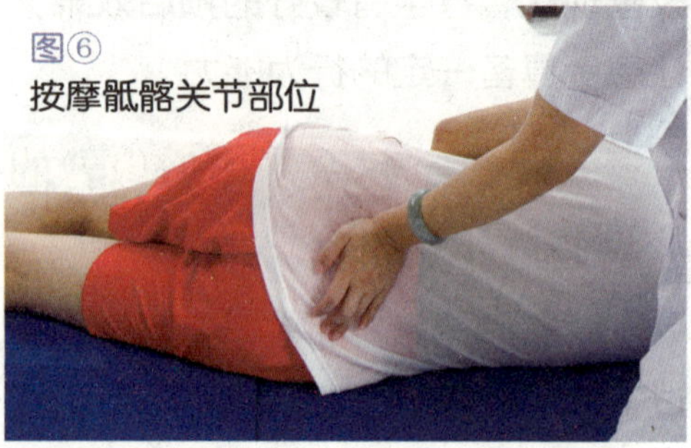

图⑥
按摩骶髂关节部位

患者出现特殊并发症时这样做

对于有尿失禁或尿潴留且置尿管的患者：在护理过程中要注意每4小时开放1次尿管，每日冲洗膀胱1～2次，每周更换2次一次性尿袋，同时要注意观察患者的尿液颜色，做好24小时尿量记录，随时观察患者尿道口有无红肿及漏尿问题。

对于有吞咽困难的患者：大多数情况下要通过鼻部喂流食，来保证人体所需的营养，具体操作时应注意：在向鼻饲管推送流食之前，需先进行缓慢回抽，观察回抽液体的颜色，同时注意观察患者表情，若回抽液体颜色正常，无血迹等异常情况且患者无明显不适时，方可向鼻饲管推送流食，推送速度不宜太快，应缓慢推

送，注意避免患者出现呛咳状况，防止食物反流进入气道。

对于合并意识障碍者：注意头偏向一侧，做到定时叩背和吸痰，防止口腔内分泌物或呕吐物误吸。

鼓励患者进行恢复期功能锻炼

可以鼓励或帮助患者翻身、上下左右移动躯体。对偏瘫肢体，从近端关节至远端关节，每天早、中、晚给患者的肢体进行被动活动各1次，每个关节活动3～5次，每次活动时间10～20分钟。具体做法可参考以下几步：

第一步：先进行肩关节周围、上肢肌肉的放松。（图⑦）

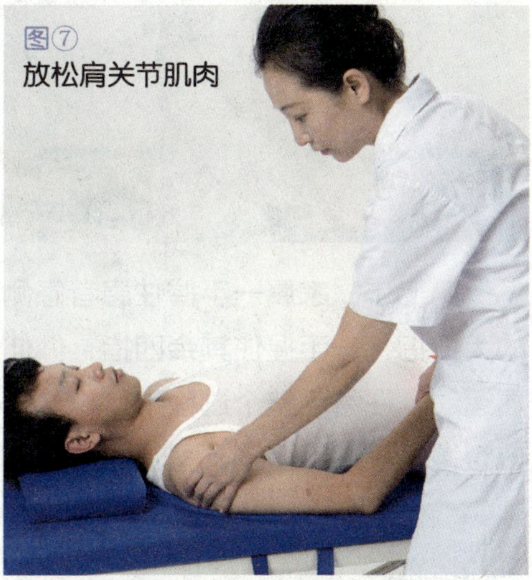

图⑦
放松肩关节肌肉

第二步：右手握住患侧手腕，左手托住肘关节，使患者的患侧手臂搭向健侧肩膀。（图⑧）

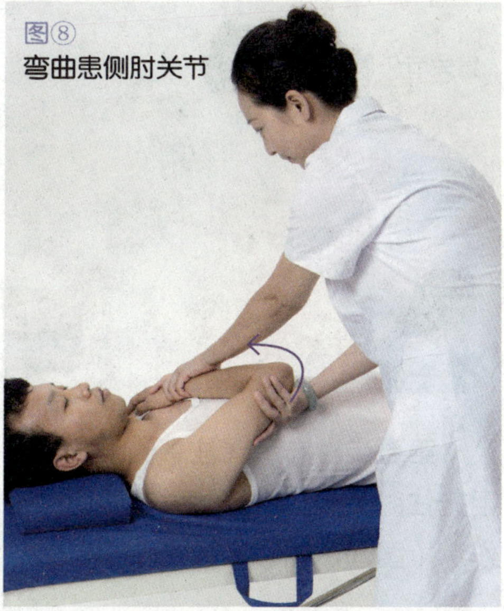

图⑧
弯曲患侧肘关节

第三步：右手握住患者的肘关节，左手固定肩关节前部，使肩关节后伸。（图⑨）

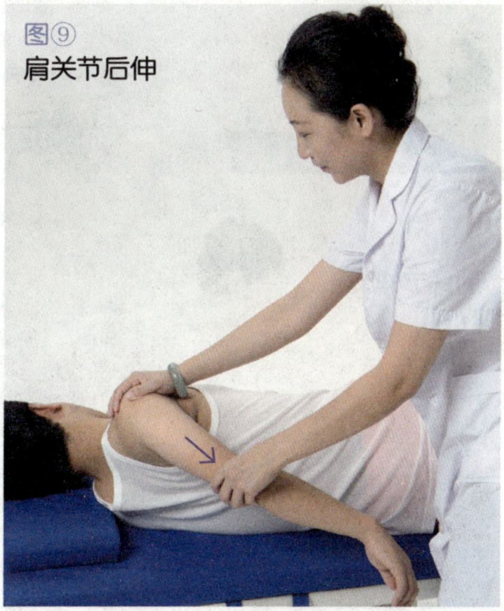

图⑨
肩关节后伸

第四步：左手握住肘关节，右手固定肩关节上部，使肩关节外展。（下页图⑩）

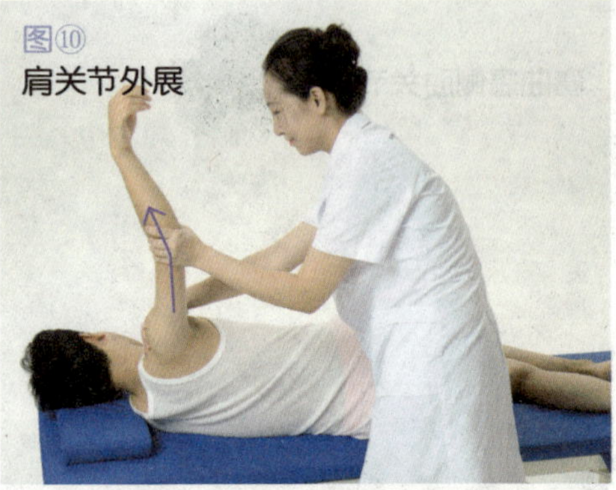
图⑩
肩关节外展

第五步：右手握住患侧手腕，左手托住肘关节，进行肘关节的屈伸动作。（图⑪、图⑫）

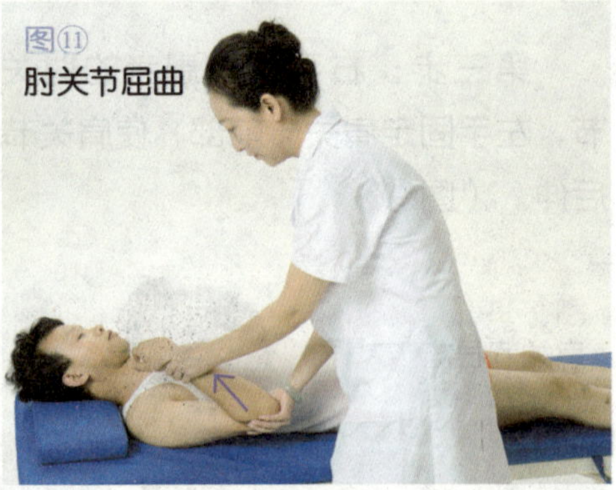
图⑪
肘关节屈曲

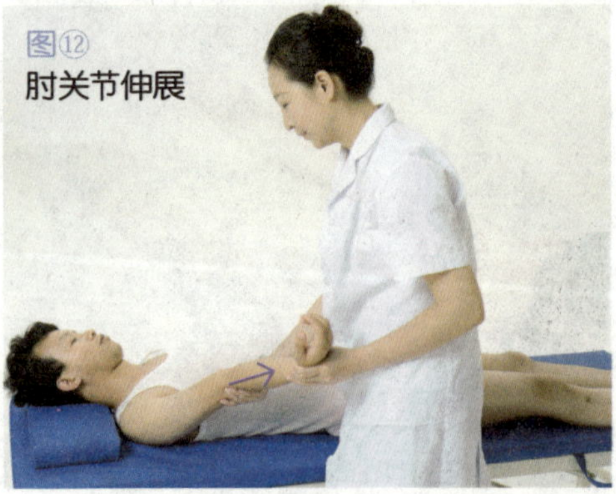
图⑫
肘关节伸展

第六步：左手握住腕关节下部，右手握住手腕处，进行腕关节的屈曲、旋转动作。（图⑬、图⑭、图⑮）

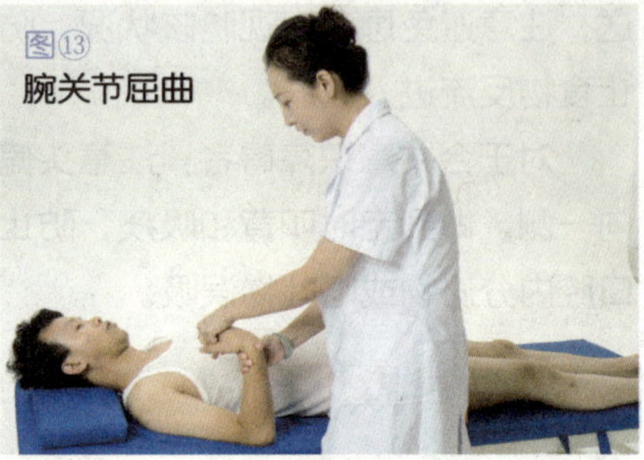
图⑬
腕关节屈曲

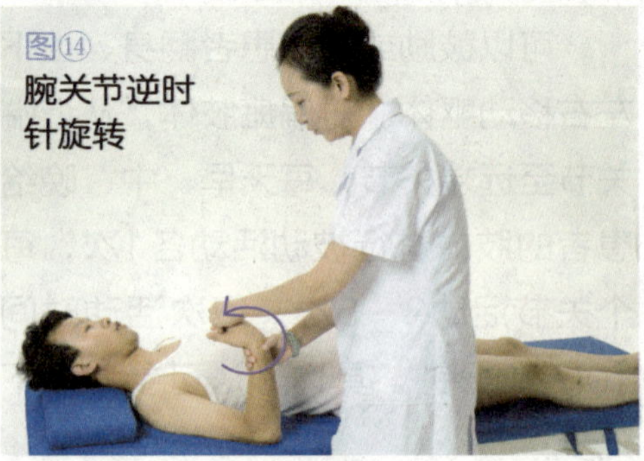
图⑭
腕关节逆时针旋转

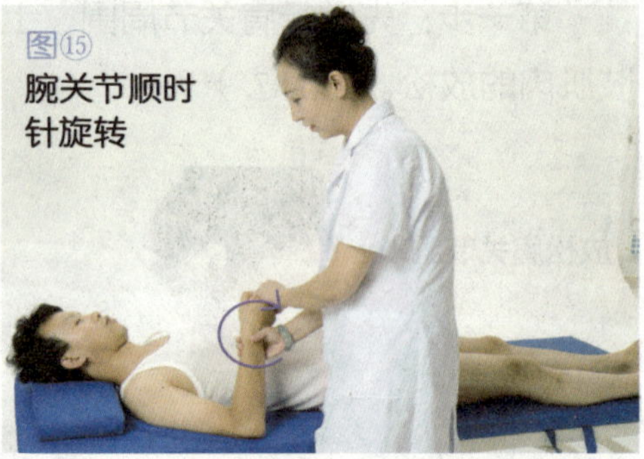
图⑮
腕关节顺时针旋转

第七步：家属一手握住患者患侧的大拇指，一手握住其余四指，做伸展运动。注意，整个过程不可粗暴，应缓慢轻柔。（图⑯、图⑰）

图⑯
手指伸展1

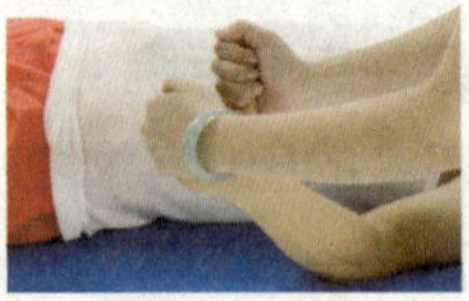

图⑰
手指伸展2

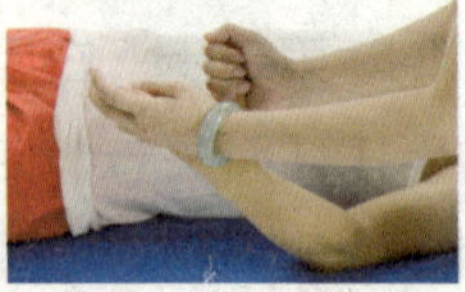

十 发生吞咽障碍时，做好居家护理帮助患者尽快自理

心脑血管偏瘫的患者往往由于咽、喉、舌等部位的肌肉麻痹或不协调，导致吞咽困难、呛咳。居家护理照料这样的病人时，可分四步进行，第一步是做好口腔护理；第二步是选择合宜的食物和餐具；第三步是基础训练，即帮助患者锻炼吞咽的相关肌肉；第四步是摄食训练，即进食训练。

第一步，口腔护理

对于偏瘫吞咽障碍的患者，保持口腔清洁至关重要，家属应定时帮助患者刷牙、漱口，每天早晚各1次，有口腔溃疡者碘甘油涂患处，唇部干燥者可涂抹石蜡油。

第二步，食物和餐具的选择

开始时应选择密度均匀、有适合黏性、不易松散和变形、不在黏膜上残留的食物。以后从液体——粥——半固体食物——软食——常规饮食，逐步过渡。

第三步，基础训练

舌肌、咀嚼肌运动

1.在患者未出现吞咽反射的情况下，先进行舌肌和咀嚼肌的按摩。（图①、图②）

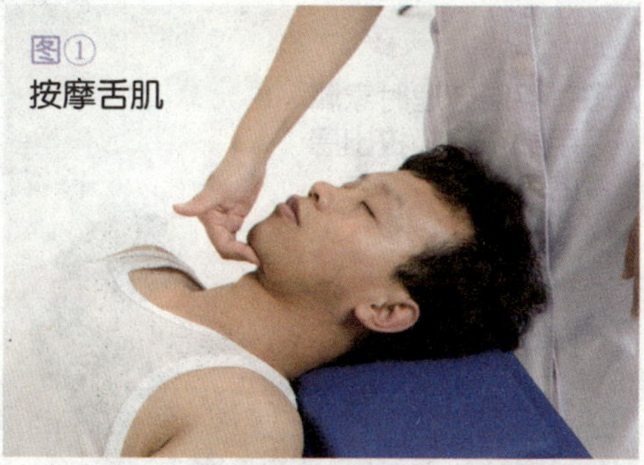

图①
按摩舌肌

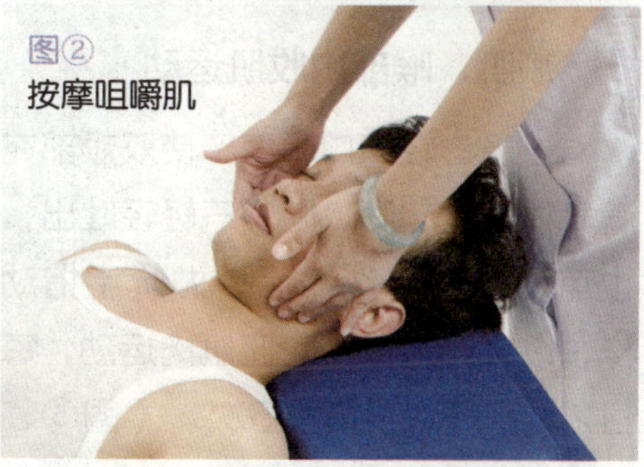

图②
按摩咀嚼肌

2.再嘱患者张口，将舌尽力向外伸出，先舔下唇及左右口角，转至舔上唇及硬腭部，然后将舌缩回，闭口做上下牙齿互叩及咀嚼10次，如果患者不能自行舌运动时，可用纱布轻轻地把持舌，进行上下、左右运动，将舌还回原处，轻托下颌闭口，以磨牙咬动10次，分别于早、中、晚饭前进行，每次5分钟。（图③、下页图④）

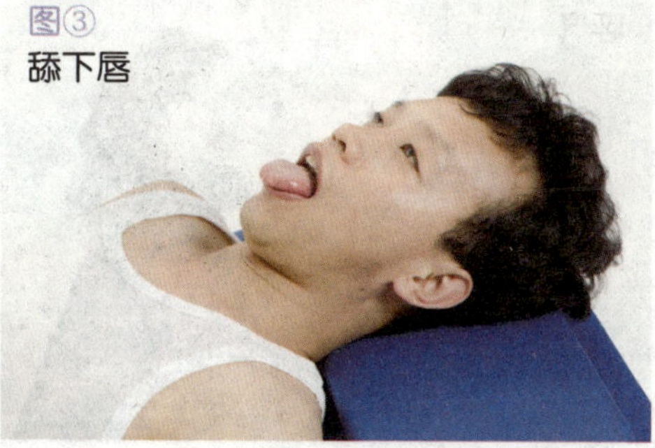

图③
舔下唇

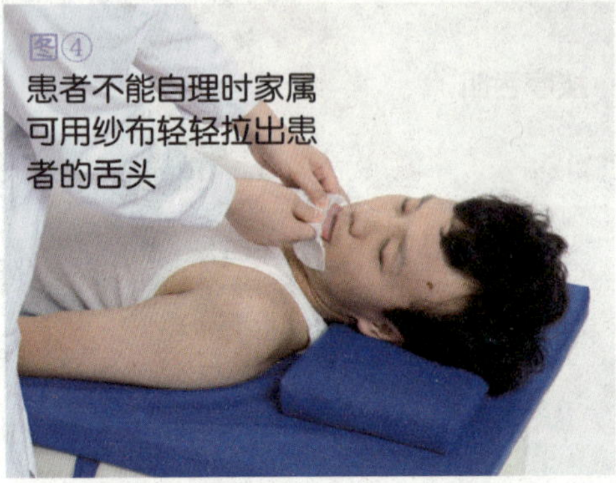

颊肌、喉部内收肌运动

让患者轻张口吸气，使双颊部充满气体、鼓起腮，随呼气轻轻吐出，也可将患者手洗净后，做吮手指动作，以收缩颊部及轮匝肌肉运动，每日2次，每次反复做5次。（图⑤、图⑥、图⑦）

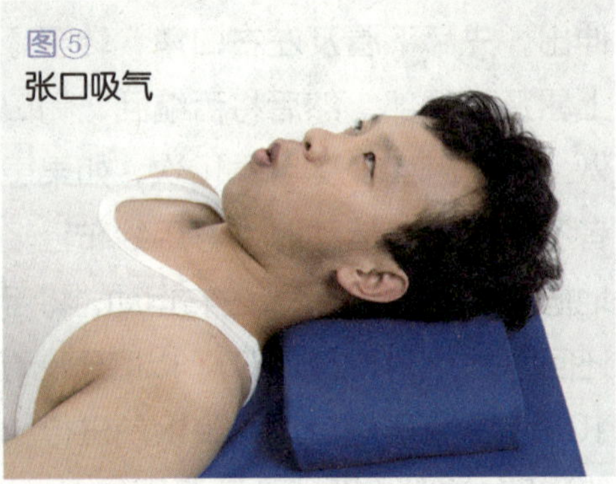

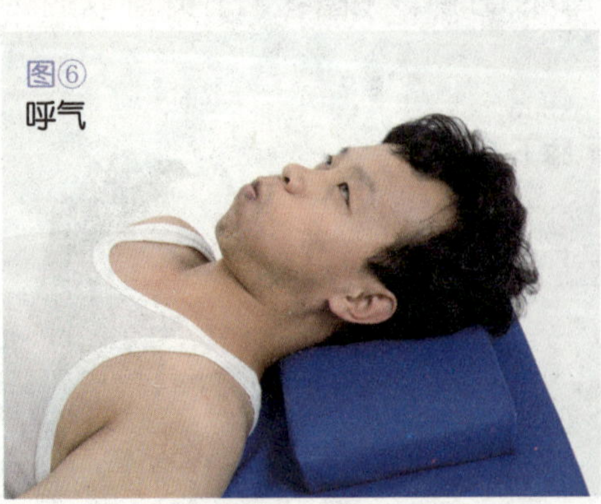

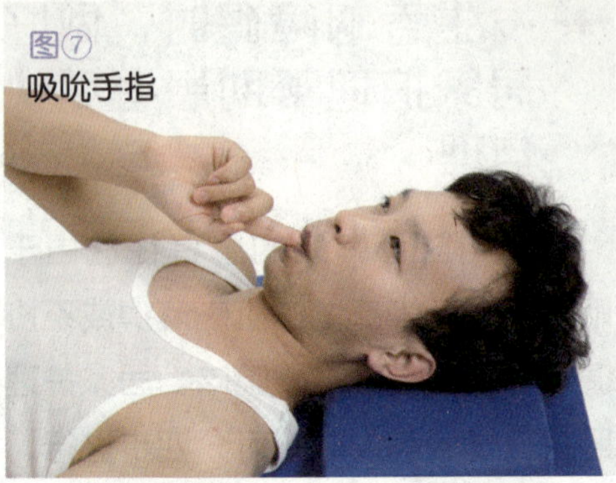

吞咽动作

对咽部进行冷刺激，使用冰冻棉签蘸少许水，轻轻刺激软腭、舌根及咽后壁，然后让患者做空吞咽动作，寒冷刺激，能有效地强化吞咽反射，促进吞咽力度，每日3次。进行基础训练有效后，方可进行下一步摄食训练。（图⑧）

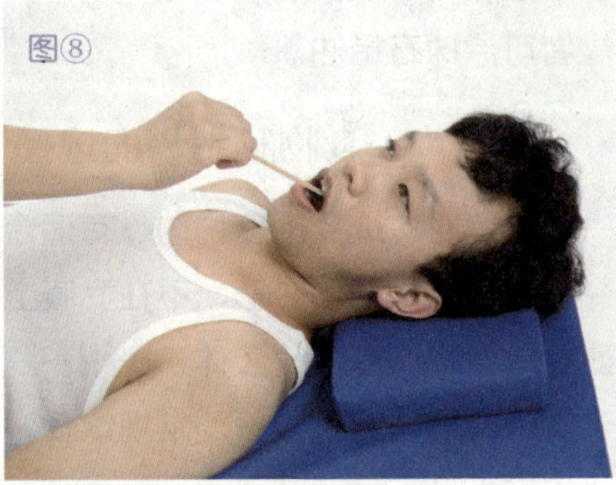

第四步，摄食训练

大多数脑卒中吞咽障碍患者，经过上述调整姿势和改变食物形态，是可以吞下食物的，这时就可以开始进行摄食训练。在摄食训练中，应根据患者病情及吞咽功能情况选择摄食的体位、食物的形态和食物在口中的位置等。不过需要提醒的是，对于重度吞咽障碍患者，一般还是建议插胃管通过鼻腔喂流质食物。

摄食体位

能坐起的患者可以采取直坐位，头部端正，颈部稍微向前屈曲，这种体位可以最大程度地保护气道；不能坐起的患者可以取躯干30°仰卧位，头部稍微前屈，偏瘫侧肩部用枕垫起，喂食者位于患者健侧，这种体位可以减少食物向鼻腔逆流和误吸；进食结束后抬高床头40～45°保持30分钟，防止食物反流。（图⑨）

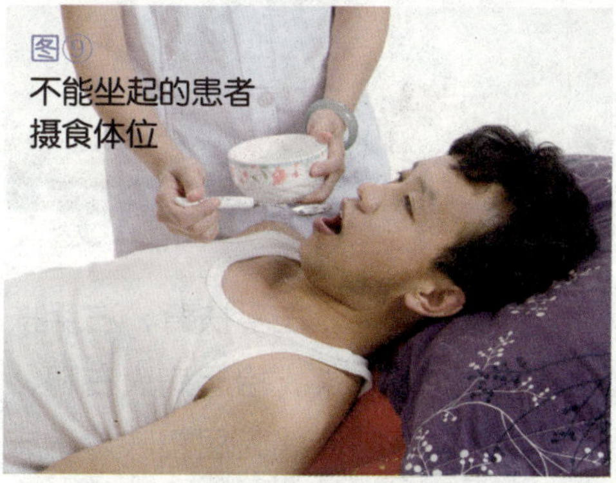
图⑨
不能坐起的患者摄食体位

食物的形态

应根据患者吞咽障碍的程度选择食物的形态，原则为先易后难，糜烂食物最易吞咽，固体食物最难吞咽，液体食物最易误吸，糊状食物不易误吸。进食顺序应按照糜烂——糊状——固体——液体进行。此外，还要兼顾食物的色、香、味、热量和温度等。

食物在口中的位置

进食时应把食物置于口腔最能感受的位置。原则上应将食物置于侧舌后或健侧颊部，这样有助于食物的吞咽。进食时一般先以少量试喂（3～5毫升），然后酌情增加每次进量。开始时用薄而小的勺子做餐具比较合适。病人进食速度要慢，小口进食，确认口腔中没有残留食物后再进食第二口。

褥疮病人的居家护理要诀

褥疮多发生于长期卧床的患者，特别是昏迷、瘫痪的患者，好发于受压和缺乏脂肪组织保护无肌肉包裹或肌层较薄的骨隆突处。由于这些部位长期受压，血液循环不良，导致软组织局限性缺血缺氧、营养不良而导致组织溃烂坏死，形成褥疮。因此，加强基础护理和补充营养对防治褥疮至关重要。

褥疮的基础护理

给病人勤翻身，鼓励和协助长期

秦医师特别提醒

完全不能吞咽、没有一点吞咽动作的病人需胃管鼻饲流食，此时陪护人员应注意饮食卫生，保持胃管清洁，需4周更换1次胃管，同时还要积极训练吞咽。

卧床的病人常翻身，每2~3小时翻身一次，最长时间不超过4小时，必要时每小时翻身一次，建立床头翻身记录卡。褥疮的翻身护理具体步骤：

一人节力翻身法（平卧翻左侧卧位）

1.家属立于病人右侧，两腿之间距离10~15厘米以维持平衡，重心恒定。将病人左右手交叉置腹部。

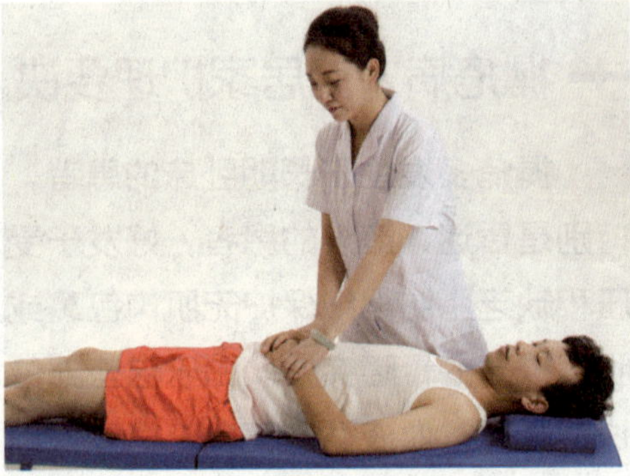

2.移上身（上身重心在肩背部）。右手将病人右肩稍托起，左手伸入肩部，用手掌及手指扶托颈项部；右手移至对侧左肩背部用合力抬起病人上身移向近侧。

3.移下身（下身重心在臀部）。

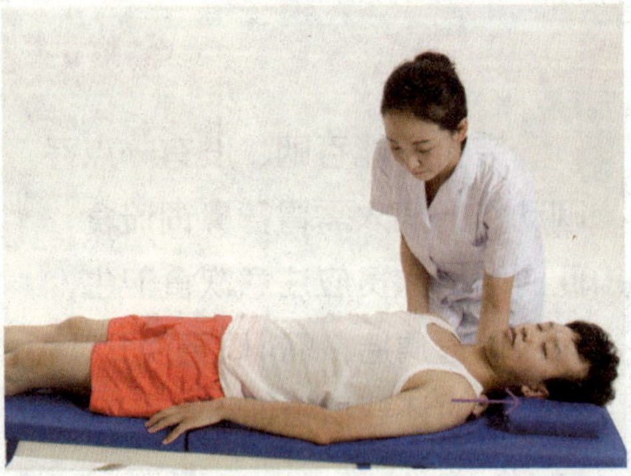

左手伸入病人腘窝，右手扶于足背，屈膝双下肢；右手沿腿下伸入达尾骶部，左手移至对侧左臀部，用合力抬起病人下身，移向近侧。（图①、图②）

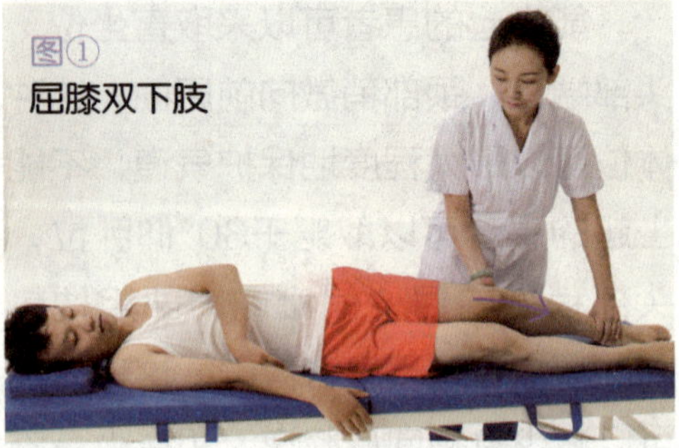

图①
屈膝双下肢

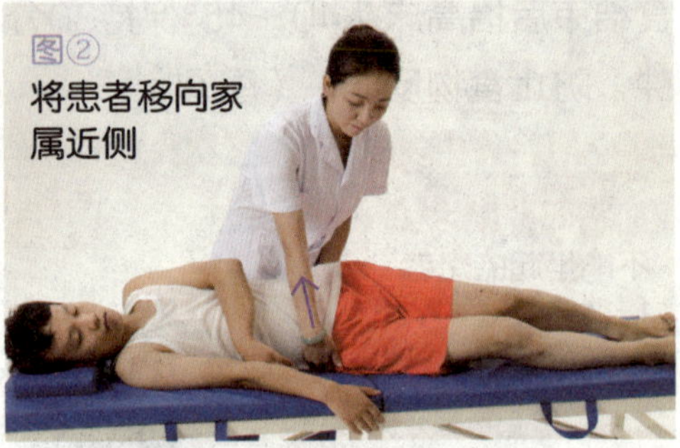

图②
将患者移向家属近侧

4.调整体位。左手扶背，右手扶双膝，轻翻转病人，抬起病人右腿，拉平裤子，托膝使病人屈髋膝置于床旁；抬左腿拉平裤子放于床中。平整衣服，以软垫支持病人背部和双腿，取舒适卧位。侧卧翻平卧，家属立于病人左侧，步骤同上，两手动作相互调整。（下页图③）

两人节力翻身法（平卧翻侧卧位）

对于身体胖重且不能活动者，如截瘫、偏瘫、昏迷等病人则宜采用两

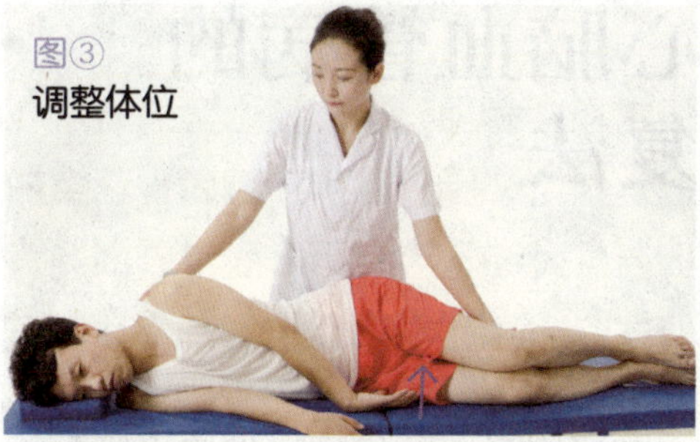

人协助翻身。

两位家属站在病床的同侧，一个人托病人两手放于腹部，托其颈肩和腰部，另一人托臀和腘窝部，两人同时将病人抬起移向床缘，分别扶托肩、背、腰、膝部位，轻推，使病人转向对侧。对有导管者，应先将导管安置妥当，翻身后检查导管，保持通畅。（图④、图⑤）

此外，在护理心脑血管褥疮患者时还要注意以下两点：

首先，减少摩擦。让病人睡充气床、充水床、凝胶床、塑料泡沫床，可分散压力，起到防止和治疗褥疮的作用。保持床铺清洁、被褥平整、无褶皱及碎屑。翻身时尽量将病人身体抬起，避免拖、拉、推以防擦伤皮肤。截瘫病人下肢呈痉挛状态，两腿之间要垫一个软垫。

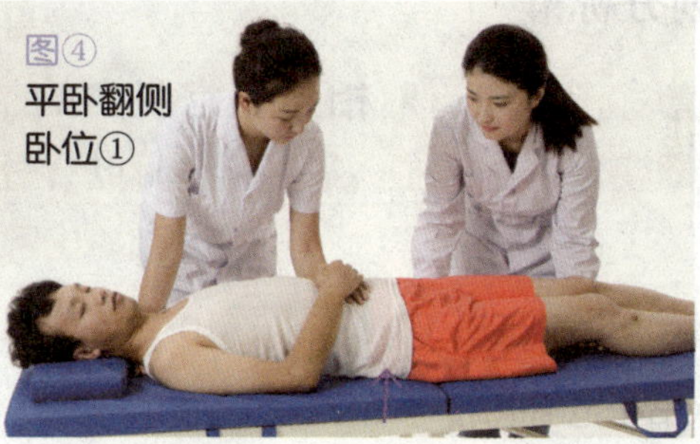

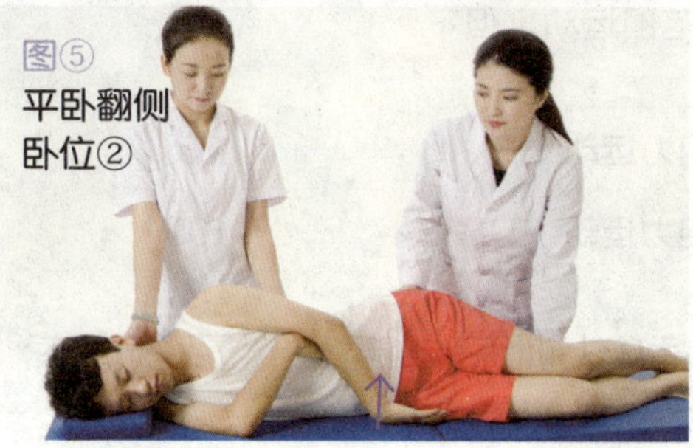

其次，做好皮肤护理。控制潮湿，保持受压部位干燥，大小便失禁病人要及时更换衣物被褥。经常进行温水擦浴，局部按摩，定时用50%的酒精或红花油按摩全背或受压处，可以起到通经活络、促进血液循环、防治褥疮的作用。

改善营养，促进褥疮愈合

病人的营养状况对褥疮的治疗效果有很大影响，因此，家属要给病人加强营养，以促进创面的愈合，提高免疫力。

褥疮患者应给予高蛋白、高维生素饮食，尤其是富含维生素C的食物。每日补充维生素C，则褥疮愈合速度比不补充维生素C者快两倍。

补充鱼肝油、葡萄糖酸锌，也能促使伤口的愈合。

褥疮患者血红蛋白低于110时，应补充新鲜血液。

不能进食者应给予鼻饲，必要时需加支持疗法，如补液、输血、静脉滴注高营养物质等，以增强抵抗力及组织修复能力。

只有中医知道的心脑血管病的术后康复法

十 秦医师浅谈 “康复医学”

康复（rehabilitation）的原意是复原，顾名思义，就是恢复到原来应有的地位和状态。康复一词在不同的领域有着不同的含义，在医学领域最为直接，就是功能复原，针对由于疾病或损伤所引起的各种功能障碍，包括躯体、精神的障碍或受限等，采取综合措施，使之尽可能恢复正常的功能或重新获得技能，返回正常的社会生活，重新恢复做人的权利、资格和尊严。

随着医学技术的不断进步和延伸，康复治疗逐渐成为一个独立的科室，成为医学的一个重要分支，即促进病伤残者康复的医学。康复治疗就是通过医疗手段对患者进行各种功能训练，使其恢复正常的生理功能。本书所讲的康复法主要针对心脑血管（尤其是脑卒中）疾病的术后康复法。

下面，给大家介绍几个医学名词，将在后面的康复治疗中频繁用到。

肌力是指肌肉运动时最大收缩的力量，肌力测定是康复评定的重要内容之一，主要用于判断患者有无肌力障碍及障碍的范围和程度。

肌力的级别划分标准

级 别	名 称	标 准	相当正常肌力的百分数(%)
0	零	无肌肉收缩	0
1	微弱	有轻微收缩，但不能引起关节运动	10
2	差	在减重状态下能做关节全范围运动	25
3	尚可	能抗重力做关节全范围运动，但不能抗阻力	50
4	良好	能抗重力和抗一定阻力运动	75
5	正常	能抗重力和抗充分阻力运动	100

本书的脑卒中恢复期康复治疗主要包括床上训练；坐起及坐位平衡训练；站立及站立平衡训练；步行训练；上肢及手功能训练。

关节活动度的康复训练

脑卒中患者最容易出现肢体瘫痪，上一节我只是讲到瘫痪患者的家庭护理，本小节将重点讲述康复训练。关节活动训练就是增强偏瘫肢体本体感觉，使患体的生理功能逐渐得以康复。根据偏瘫严重程度和肌力范围，关节活动训练被分为被动关节活动训练、主动-辅助关节活动训练和主动关节活动训练三部分。

被动关节活动训练

适宜对象：肌力在0级或1级的患者，即肌肉几乎无收缩能力，完全偏瘫卧床的患者。

训练目的：增强偏瘫肢体本体感觉、刺激屈伸反射、放松痉挛肌肉、促进患体的主动运动。同时，关节活动还牵张痉缩或粘连的肌腱和韧带，维持或恢复关节活动范围，为进行主动运动做准备。

力的来源：患者完全不用力，全靠外力（主要来源于治疗师或家人和各种康复训练器械）来完成训练运动和动作。

体位：患者处于放松的舒适体位，并同时确保患者身体处于正常的力线。

操作手法：家属抓握患体关节附近的肢体部位，在控制状态下进行平缓、有节律的动作。每个运动重复5～10次。

上肢

1.肩关节活动度的训练

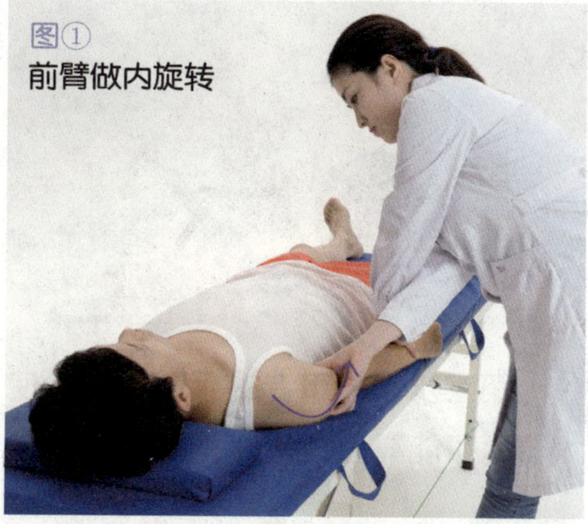

第一步：患者平卧，使前臂靠拢躯体，肘关节呈伸直状态，腕关节及手指自然放松，家属两手呈交叉状，一手紧握患者的手，另一手托上臂近端，使中间位的前臂做内外旋转运动。（图①）

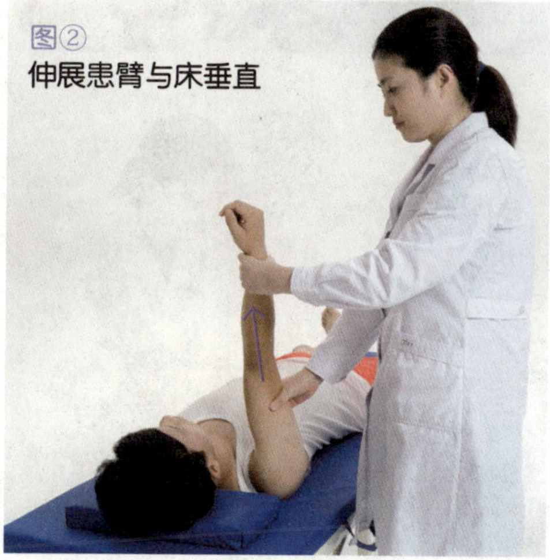

第二步：一手握住患者患侧手腕，一手握住上臂，使患者手臂抬起与床呈垂直状态。（图②）

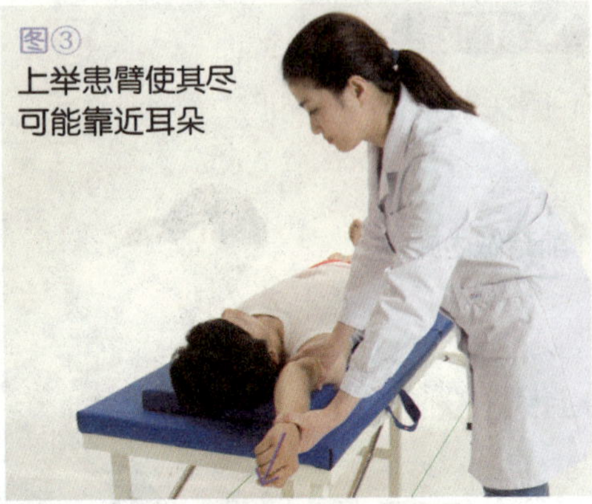

图③
上举患臂使其尽可能靠近耳朵

第三步：将患者的手臂上举，使大臂尽可能靠近耳朵。（图③）

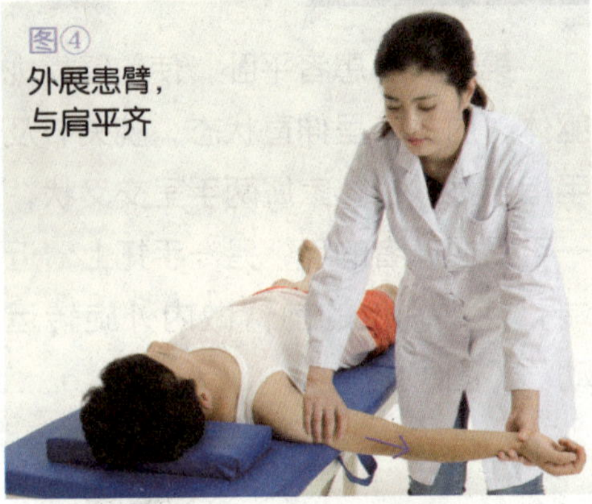

图④
外展患臂，与肩平齐

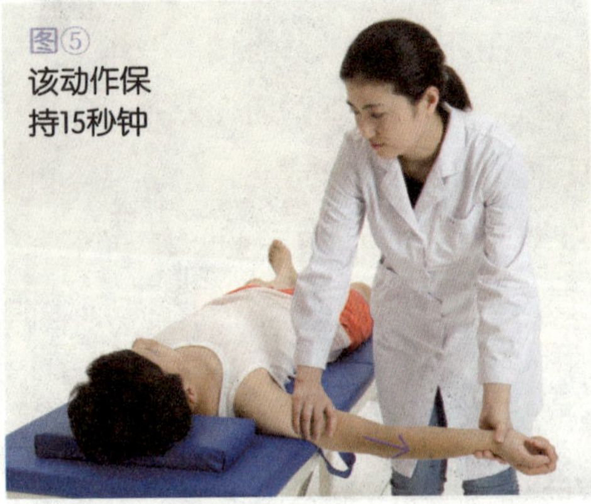

图⑤
该动作保持15秒钟

第四步：将患者肩部外展，与肩膀平行，该动作保持15秒钟。（图④、图⑤）

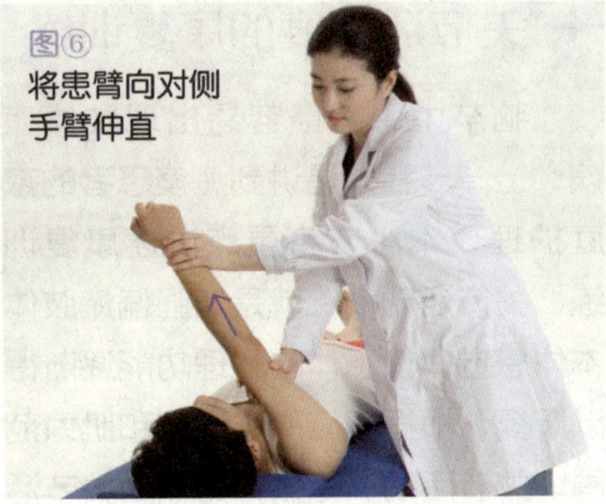

图⑥
将患臂向对侧手臂伸直

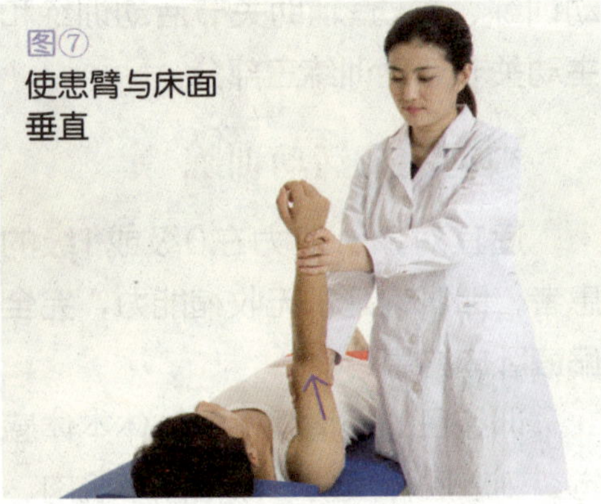

图⑦
使患臂与床面垂直

第五步：将手臂抬起，尽可能向对侧手臂伸展，保持一段时间后，令手臂向上伸直与床面垂直，最后恢复到第一步的伸展位。（图⑥、图⑦）

2.肘关节活动度的训练

第一步：患者平卧，使肘关节

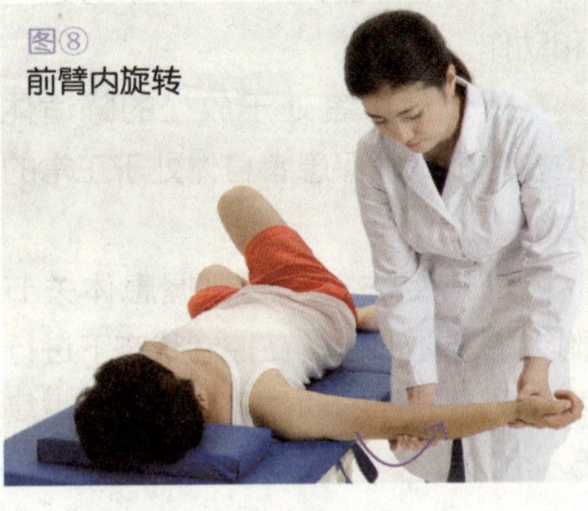

图⑧
前臂内旋转

呈伸展位，腕关节中间位，手指伸展位，家属一手紧握患者的手，另一手托肘关节，使前臂回旋内转。（上页图⑧）

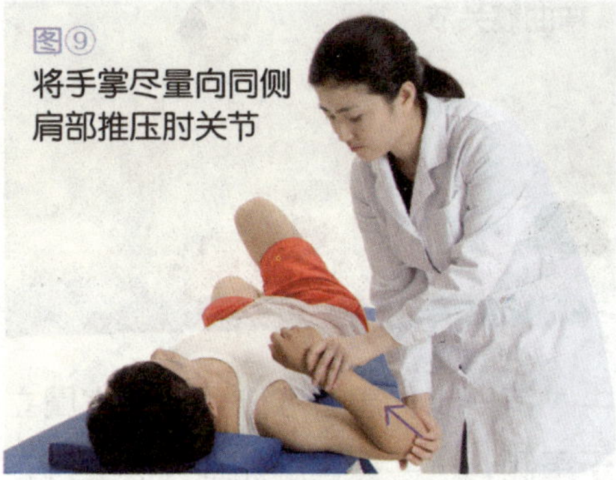
图⑨
将手掌尽量向同侧肩部推压肘关节

第二步：手掌向同侧肩部推压肘关节屈曲到最大屈曲位，停止后把肘关节伸展恢复到开始的肢体位。（图⑨）

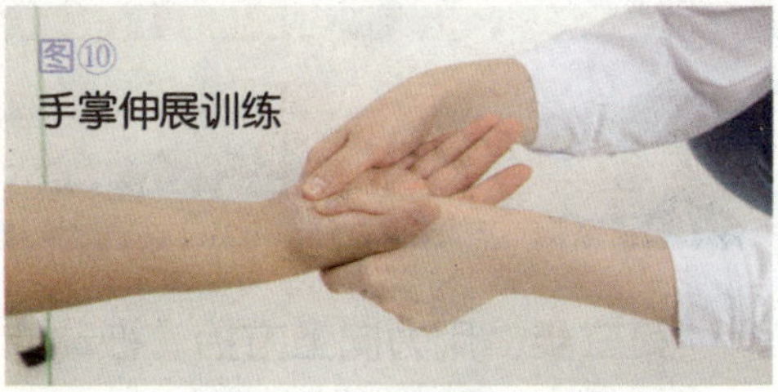
图⑩
手掌伸展训练

3.腕关节和手指关节活动度的训练

第一步：患者平卧，肩关节固定在90°屈曲位，肘关节伸展位，手指伸展位，拇指伸展。（图⑩）

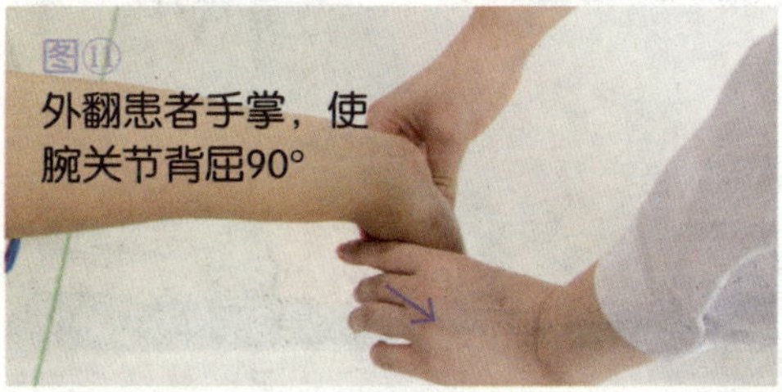
图⑪
外翻患者手掌，使腕关节背屈90°

第二步：先外转位，使腕关节背屈，背屈90°。（图⑪）

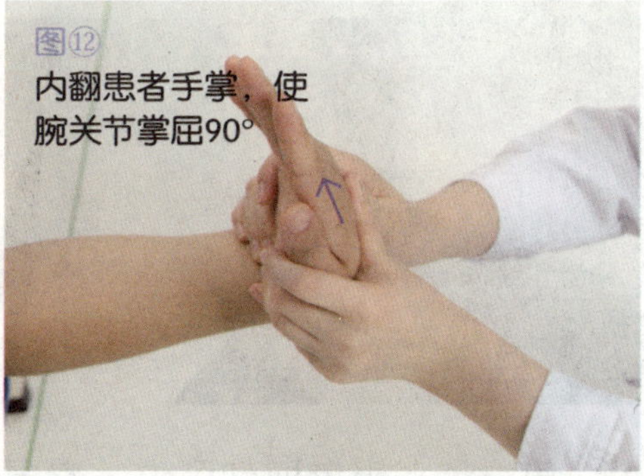
图⑫
内翻患者手掌，使腕关节掌屈90°

第三步：手指屈曲位，拇指屈曲，再内转位，使腕关节掌屈90°。（图⑫）

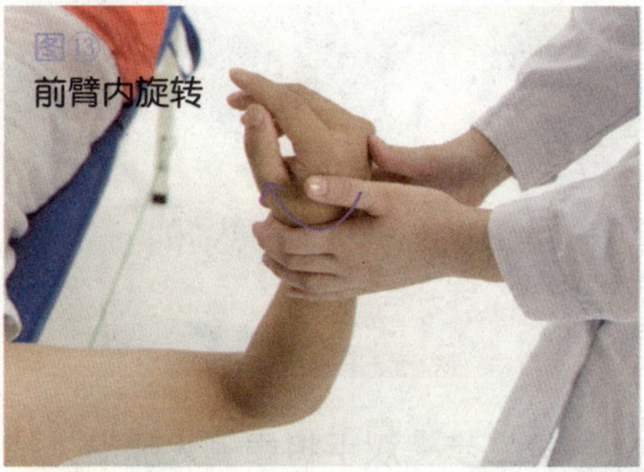
图⑬
前臂内旋转

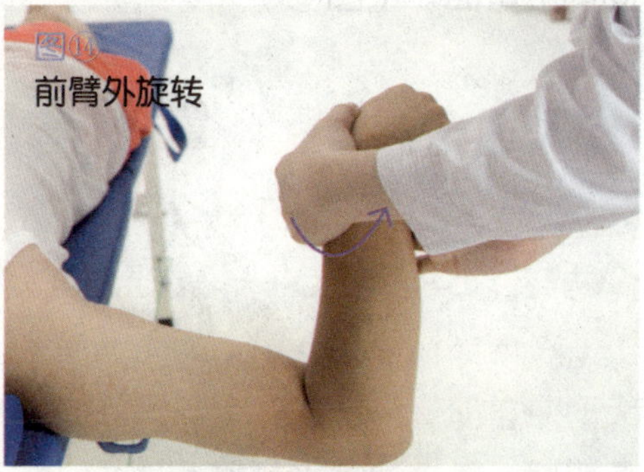
图⑭
前臂外旋转

第四步：然后做前臂内旋转、外旋转。（图⑬、图⑭）

下肢

1.髋关节前屈

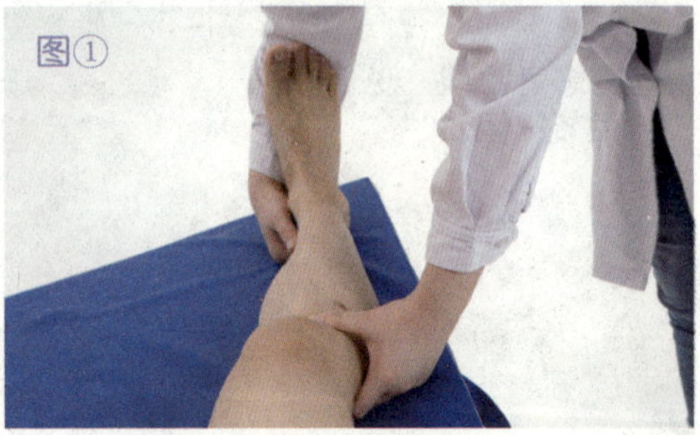
图①

第一步：患者取仰卧位，家属立于患侧，一手托住患侧小腿近膝关节处，另一只手用手心托住患侧足跟处。（图①）

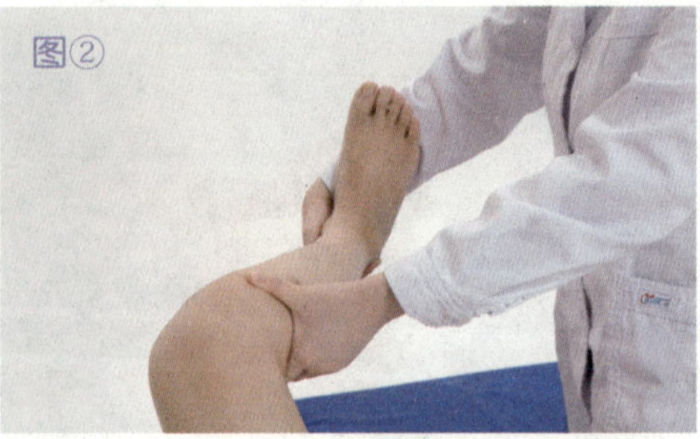
图②

第二步：双手将患侧大腿沿矢状面向上弯曲。（图②）

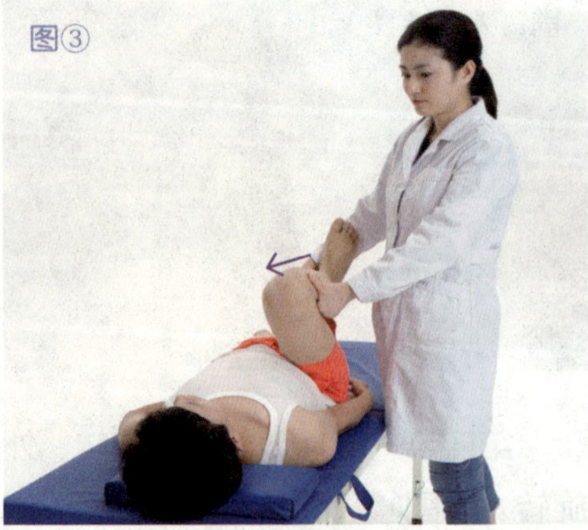
图③

第三步：向上推压髋关节，使大腿前部尽量接近患者腹部。（图③）

2.髋关节后伸

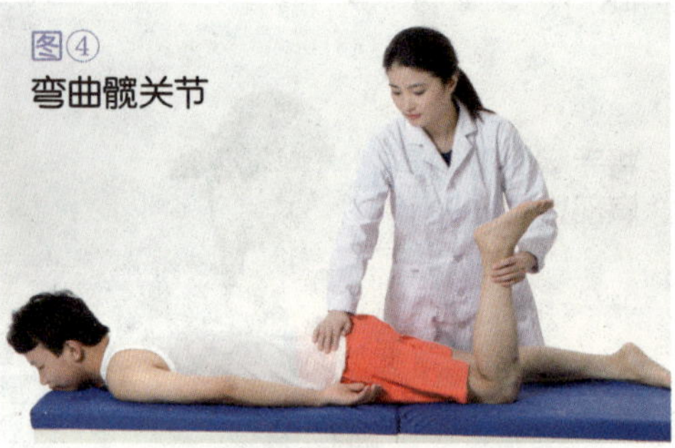
图④
弯曲髋关节

第一步：患者取俯卧位，家属立于患侧，一手抓握患侧踝关节上方，另一只手按住髋关节。（图④）

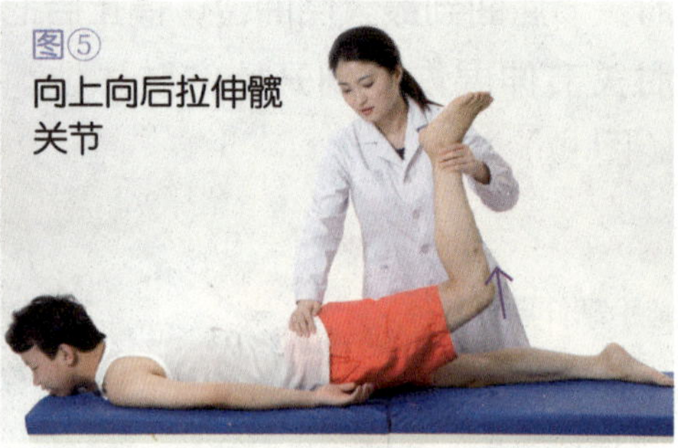
图⑤
向上向后拉伸髋关节

第二步：用力向上方抬，被动伸展髋部。（图⑤）

3.髋关节内收、外展

第一步：患者取仰卧位，家属

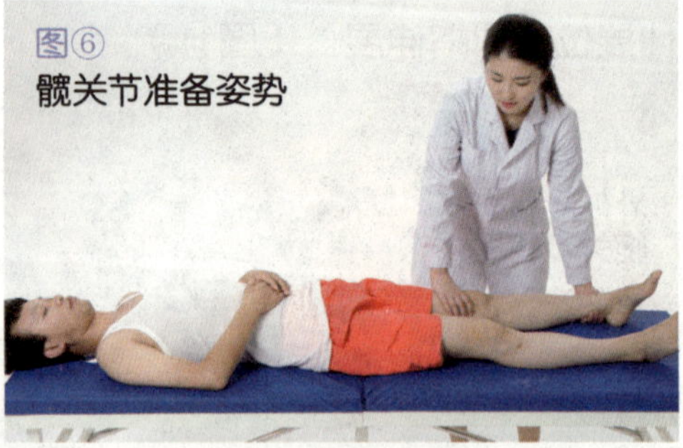
图⑥
髋关节准备姿势

立于患侧，一手按住膝关节上端，另一手从下方托住足跟上端。（上页图⑥）

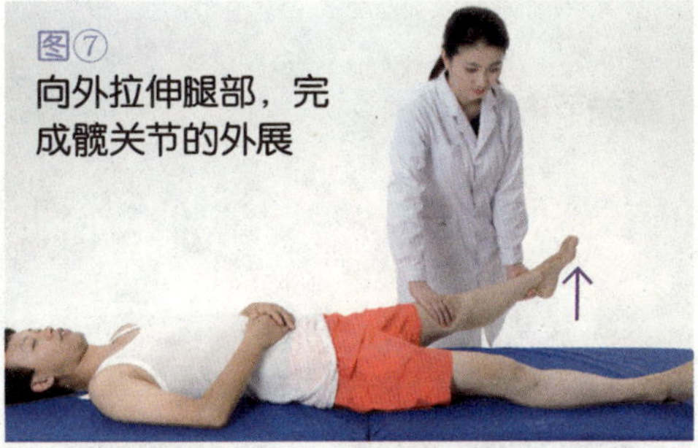

图⑦ 向外拉伸腿部，完成髋关节的外展

第二步：向外拉伸腿部，完成髋关节的外展。（图⑦）

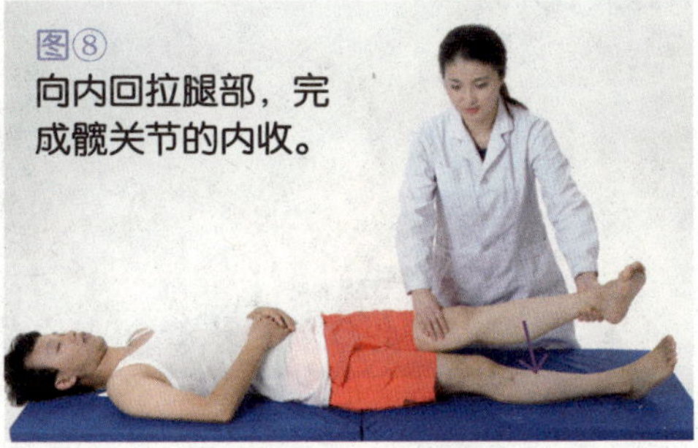

图⑧ 向内回拉腿部，完成髋关节的内收。

第三步：返回原来位置。（图⑧）

4.髋关节内旋、外旋

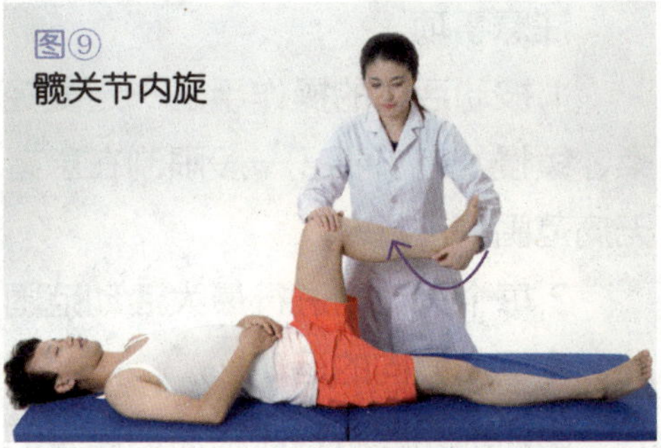

图⑨ 髋关节内旋

第一步：患者取仰卧位，健侧下肢伸展，家属一手固定患者膝关节上方，另一手固定踝关节，以膝关节为中心，足跟向内侧旋转，做髋关节内旋。（图⑨）

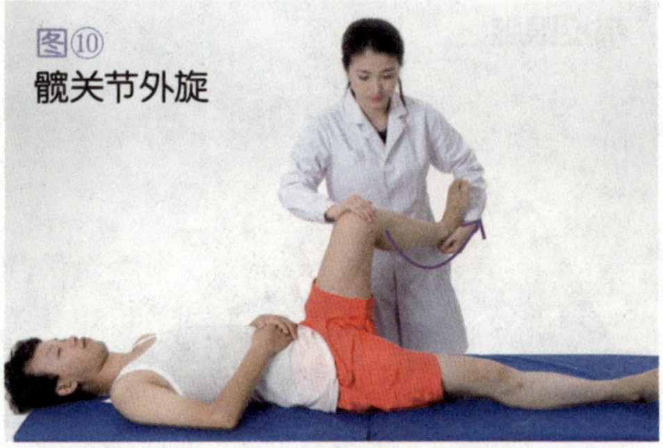

图⑩ 髋关节外旋

第二步：以膝关节为中心，足跟向外侧旋转，做髋关节外旋。（图⑩）

5.膝关节屈曲、伸展

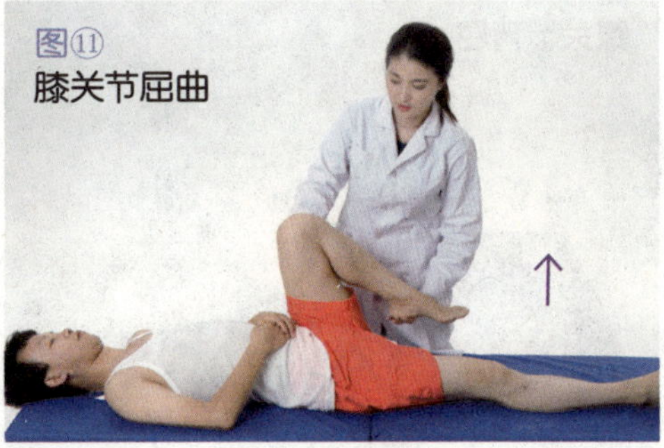

图⑪ 膝关节屈曲

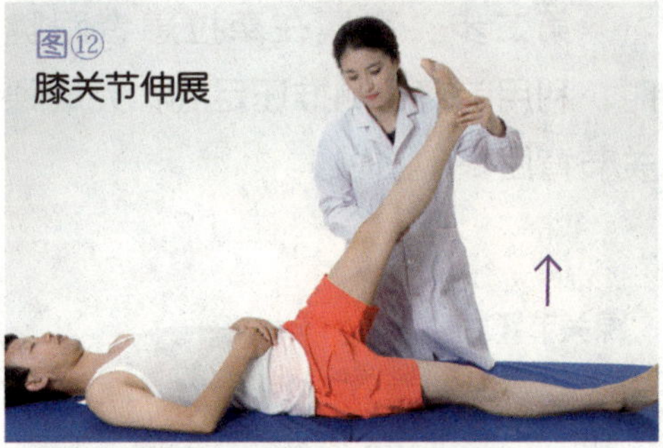

图⑫ 膝关节伸展

患者取仰卧位，家属一手托膝关节后方（腘窝），另一手托足跟，然后在髋关节屈曲状态下完成膝关节的屈曲（图⑪）、伸展（图⑫）。

6.踝关节背屈

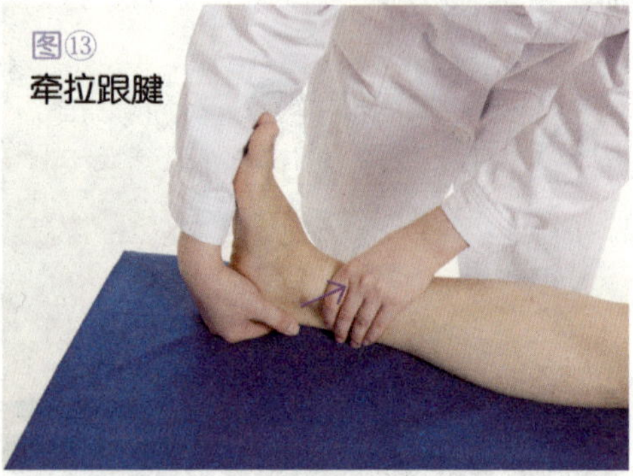
图⑬
牵拉跟腱

第一步：患者取仰卧位，下肢伸展。家属一手固定踝关节上方，另一手握足跟，向外牵拉跟腱。（图⑬）

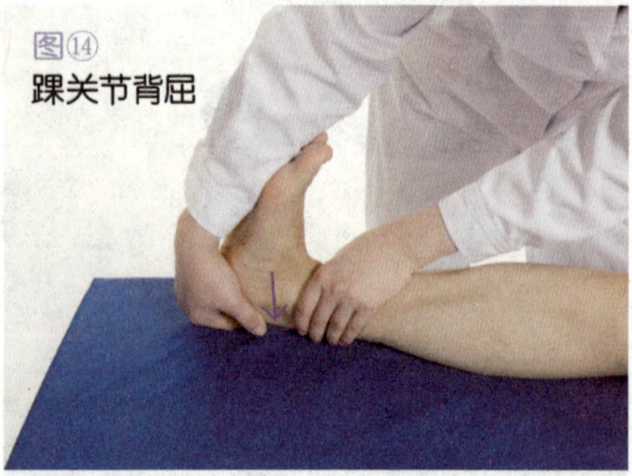
图⑭
踝关节背屈

第二步：家属在牵拉患者跟腱时，利用前臂屈侧推压足底，完成踝关节背屈。（图⑭）

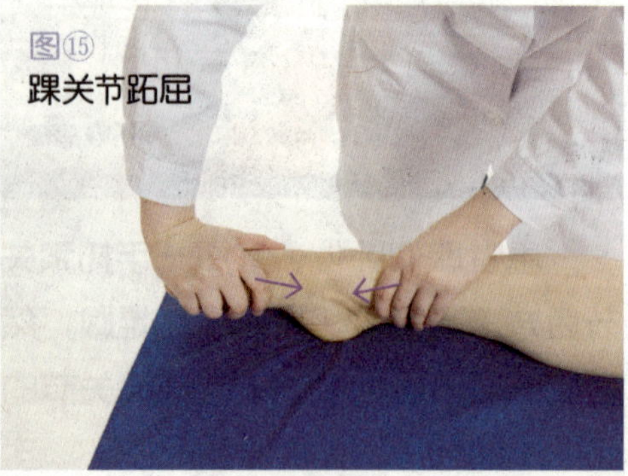
图⑮
踝关节跖屈

7.踝关节跖屈：家属一手固定踝关节上方，另一手移到足背，在下压足背的同时，另一手将足跟上提。（图⑮）

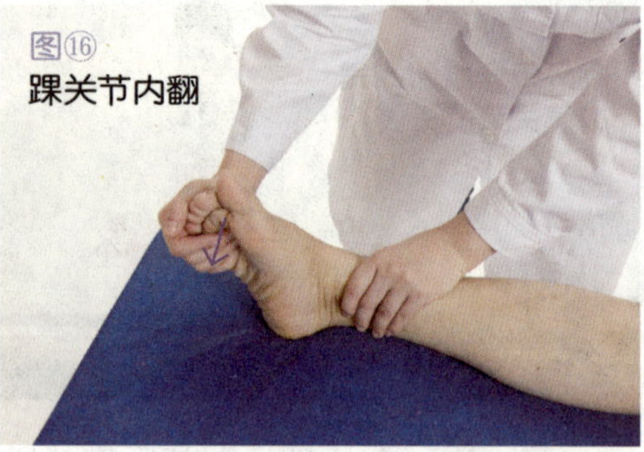
图⑯
踝关节内翻

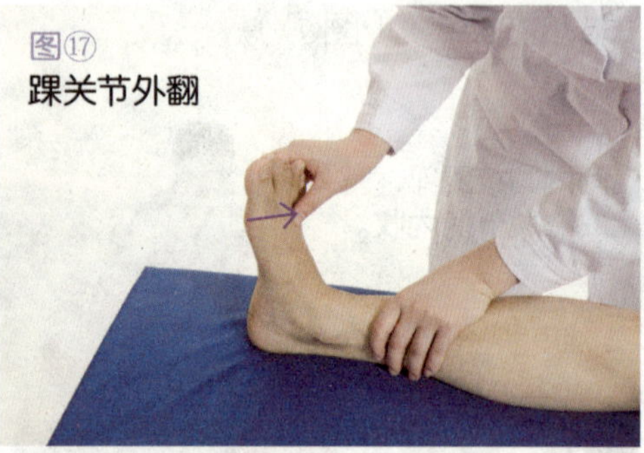
图⑰
踝关节外翻

8.踝关节内翻、外翻：家属一手固定踝关节，另一手进行内翻（图⑯）、外翻（图⑰）运动。

注意事项

1.被动活动的操作手法一定要轻柔、缓慢、有节奏，一般限制在患者无痛范围内进行。

2.每个关节均进行最大活动范围的、全运动方向的运动。

3.训练完成后，注意监测患者的生命体征、活动范围的皮肤颜色和温度改变以及关节活动度、疼痛或运动质量的改变。

主动-辅助关节活动训练

训练目的：逐步增强肌力，建立协调动作模式。

适宜对象：肌力2级以上的患者。

力的来源：患者在外力的辅助下，由患者主动收缩肌肉来完成。外力由家属、患者健肢、器械、引力或水的浮力提供。

体位：患者处于放松的舒适体位，并同时确保患者身体处于正常的力线。

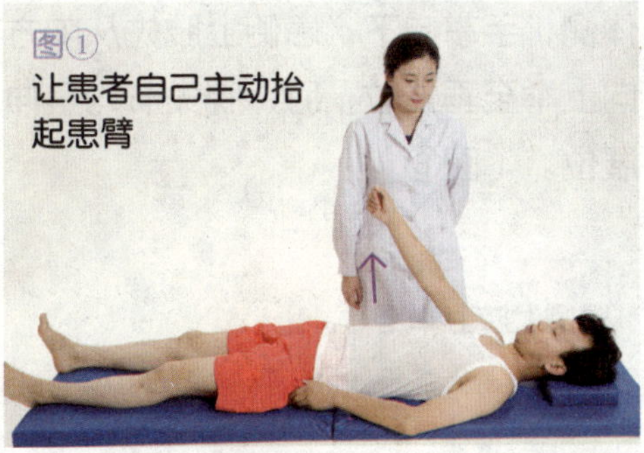

图①
让患者自己主动抬起患臂

操作手法：训练时，要求患者完成所需的关节活动。比如，试着让患者主动抬起患臂。如果患者肌力偏弱用不上劲，家属可用手辅助或指导患者进行练习。（图①）

主动关节活动训练

训练目的：改善与恢复肌肉功能、关节功能和神经协调功能等。

适宜对象：肌力在3级以上的患者。

力的来源：完全由患者主动收缩肌肉来完成。

体位：能使活动的关节充分放松和便于主动施力的体位。

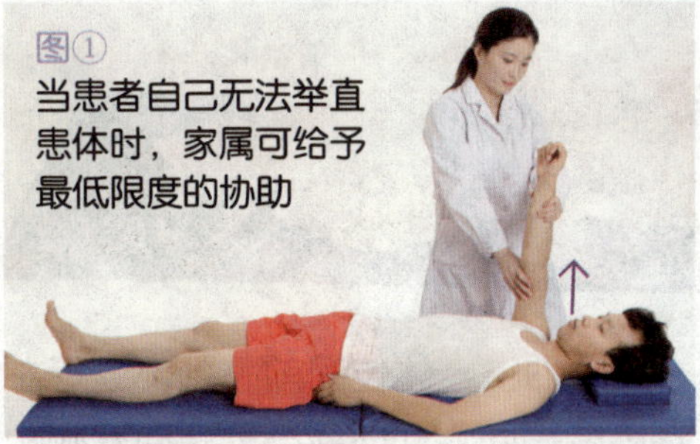

图①
当患者自己无法举直患体时，家属可给予最低限度的协助

操作手法：肢体的主动运动，就是依靠患侧肢体自身力量进行的运动。这种运动在最初阶段的活动范围可能较小，但效果比较好，应尽量鼓励患者进行主动运动。实在不能完成的动作，可由家属给予最低限度的协助。（图①）

颈部主动运动

1.前后屈曲训练：患者仰卧，健手握住患侧手腕放在上腹部，颈部反复缓慢地进行前后屈曲运动，即头向上向下的运动（图①）。

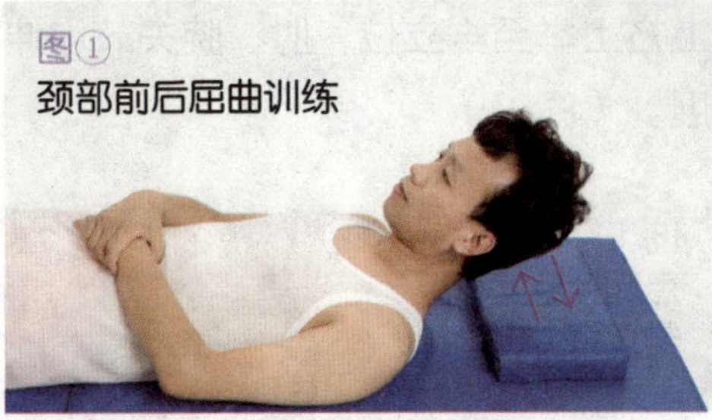

图①
颈部前后屈曲训练

2.左右侧屈训练：患者仰卧，健手握住患侧手腕放在上腹部，颈部进行左右侧屈运动，即头向左和向右运动。（下页图②）

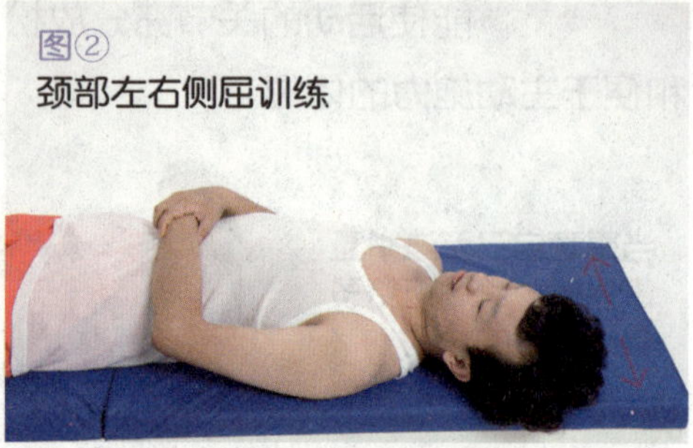
图②
颈部左右侧屈训练

3.旋转训练：体位同前，颈部进行左右旋转运动，即面部分别转向左侧和右侧的运动。（图③）

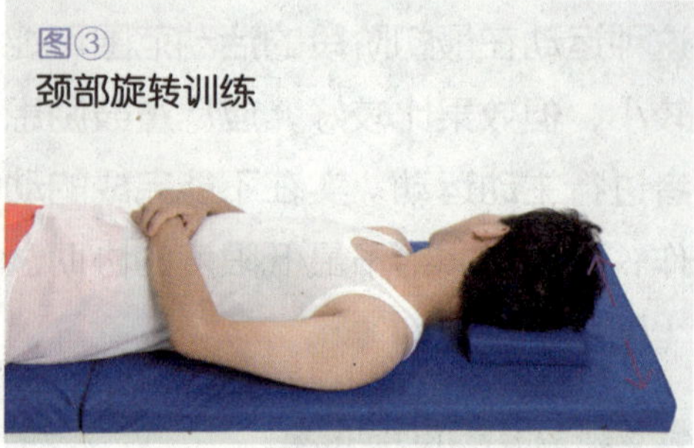
图③
颈部旋转训练

上肢主动运动

1.对侧前方上举训练

第一步：患者仰卧，两上肢放于体侧，手掌向下。患侧上肢先从前上方上举至垂立位，肘、腕关节均伸展。（图①）

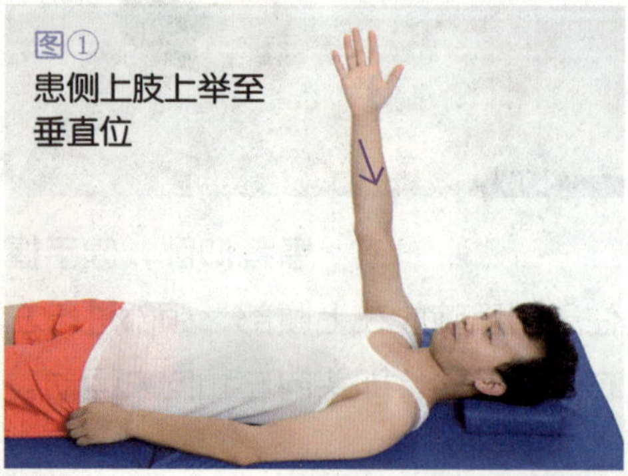
图①
患侧上肢上举至垂直位

第二步：肩关节向内收并屈肘，手越过头顶伸向对侧，以患手触摸到对侧耳为止。（图②）

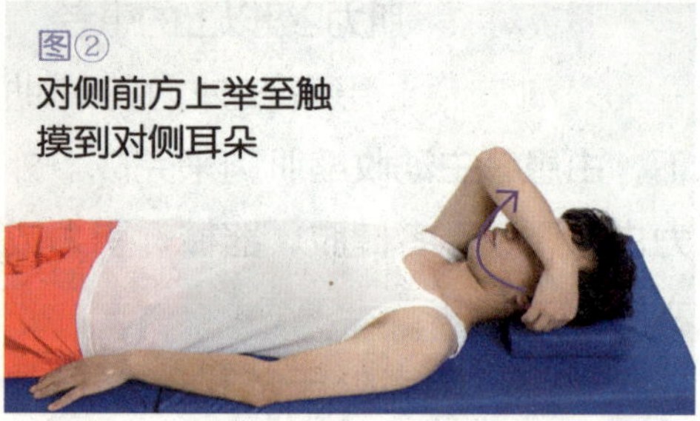
图②
对侧前方上举至触摸到对侧耳朵

2.同侧前方上举训练

第一步：患者仰卧，两上肢放于体侧，手掌向下。患侧上肢先从前方向上举至垂立位，肘、腕关节均呈伸展位。（图③）

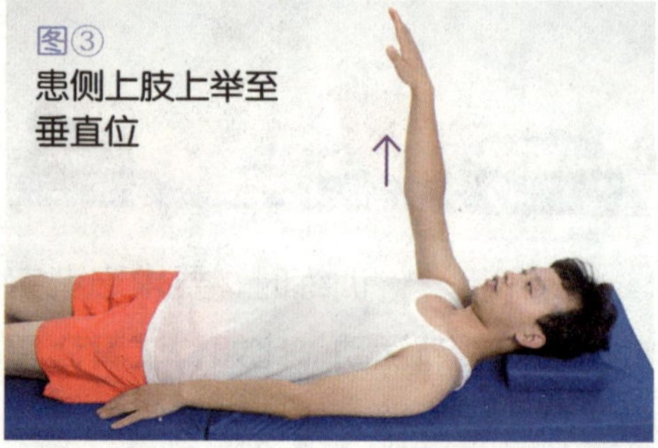
图③
患侧上肢上举至垂直位

第二步：患侧上肢继续上举到头上部，以手掌触及褥垫为止。（图④）

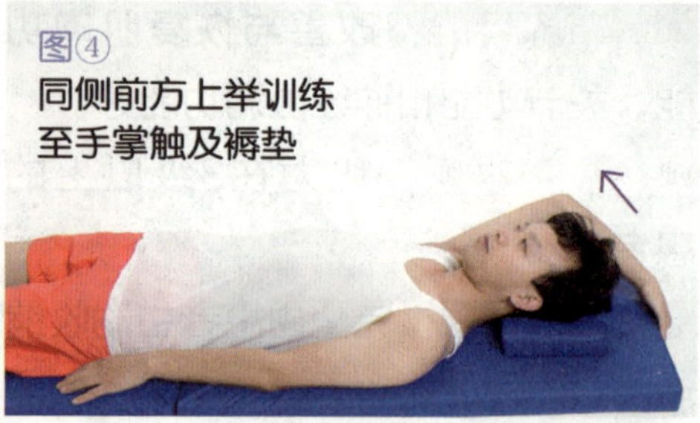
图④
同侧前方上举训练至手掌触及褥垫

3.内收、外展训练： 患者仰卧，先将患手伸向对侧的腰髋部，手掌向下，肘关节伸展，而使肩关节充分内收。（图⑤）然后患侧上肢向斜上方外展上举，最后以手背触及褥垫为止。（图⑥）最初动作应缓慢进行，以后逐渐加快速度。

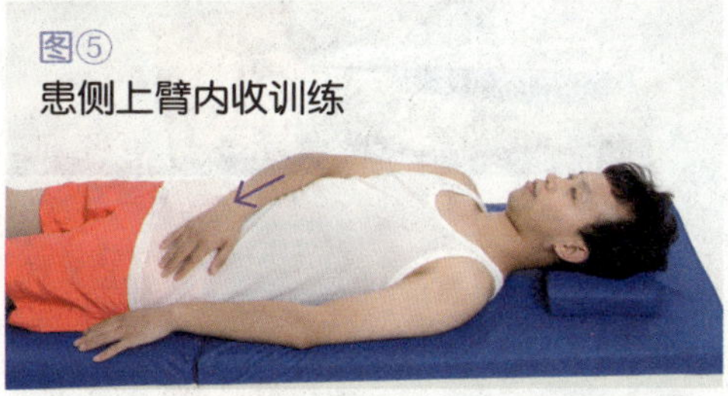
图⑤
患侧上臂内收训练

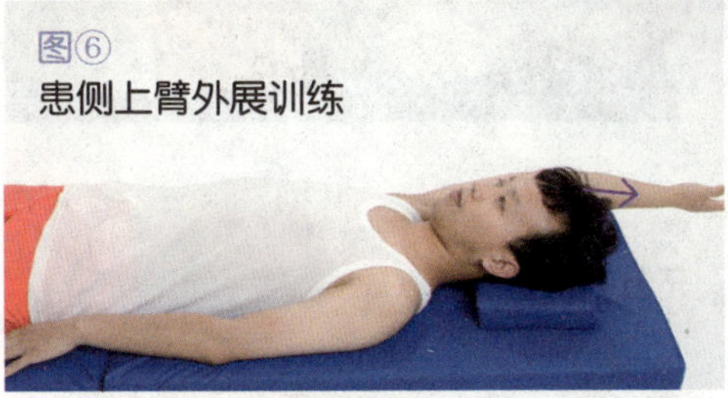
图⑥
患侧上臂外展训练

4.前臂旋转训练： 患者仰卧，患侧上肢前方上举90°呈直立位，各手指尽量伸展，腕、肘关节呈伸展位（图⑦），先使手掌向内旋转（图⑧），继而手掌旋向外侧（图⑨）。

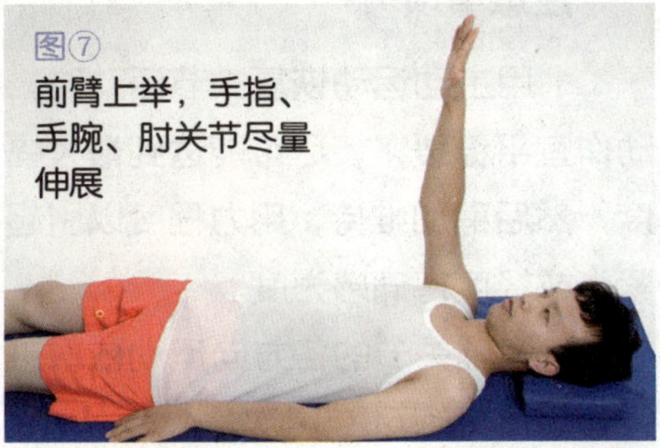
图⑦
前臂上举，手指、手腕、肘关节尽量伸展

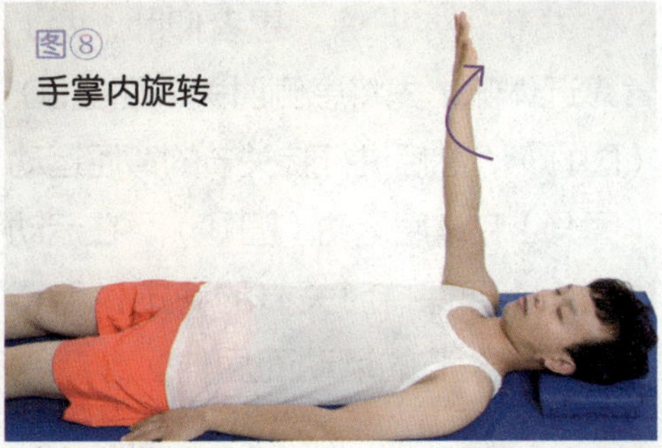
图⑧
手掌内旋转

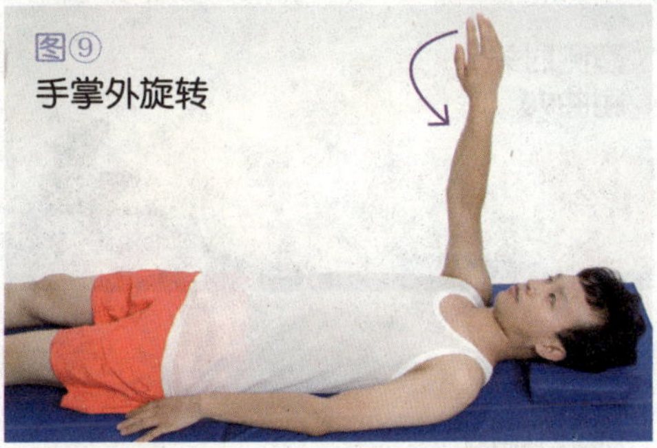
图⑨
手掌外旋转

5.肘关节屈伸训练： 患者仰卧，两上肢放在体侧。先将患侧肘关节屈曲，以手掌触及对侧肩为止。然后肘关节伸直，做肘关节伸展运动。（图⑩、图⑪）

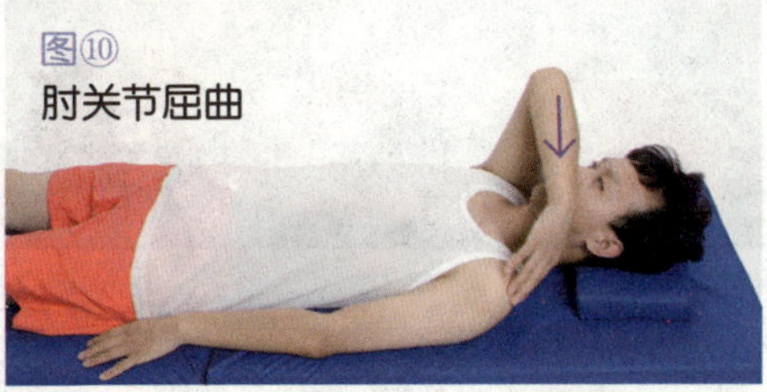
图⑩
肘关节屈曲

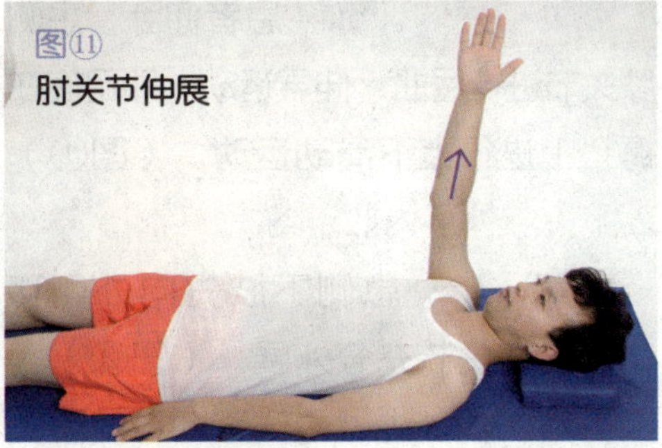
图⑪
肘关节伸展

6.腕关节屈伸训练：患者仰卧，两上臂靠近体侧，先将患侧肘关节屈曲90°（图⑫），然后进行腕关节的背屈运动（图⑬）和掌屈运动（图⑭）。在运动过程中，要保持肘关节的稳定，尽量不要随腕关节的运动而屈伸。

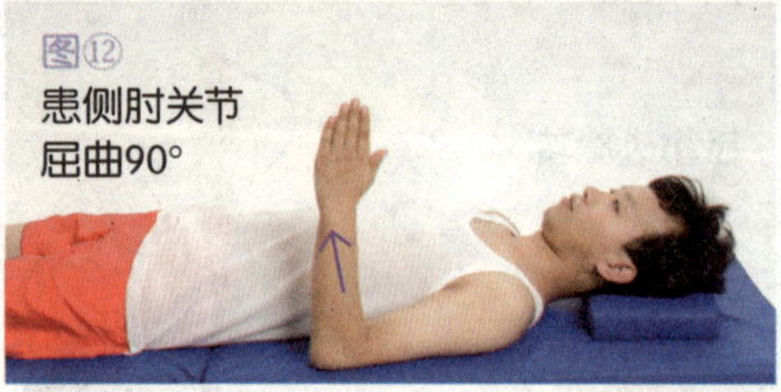
图⑫ 患侧肘关节屈曲90°

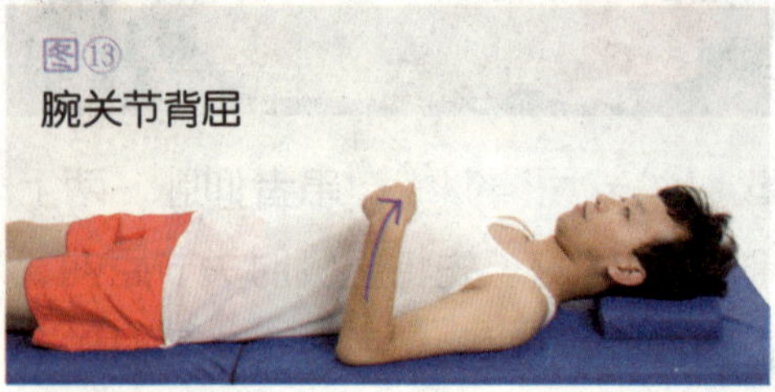
图⑬ 腕关节背屈

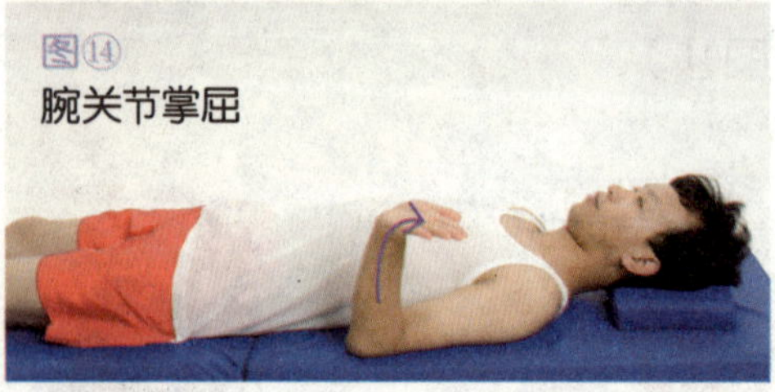
图⑭ 腕关节掌屈

下肢主动运动

1.膝关节屈伸训练：患者仰卧，患侧膝关节进行屈曲、伸展运动，即足底在褥垫上进行上下滑动运动。（图①）

2.髋关节外展内收训练

第一步：患侧下肢先向外侧移动，使髋关节充分外展。（图②）

第二步：先做内侧移动，使髋关节内收。（图③）

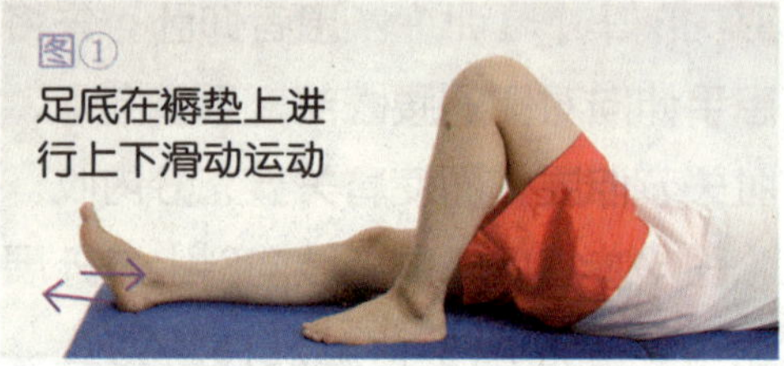
图① 足底在褥垫上进行上下滑动运动

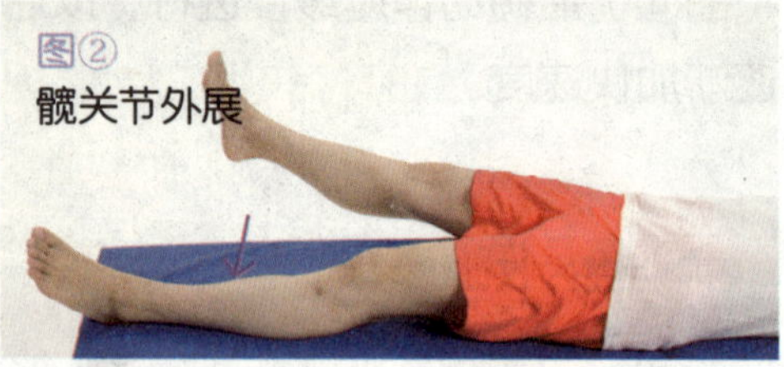
图② 髋关节外展

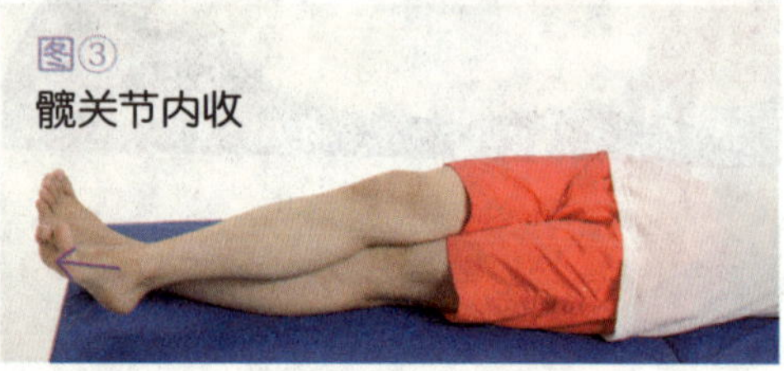
图③ 髋关节内收

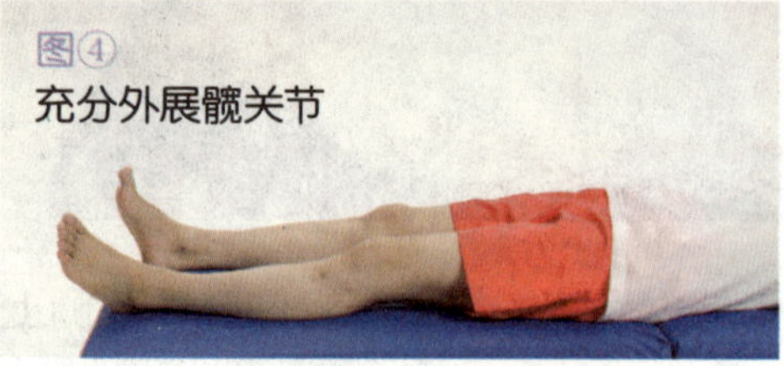
图④ 充分外展髋关节

第三步：然后做外展训练，外展程度以患者可耐度为限。（图④）

注意事项

1.用主动运动恢复关节活动时，动作宜平稳缓慢，尽可能达到最大幅度，然后稍加维持，用力程度以引起紧张或轻度疼痛感为度。

2.多轴关节的各方向运动依次进行，每日可练习2～4次。

关节松动技术

关节松动技术，顾名思义，就是松动已经僵直或活动受限的关节。相对于前面讲的关节活动度康复训练，关节松动技术的专业性更强一些，需要针对性很强的手法操作技术。一般建议伴有僵硬、粘连和挛缩的关节活动障碍患者去正规医疗单位的康复中心，由专业康复治疗师进行操作。对于关节活动受限或有一定康复训练基础的患者家属，可以在专业康复师的指导下在家庭进行操作。

首先，我们来了解一下关节松动技术的分级标准，可以用于记录治疗结果，了解患者的康复情况。根据手法操作时活动关节所产生的范围大小，我们将关节松动技术分为Ⅰ~Ⅳ级。

手法分级	松动标准	适宜人群
Ⅰ级	在关节活动的起始端，小幅度、节律性地来回松动关节。	由于疼痛导致的关节活动小范围受限患者。
Ⅱ级	在关节活动允许范围内，大幅度、节律性地来回松动关节，但不接触关节活动的起始和终末端。	由于疼痛导致的关节活动受限患者。
Ⅲ级	在关节活动允许范围内，大幅度、节律性地来回松动关节，每次均接触关节活动的起始和终末端，并能感觉到关节周围软组织的紧张。	因关节疼痛并伴有僵硬患者。
Ⅳ级	在关节活动终末端，小幅度、节律性地来回松动关节，每次均接触关节活动的起始和终末端，并能感觉到关节周围软组织紧张。	因关节周围组织粘连、挛缩导致的关节活动障碍患者。

操作体位：舒适、放松、无疼痛的体位，通常为卧位或坐位，尽量暴露所治疗的关节并使其放松，以达到关节的最大活动范围。

治疗强度：不同部位的关节，操作的程度不同。一般来讲，活动范围大的关节如肩关节、胸腰椎等，手法的强度可以大一些。

治疗时间：每种手法可以重复2~3次，每一种手法反复操作1分钟，每次治疗总时间为15~20分钟。根据患者对治疗的反应，每天或隔1~2天治疗一次。

脊柱松动术

颈椎

1.分离牵引：患者取仰卧位，头部伸出床外。家属站在床头，双手托住患者颈后部，将患者头部沿长轴向后牵引，持续数秒钟后放松还原。（下页图①）

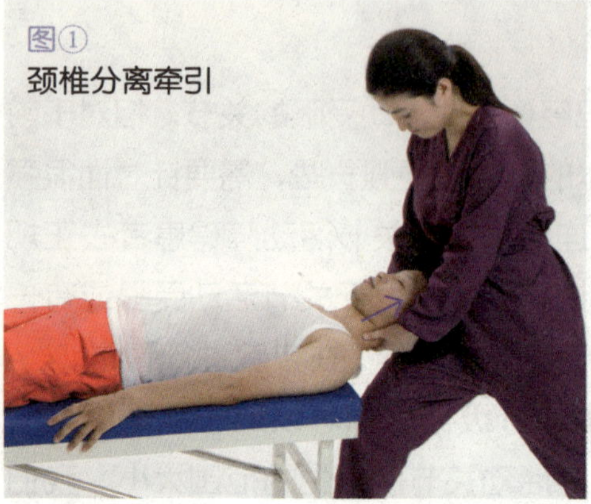

图①
颈椎分离牵引

2.侧屈摆动：治疗师或家属面对患者头部站立，将患者头部向右侧屈时，治疗师或家属右手放在枕后及颈部右侧，食指和中指放在拟发生侧屈运动的相邻椎体横突上，左手托住下颌，上身左转，使颈椎向右侧屈。向左侧屈时则相反。（图②）

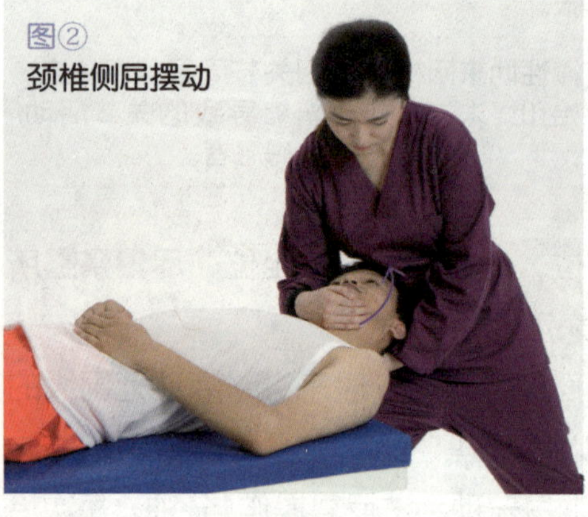

图②
颈椎侧屈摆动

3.旋转摆动：治疗师或家属面对患者头部站立或取坐位，将患者头部向左旋转时，治疗师或家属右手放在枕骨上托住头部，左手放在下颌，双手同时使头部向左转动。向右旋转时则相反。（图③）

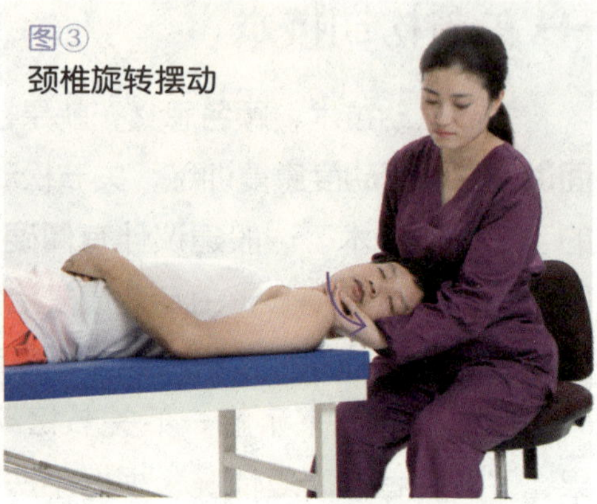

图③
颈椎旋转摆动

4.屈伸摆动：患者去枕仰卧，头部伸出治疗床，枕在治疗师或家属的大腿上。治疗师或家属面对患者头部站立，一侧大腿前屈，支撑患者头后部，双手托起枕部两侧，拇指放在两侧。双手固定，通过治疗师的双肩上举和下降使患者颈椎前屈，后伸。（图④）

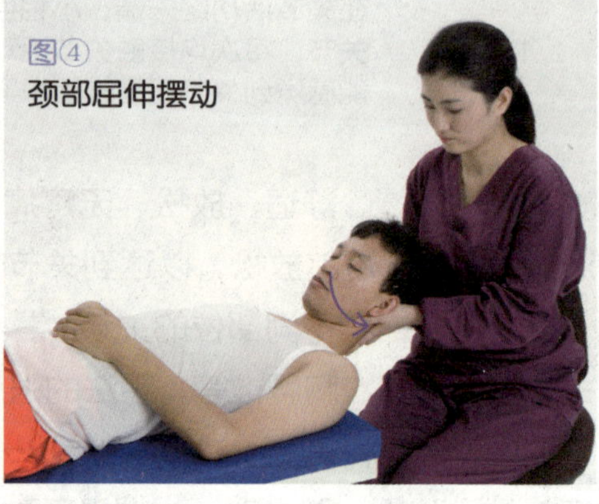

图④
颈部屈伸摆动

胸腰椎

1.垂直按压棘突：患者取俯卧位，腹部垫一枕头，上肢放在体侧或垂于治疗床沿两侧，头转向一侧。治疗师或家属面对患者头部站立或站在

体侧，下手手掌根部放在胸腰椎上，五指稍屈曲，上方手放在下方手腕背部将棘突垂直向腹侧按压。（图⑤）

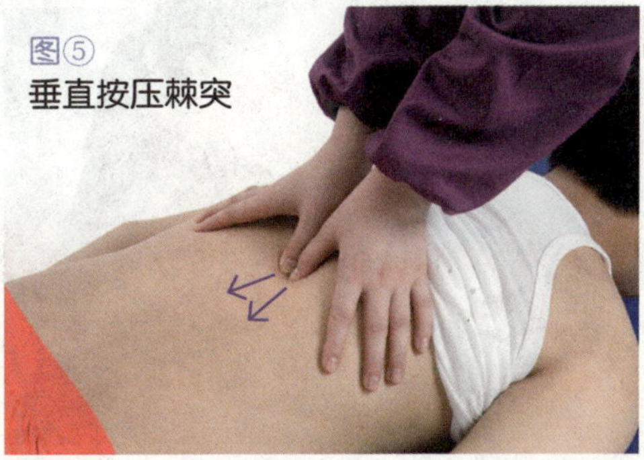
图⑤
垂直按压棘突

2.垂直按压横突：患者取俯卧位，腹部垫一枕头，上肢放在体侧或垂于治疗床沿两侧，头转向一侧。治疗师或家属面对患侧站立，双手拇指放在拟松动胸腰椎的一侧横突上，拇指重叠将横突向腹侧推动。（图⑥）

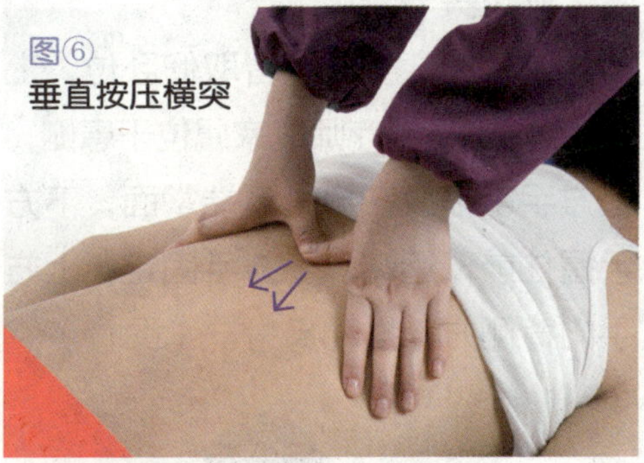
图⑥
垂直按压横突

上肢关节松动术

肩关节

肩关节由盂肱关节、肩锁关节、胸锁关节、肩胛胸壁关节构成，是人体活动度最大的关节，最常使用关节松动术的关节为盂肱关节。

1.分离牵引：患者取仰卧位，肩外展约50°并内旋。治疗师或家属外侧手托住上臂远端及肘部，内侧手四指放在腋窝下肱骨头内侧，拇指放在腋前，向外侧持续推肱骨，然后放松，重复3~5次。（图⑦）

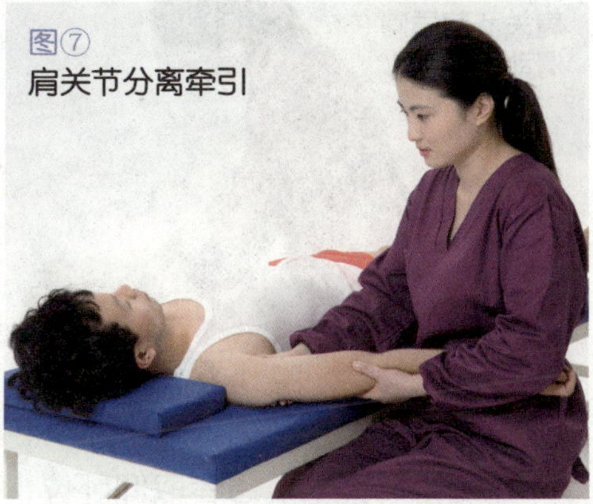
图⑦
肩关节分离牵引

2.外展向足侧滑动：患者取仰卧位，上肢外展，屈肘，前臂旋前放在治疗师或家属前臂内侧。治疗师或家属外侧手握住患者关节内侧，稍向外牵引，内侧手虎口放在肱骨近端外侧，向下向足的方向推动肱骨。（图⑧）

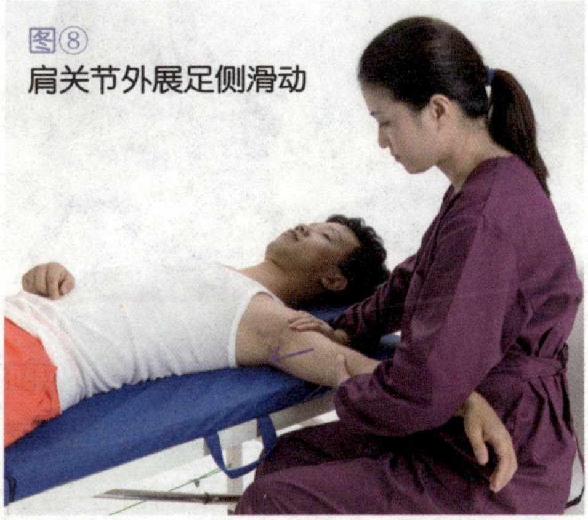
图⑧
肩关节外展足侧滑动

3.前后向滑动：患者取仰位，上肢前屈90°，屈肘，前臂自然下垂。治疗师下方手放在肱骨近端内侧，将肱骨向外做分离牵引，上方手放在肘部，向下推动肱骨。（图⑨）

图⑨
肩关节前后向滑动

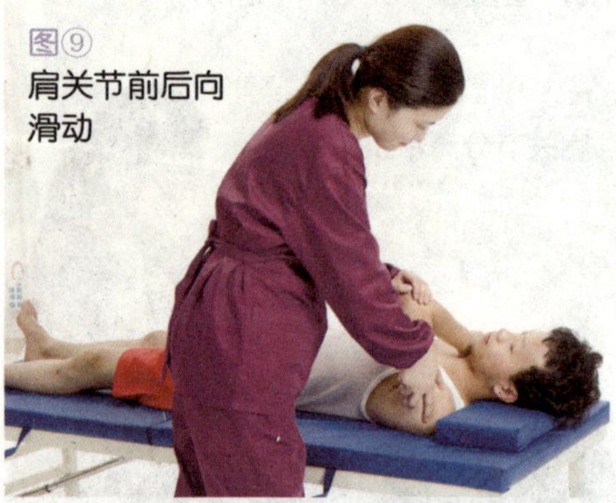

4.后前向滑动：患者取仰卧位，上肢放在体侧，屈肘，前臂放在胸前。治疗师或家属双手拇指放在肱骨头后方，其余放在肩部及肱骨前方，将肱骨头向前推动。（图⑩）

图⑩
肩关节后前向推动

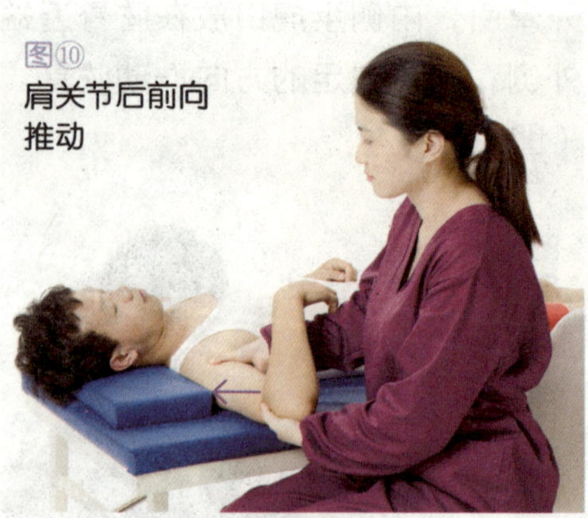

5.侧方滑动：患者仰卧，上肢前屈90°，屈肘，前臂自然下垂。治疗者外侧手握住肱骨远端及肘部固定，内侧手握住肱骨近端内侧并向外侧推动肱骨。（图⑪）

图⑪
肩关节侧方滑动

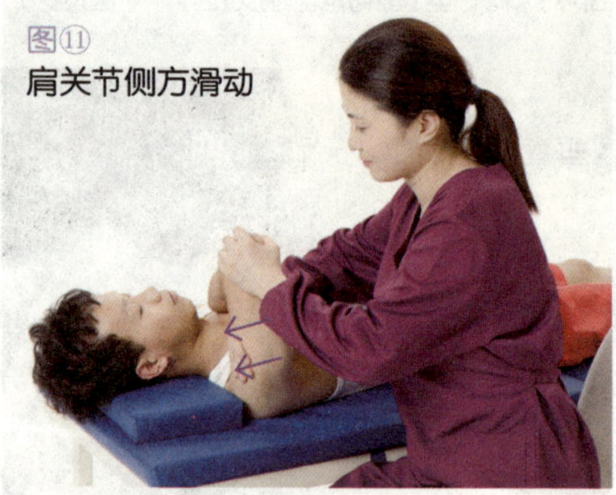

肘关节

肘部关节由肱尺关节、肱桡关节、桡尺近端关节构成。其生理运动包括屈、伸、旋转；附属运动包括分离牵引、长轴牵引、前后向滑动、后前向滑动以及侧方滑动。

肱尺关节

1.分离牵引：患者取仰卧位，上肢屈肘90°，治疗师或家属位于患侧，上方手掌根放在尺骨近端掌面，下方手握住前臂远端。下方手固定，上方手向背侧方向推动尺骨。（图⑫）

图⑫
肱尺关节分离牵引

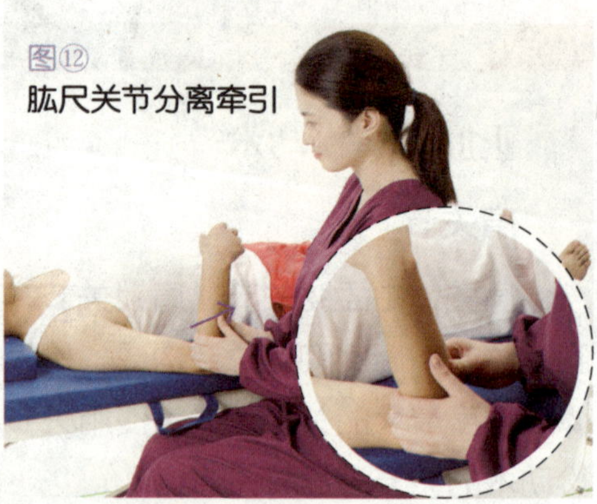

2.侧方滑动：患者仰卧，肩外展，伸肘，前臂旋后。治疗师或家属位于患侧，上方手掌心向内握住肱骨远端外侧，下方手掌心向外握住前臂远端尺侧。上方固定，下方手向桡侧推动尺骨。（图⑬）

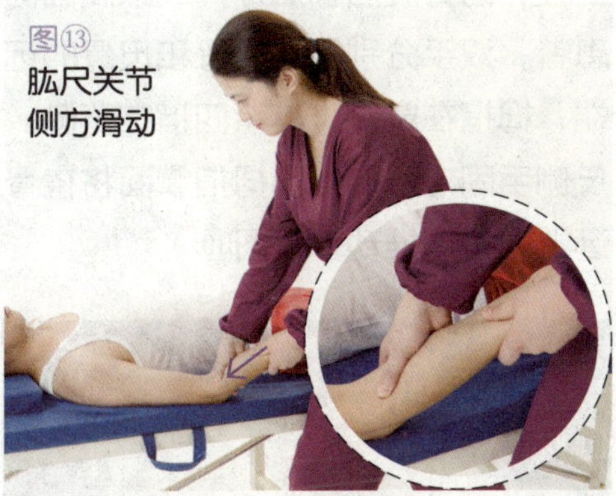

图⑬
肱尺关节
侧方滑动

3.屈肘摆动：患者仰卧，肩适当外展，前臂旋前。治疗师或家属位于患侧，上方手放在肘窝，下方手握住前臂远端。上方手固定，下方手将前臂稍做长轴牵引再屈曲肘关节。（图⑭）

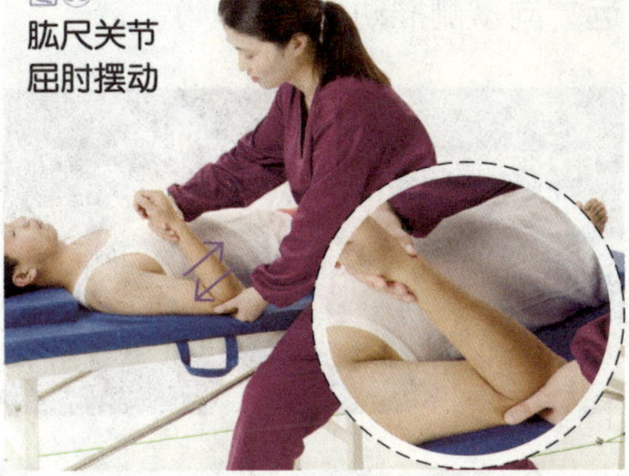

图⑭
肱尺关节
屈肘摆动

4.伸肘摆动：患者仰卧，肩适当外展，前臂旋后。治疗师或家属位于患侧，上方手放在肘窝，下方手握住前臂远端尺侧。上方手固定，下方手将前臂在伸肘活动受限的终点摆动。（图⑮）

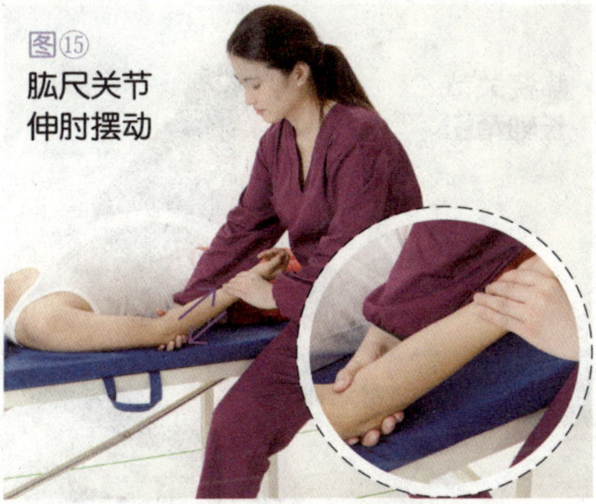

图⑮
肱尺关节
伸肘摆动

肱桡关节

1.分离牵引：患者取仰卧位，上肢适度外展，屈肘90°，前臂中立位。治疗师或家属位于患侧，上方手掌根放在桡骨近端掌面，下方手握住前臂远端。下方手固定，上方手向背侧方向推动桡骨。（图⑯）

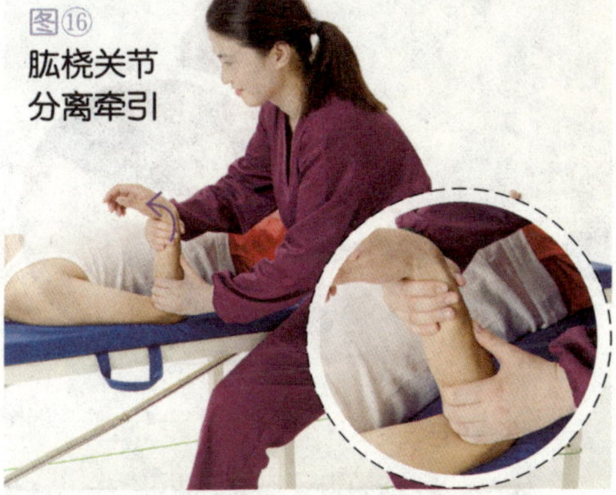

图⑯
肱桡关节
分离牵引

2.长轴牵引：患者取仰卧位，肩

稍适度外展，肘关节在伸肘活动受限处，前臂旋后。治疗师或家属位于患侧，内侧手握住肱骨远端，外侧手握住前臂远端桡侧。内侧手固定，外侧手沿桡骨长轴向远端牵引。（图⑰）

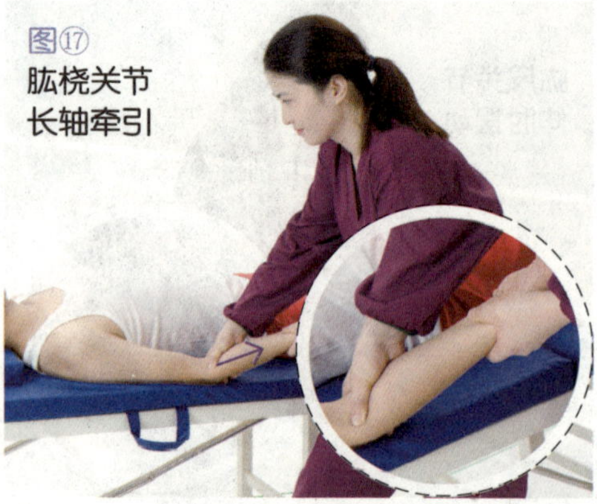

图⑰
肱桡关节长轴牵引

3.侧方滑动：治疗师或家属位于患侧，上方手掌心向外握住肱骨远端内侧，下方手掌心向内握住前臂远端桡侧，上方手固定，下方手向尺侧推动桡骨。（图⑱）

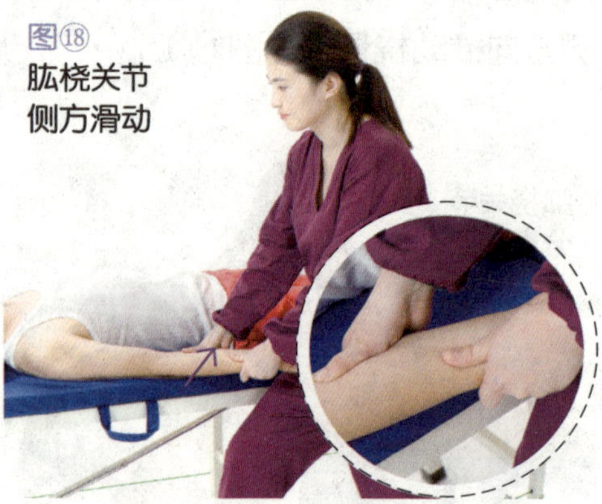

图⑱
肱桡关节侧方滑动

腕关节

腕部关节由桡尺远端关节、桡腕关节、腕骨间关节组成。其生理运动包括掌屈、伸背、桡侧偏斜、尺侧偏斜以及旋转；附属运动包括分离牵引、前后向滑动、后前向滑动、侧方滑动。

1.尺桡远端关节

前后向滑动：患者取仰卧位或坐位，前臂旋后。治疗师或家属面向患者，双手分别握住桡骨和尺骨的远端，拇指在掌侧，其余四指在背侧。尺侧手固定，桡侧手拇指掌面将桡骨远端向背侧推动。（图⑲）

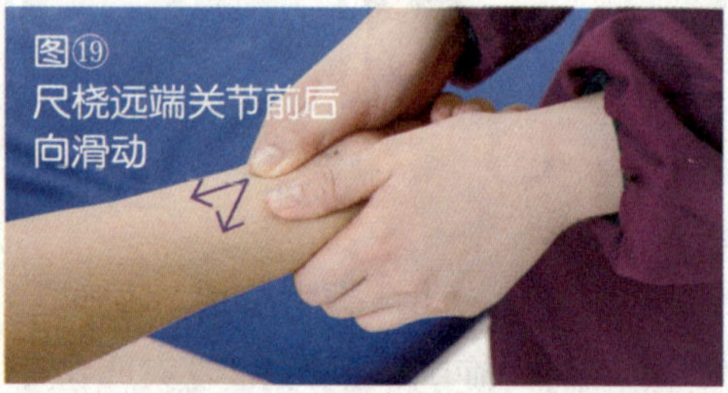

图⑲
尺桡远端关节前后向滑动

后前向滑动：患者取仰卧位或坐位，前臂旋前。治疗师或家属位于患侧，双手分别握住桡骨和尺骨的远端，拇指在背侧，其余四指在掌侧。桡侧手固定，尺侧手拇指掌面将尺骨远端向掌侧推动。（图⑳）

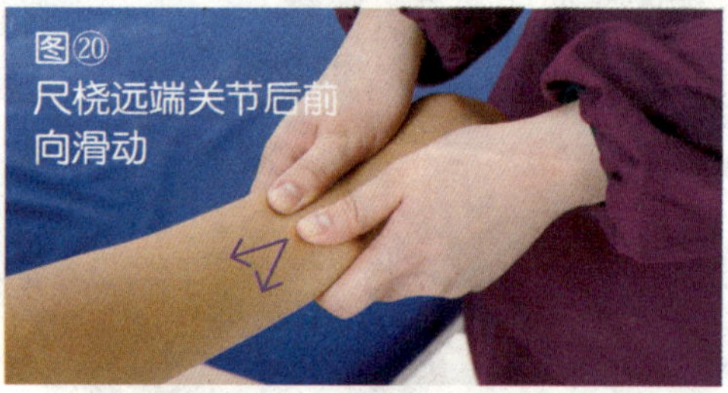

图⑳
尺桡远端关节后前向滑动

2.桡腕关节

分离牵引：患者呈坐位，前臂

旋前放置在治疗床面，腕关节中立位伸出治疗床沿。治疗师或家属位于患侧，上方手握住前臂远端固定，下方手握住远排腕骨。下方手用力将腕骨向远端牵拉。（图㉑）

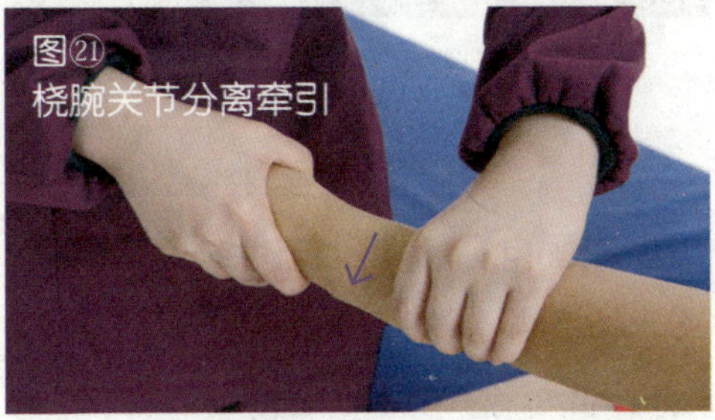
图㉑ 桡腕关节分离牵引

前后向滑动：患者取坐位或仰卧位，屈肘90°，前臂和腕关节中立位。治疗师或家属位于患侧，一手掌根部放置在前臂远端桡侧的掌面，另一手握住手背近排腕骨处固定。由掌侧向背侧推动桡骨。（图㉒）

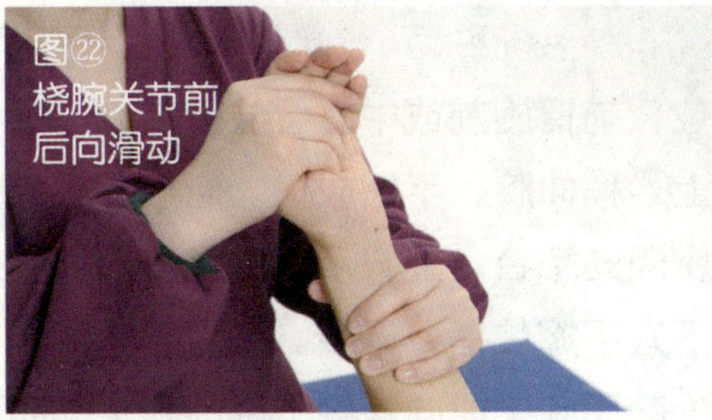
图㉒ 桡腕关节前后向滑动

后前向滑动：患者取坐位或仰卧位，屈肘90°，前臂和腕关节中立位。治疗师或家属位于患侧，一手握住前臂远端桡侧背面，另一手握住手掌近排腕骨处固定，由背侧向掌侧推动桡骨。（图㉓）

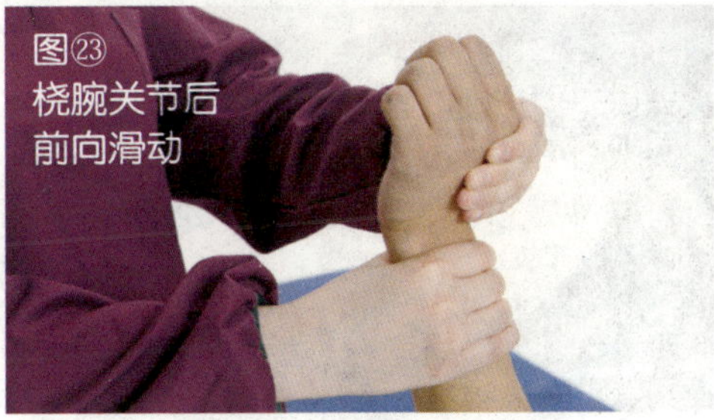
图㉓ 桡腕关节后前向滑动

腕骨间关节

1.前后向滑动：患者呈坐位，前臂旋后，腕中立位。治疗师或家属面向患者，双侧拇指分别放置在相邻腕骨的掌面，食指放置在相应腕骨的背面。一手固定，另一手向背侧推腕骨。（图㉔）

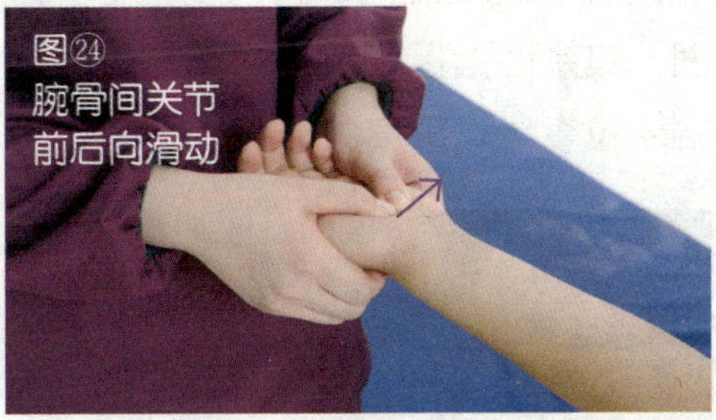
图㉔ 腕骨间关节前后向滑动

2.后前向滑动：患者呈坐位，前臂旋前，腕中立位。治疗师或家属面向患者，双手拇指分别放置在相邻腕骨的背面，食指放置在相应腕骨的掌面。一手固定，另一手向掌侧推腕骨。（图㉕）

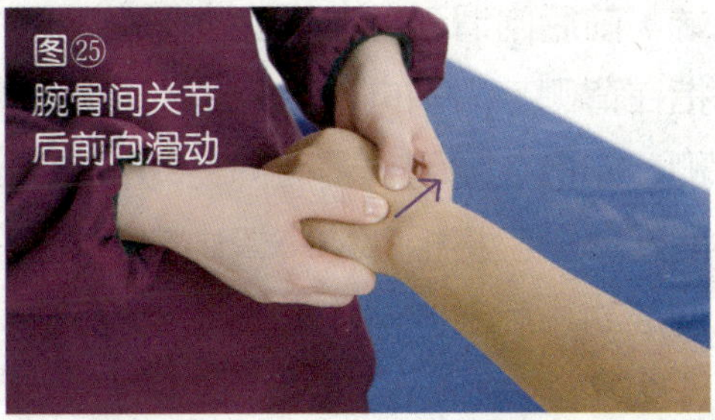
图㉕ 腕骨间关节后前向滑动

手部关节

手部关节由腕掌关节、掌骨间关节、掌指关节、拇指腕掌关节、近端和远端指间关节组成。其生理运动包括屈、伸、内收、外展、拇指对掌等；附属运动包括分离牵引、长轴牵引、滑动等。

1.腕掌关节牵引：患者呈仰卧位，前臂旋前放置在治疗床上，腕部伸出床沿，中立位。治疗师或家属面向患者，上方手固定某个远排腕骨，拇指握于背面，食指握于掌面；下方手握住相对应的掌骨，拇指握于背面，其余四指握于掌面。下方手向远端牵拉掌骨，分离关节面。（图㉖）

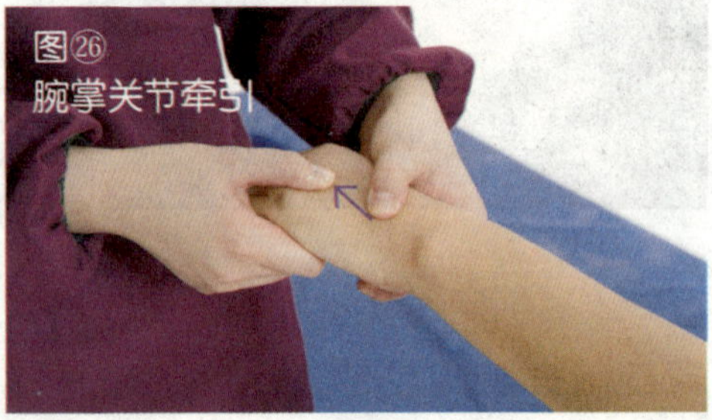
图㉖ 腕掌关节牵引

2.掌骨间关节滑动：患者取坐位，前后向滑动时前臂旋后，后前向滑动时旋前。治疗师或家属面向患者，双手拇指及四指放在相邻掌骨远端。前后向滑动时，拇指在掌侧，四指在背侧；后前向滑动时，拇指在背侧，四指在掌侧。前后向滑动，一手固定，一手将相邻的掌骨由掌侧向背侧推动；后前向滑动，则动作相反。（图㉗）

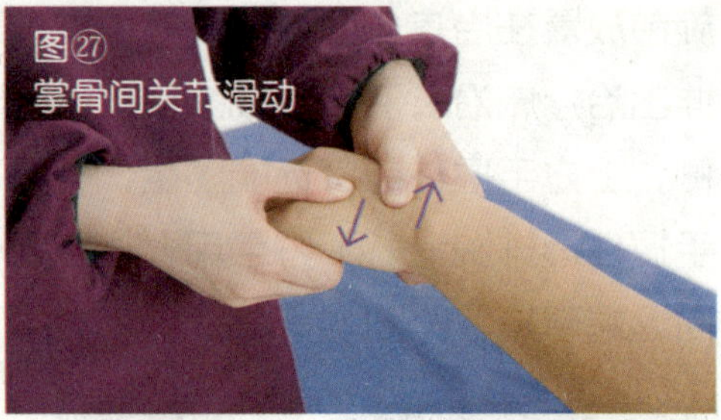
图㉗ 掌骨间关节滑动

3.掌指关节

分离牵引：患者呈坐位，治疗师或家属面向患者，上方手固定掌骨远端，下方手握住指骨近端。下方手将指骨向远端牵引。（图㉘）

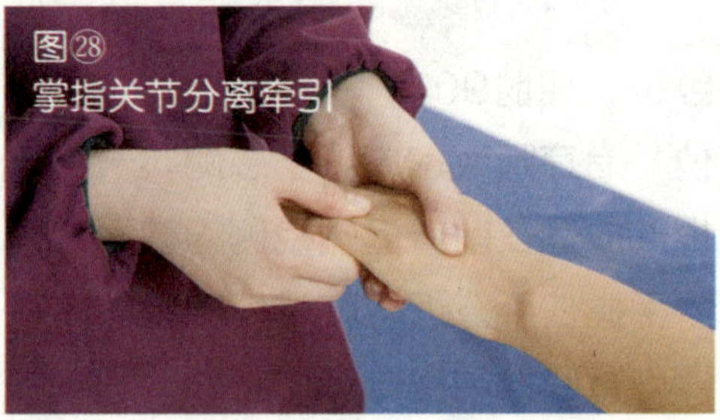
图㉘ 掌指关节分离牵引

前后向或后前向滑动：患者呈坐位，前臂旋前或中立位放置在治疗床上，稍伸腕，手指放松。治疗师或家属面向患者，上方手握住掌骨远端，下方手握住指骨近端。下方手向背侧（前后向）或向掌侧（后前向）推动近端指骨。（图㉙）

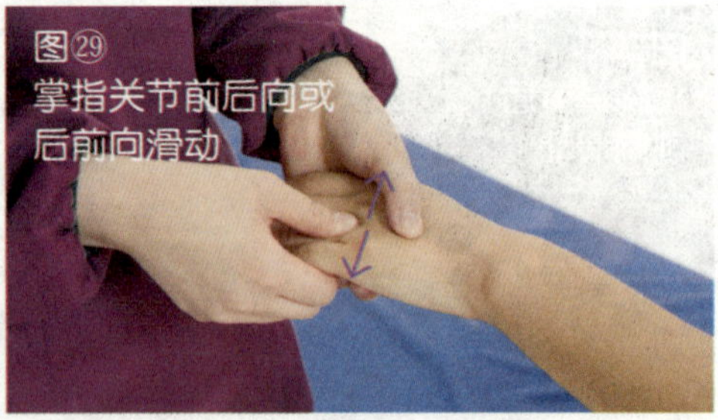
图㉙ 掌指关节前后向或后前向滑动

4.指间关节：

包括分离牵引、长轴牵引、前后向或后前向滑动、侧方滑动、旋转摆动，上述手法的患者的体位、操作手法与掌指关节相同，请参阅本节掌指关节这一部分内容，此处不再赘述。

下肢关节松动术

髋关节

长轴牵引：患者取仰卧位，下肢中立位，双手抓握床头，以固定身体。治疗师面向患者，双手握住患者所需牵引的大腿近膝关节处，并用近患者侧的上肢腋下夹持患者患侧小腿踝关节处。双手同时用力，身体后倾，将股骨沿长轴向足部牵拉。（图㉚）

图㉚
髋关节长轴牵引

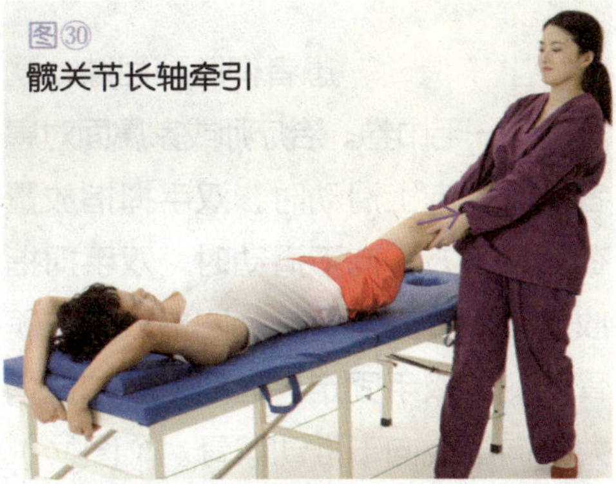

分离牵引：患者侧屈髋90°，屈膝并将小腿放在治疗师的肩上，对侧下肢伸展。治疗师上身稍向前弯曲，肩部放在患腿腘窝下，双手五指交叉抱住患者大腿近端。双手同时用力将肱骨向足部方向牵拉。（图㉛）

图㉛
髋关节分离牵引

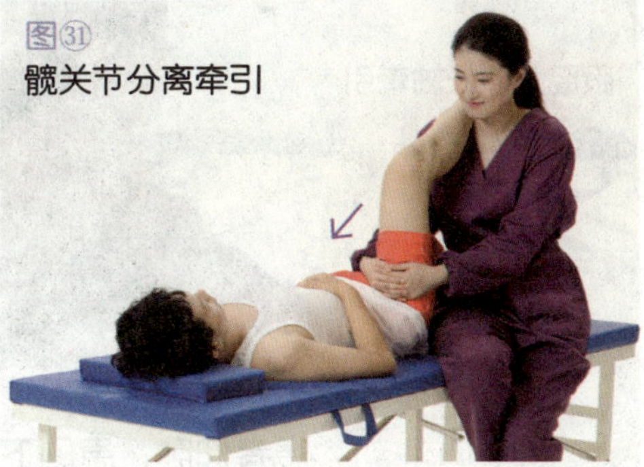

前后向滑动：患者呈仰卧位，患侧下肢稍外展。治疗师或家属面向患者站立，上方手掌放置在大腿近端前外侧，下方手放置在腘窝内侧。下方手将大腿稍托起，借助身体及上肢力量背侧推动股骨。（图㉜）

图㉜
髋关节前后向滑动

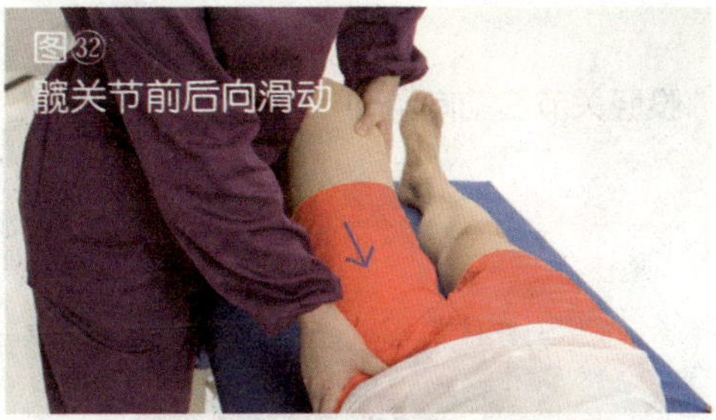

膝关节

膝部关节的生理运动包括屈和伸，在屈膝位小腿可内旋和外展；附属运动包括长轴牵引、前后向滑动、后前向滑动和侧方滑动等。

股胫关节

长轴牵引：患者坐于床上，患肢屈膝垂于床沿，腘窝下垫一毛巾卷。治疗师或家属呈半蹲位，双手握住小腿远端。双手固定，借助上肢和上身力量向足端牵引小腿。（下页图㉝）

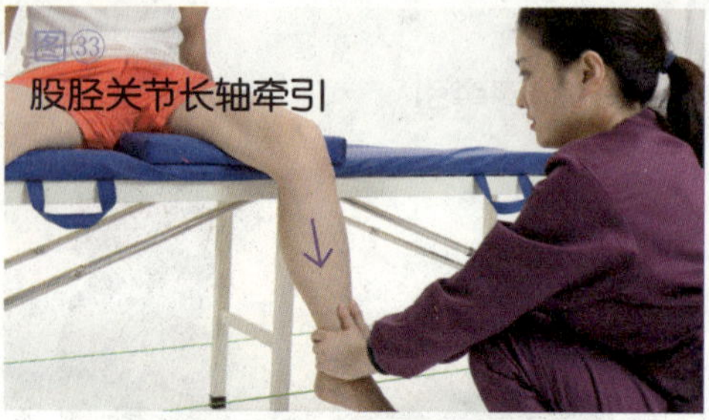
图㉝
股胫关节长轴牵引

后前向滑动：患者仰卧，患侧下肢屈髋、屈膝，足平放在床上，健侧下肢伸直。治疗师或家属坐于治疗床一侧，大腿压在患者足部，双手握住小腿近端，拇指放在髌骨下缘，四指放在腘窝后方。双手固定，身体后倾，借助上肢力量向前推动胫骨。（图㉞）

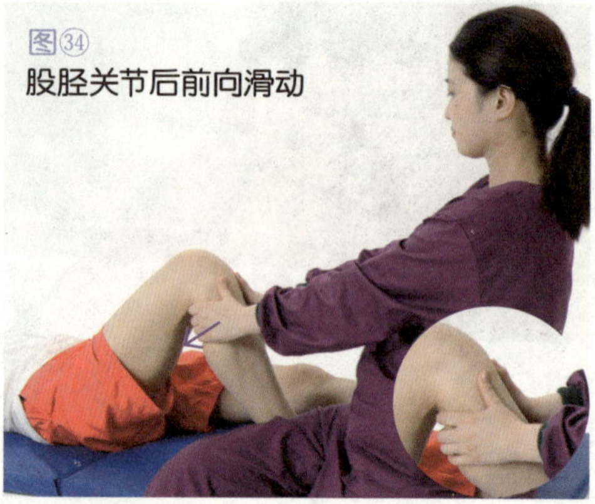
图㉞
股胫关节后前向滑动

髌股关节

分离牵引：患者仰卧，稍屈膝，腘窝下垫一毛巾卷。治疗师或家属位于患侧，双手拇指与食指分别放置在髌骨两侧。双手握住髌骨，同时向上抬起。（图㉟）

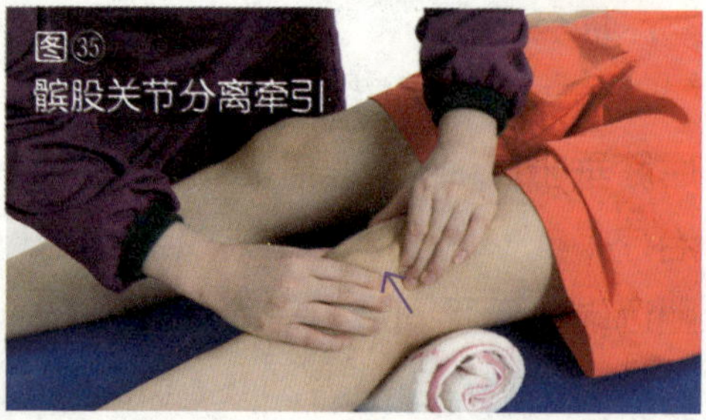
图㉟
髌股关节分离牵引

侧方滑动：患者仰卧稍屈膝，腘窝下垫一毛巾卷。治疗师或家属面对患者，向内侧滑动时，位于患侧膝外侧；向外侧滑动时，位于健侧膝外侧。双手拇指放置在髌骨侧方，食指放置在对侧。双手固定，借助上肢和拇指力量向对侧推动髌骨。（图㊱）

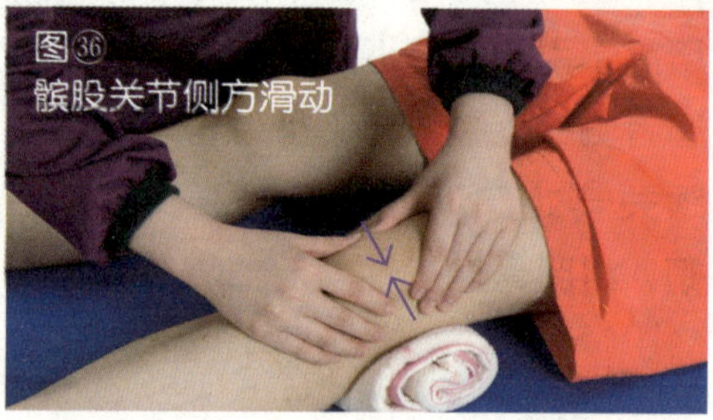
图㊱
髌股关节侧方滑动

上下滑动：患者仰卧稍屈膝，腘窝下垫一毛巾卷。治疗师或家属面对患者站立，向上滑动时，双手拇指放置在髌骨下方；向下滑动时，双手拇指放置在髌骨上方，其余四指放置在髌骨两侧。双手固定，借助上肢和拇指力量向上或向下推动髌骨。（图㊲）

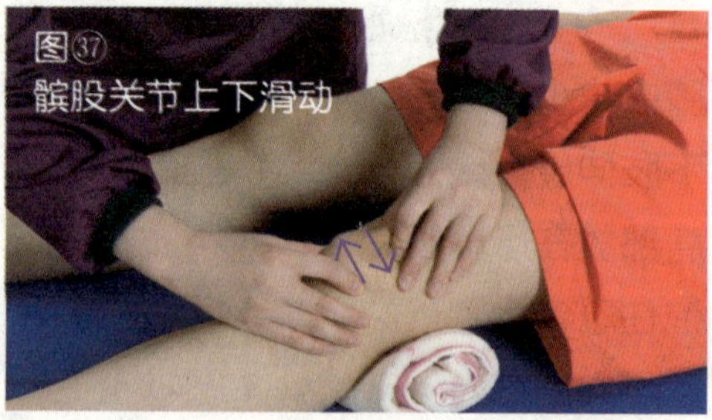
图㊲
髌股关节上下滑动

踝部关节

踝部关节由下胫腓关节、胫距关节、距下关节以及跗骨间关节构成。

1.下胫腓关节

前后向或后前向滑动：患者仰卧，患者下肢屈膝90°，踝部放松。治疗师或家属站在患侧，前后向滑动时，上方手掌根放置在内踝后面，下方手掌根放置在外踝前面；后前向滑动时，上方手掌根放置在外踝后面，下方手掌根放置在内踝前面。前后向滑动时，上方手固定，下方手向后推动外踝；后前向滑动时，下方手固定，上方手向前推外踝。（图㊳）

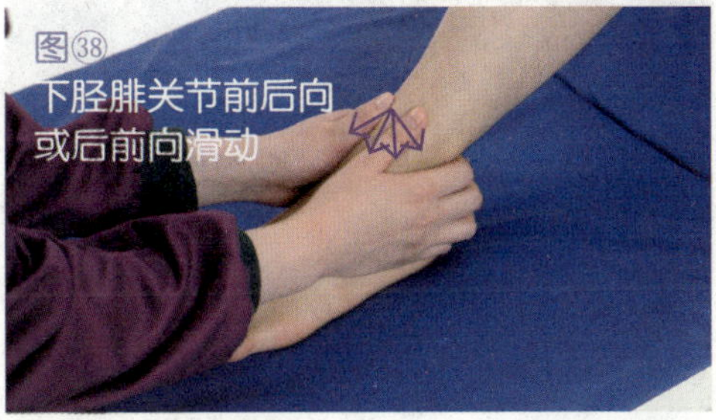

图㊳ 下胫腓关节前后向或后前向滑动

2.胫距关节

分离牵引：患者俯卧，患侧下肢屈膝90°，踝部放松。治疗师或家属面对患者站于患侧，双手握住内外踝

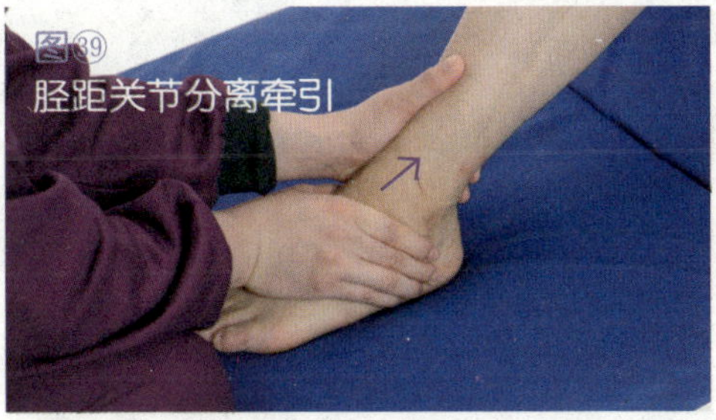

图㊴ 胫距关节分离牵引

远端，相当于距骨处，同时可用一侧下肢屈膝压住患者大腿后面固定。双手同时向上牵引距骨。（图㊴）

前后向滑动：患者俯卧，患侧下肢屈膝90°，踝部放松。治疗师或家属面对患者站立，上方手放置在内、外踝后方，下方手放置在距骨前方。上方手固定，下方手向后推动距骨。（图㊵）

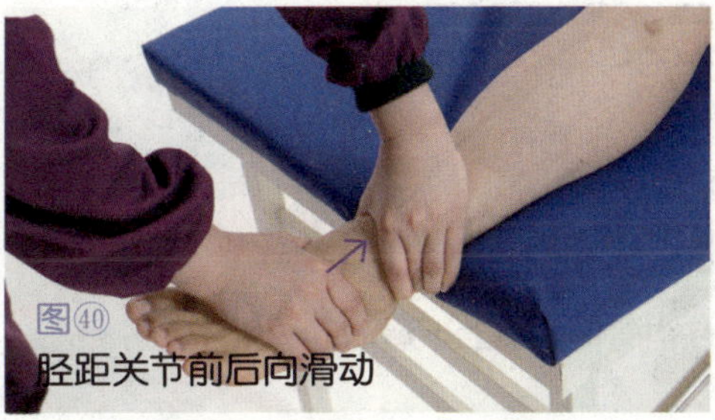

图㊵ 胫距关节前后向滑动

后前向滑动：患者俯卧，患侧下肢屈膝90°，踝部放松。治疗师或家属面对患者站立，上方手虎口放置在内、外踝前方，下方手虎口放置在距骨后方。上方手固定，下方手向前推动距骨。（图㊶）

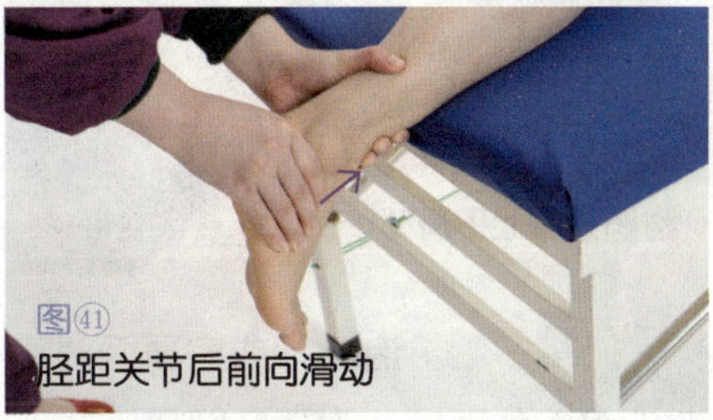

图㊶ 胫距关节后前向滑动

3.距下关节

分离牵引、前后向滑动、后前向滑动同胫距关节。

4.跗骨间关节

上下滑动：患者仰卧，稍屈髋屈膝。治疗师或家属面对患者，双手拇指分别放置在患足相邻跗骨的背侧，食指放置在足底相应跗骨的跖面。向下滑动时，一手固定，一手拇指向足底推动相邻跗骨；向上滑动时，一手固定，另一手食指向足背方向推动相邻跗骨。（图㊷）

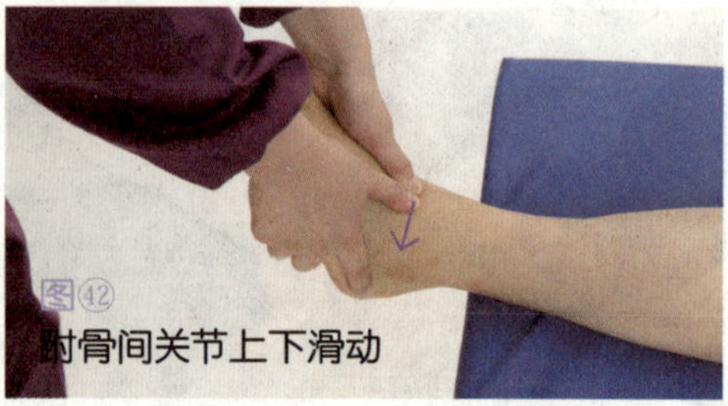
图㊷
跗骨间关节上下滑动

跗跖关节

上下滑动：治疗师或家属面对患者，上方手握住跗骨，下方手握住跖骨。上方手固定，下方手向上或向下推动跖骨。（图㊸）

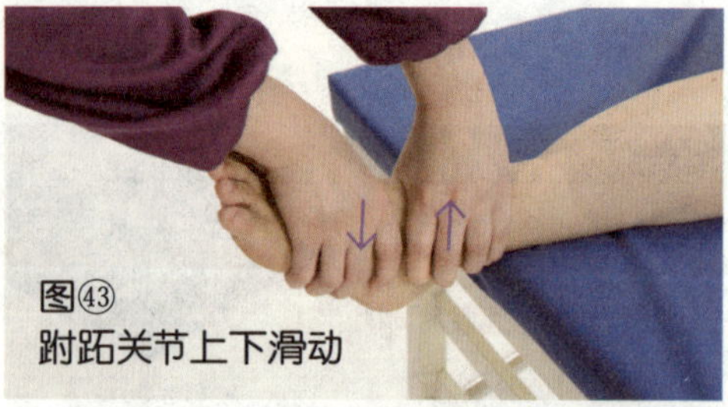
图㊸
跗跖关节上下滑动

旋转摆动：治疗师或家属面对患者，双手分别握住跗骨及跖骨近端，拇指在足背，四指在足底。上方手固定，下方手将跖骨向内（旋前）或向外（旋后）转动。（图㊹）

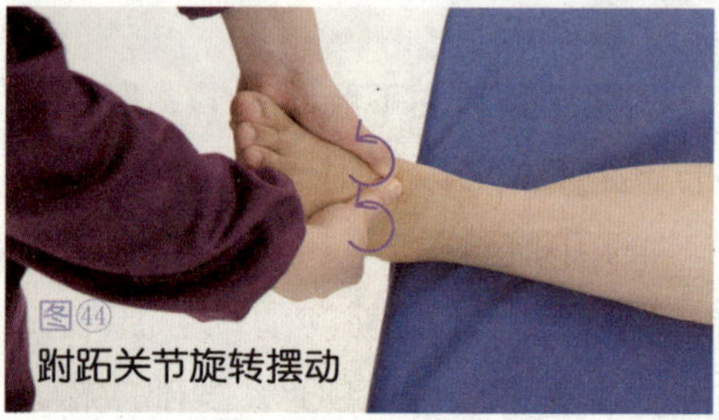
图㊹
跗跖关节旋转摆动

足部关节

跖骨间关节（上下滑动）：患者俯卧，踝关节放松。治疗师或家属双手分别握住相邻跖骨，拇指在足底，四指在足背。一手固定，另一手向上或向下推动相邻跖骨。（图㊺）

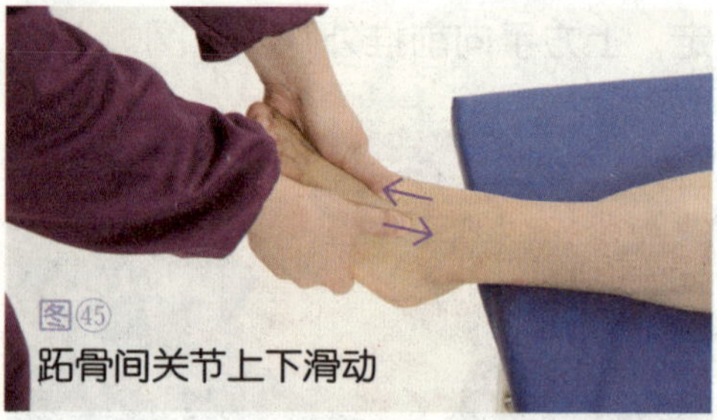
图㊺
跖骨间关节上下滑动

跖趾关节（上下滑动）：治疗师或家属面对患者站立，上方手放置在跖骨上，拇指在足背、四指在足底；下方手放置在相应跖骨近端，拇指在足背，四指在足底。上方手固定，下方手向上或向下推动跖骨。（图㊻）

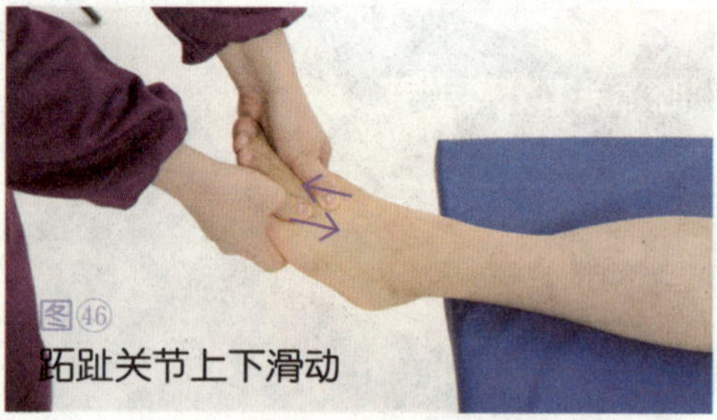
图㊻
跖趾关节上下滑动

失语症

失语症简单说就是不能说话，是脑中风的最典型后遗症之一，属于由脑器质性病变导致的语言和语言相关认知过程的后天性损害，具体表现在听、说、读、写4个方面。脑卒中致失语症的康复治疗程序中，根据不同时期失语症患者进行不同的治疗课题，在语言训练中所采取的措施也有不同的偏重。

失语症的训练方法

个人训练：即一名治疗师对一名患者的一对一训练方式。要求具有一个安静、稳定的环境。方法以刺激法为中心内容，训练时间以15分钟为宜。

运动性失语的康复训练

运动性失语的患者，通常都能很好地理解语言，但不能用口语表达，应以语言训练为主。具体做法为：

1.发音器官的训练：先做简单的张口、伸舌、龇牙、鼓腮动作，再进行软腭提高训练，指导患者将嘴张大，教其发a音；舌部训练，让患者尽量向外伸舌，反复做伸缩舌运动，由慢到快，逐步提高其运动速度，舌尖舔上下唇、左右唇角，再做顺向及逆向舔全唇动作；唇部训练，指导患者反复进行抿嘴、噘嘴训练。患者经1周训练，均能完成训练动作。

2.发音训练：采用示教-模仿方法，从英语音标元音a-e-i-o-u开始，然后学喉音h、ha，唇音b、p，舌齿音d、t。对本组患者训练1周后，元音发音效果好，而喉音、唇音、舌齿音训练有一定难度，1个月后14例患者基本掌握，7例患者只能达到有时发音准确但有时困难。

3.词、句训练：单音训练1周后逐步训练患者单词-词组-短句发音。从简单的单词开始，如“西瓜”“床”“鸡”“吃饭”等。适当提示，如说“吃”，患者多会接着说“饭”，最后说出完整单词“吃饭”；如模仿吃水果动作，诱导患者主动说出“吃苹果”。0～1级患者以单词训练为主，2～3级患者以词组、短句为主。

4.阅读训练：本组患者失语程度达2级以上者，经过1～2周时间训练，掌握一般词组、短句即能接受跟读或阅读短文的训练。

5.书写训练：0～1级患者从简单字开始如“火”“水”，逐步到单词—句子；2～3级患者进行单词—句子—短文的训练。这种训练每天10次，每次10分钟。

感觉性失语的康复训练

感觉性失语的口语及书面语理解困难，应以提高理解能力训练为主。具体做法为：

1.听觉训练：声音刺激。让患者听广播、听音乐、听他人读报，每天2次，每次20分钟，刺激思维，提高对语言的理解力。

2.手势训练：通过对患者较熟悉的手势激发其理解能力。如喝水，护士或家属做喝水动作，让患者模仿、重复，9例患者经7周训练能基本掌握，5例患者不稳定。

3.实物刺激：让患者说出看见的实物名称，可适当提醒，反复训练。

4.记忆训练：让患者回忆印象深刻的往事，对这些问题本组患者大多积极配合，回答较正确。

5.兴趣训练：从患者兴趣爱好着手，如打麻将、唱歌、下象棋等，由于记忆深刻，患者常容易接受。

完全性失语的康复训练

完全性失语患者语言功能几乎完全丧失，其理解能力和口语表达能力严重障碍，一般仅会发出单音。训练应以听、理解为主，辅以语音训练。此类患者对眼神、语调、表情、手势较为敏感，应以非语言交流训练为主，如以张开嘴表示喝水、吃饭、吃水果，闭眼表示睡觉，手指便器表示大小便，同时发出“吃”“喝”“尿”的音，经过反复的训练，能用简单的字词及简单的肢体语言表达基本需求是我们康复的目的。

1. 听理解训练

(1)单词：听词指图或指实物，出示3个常用物品的图片，说出其中一个物品的名称，让患者指出相应的图片。

(2)短语和句子：听语句指图：A.出示3个常用物品的图片，说出其功能或所属范畴，患者指出；B.用情景画进行提问，让患者回答；C.执行指令：发出指令，患者按要求做动作。

2. 口语表达训练

(1)词的表达：A.词完成练习。问：“这是一朵……”病人：“花。”B.命名。以提问的方式引出词的表达：问：“这是什么花？”病人：“玫瑰花。”问：“今天星期几？”病人：“星期三。”C.利用反义词、关联词、惯用词。问：“男。”病人：“女。”问：“金。”病人：“银。”D.词的复述。出示1组图片和与之相对应的词卡，治疗师或家属说出图片的名称，示范口型，病人复述2遍。

(2)短语、句子的表达：A.把学过的单词组合成短语和句子，如：把“杯子”“水”组合成“杯子可以装水”“我用杯子喝水”。B.复述句子。C.实用训练：用完整句子表达自己的需要，如“我要吃饭”。

(3)旋律吟诵疗法：诗歌、儿歌、歌曲、自动语序（歌词接龙）。

3. 阅读理解及朗读训练

(1)视觉认知：图图匹配、词词匹配、图词匹配。

(2)听觉认知：听词指图。

(3)单词朗读：出示单词卡，反复读给患者听，从和患者一起朗读到患者自己读。

(4)句子、短文理解和朗读：A.理解：让病人阅读句子卡片，指出情景图片。阅读短文，然后回答问题。B.朗读句子、短文。

(5)篇章的阅读和朗读：一起读，然后自己读。

4. 书写训练

(1)抄写：出示词卡，让患者抄写。

(2)单词听写：出示图卡听写；不出示图卡听写。

(3)句子、短文的听写。

(4)描写：出示图片让其写出图片的名称、看图卡写出句子、写日记。

5. 其他认知训练

迷宫、数字格、找不同、数钱、找钱、做力所能及的家务，计算器、电

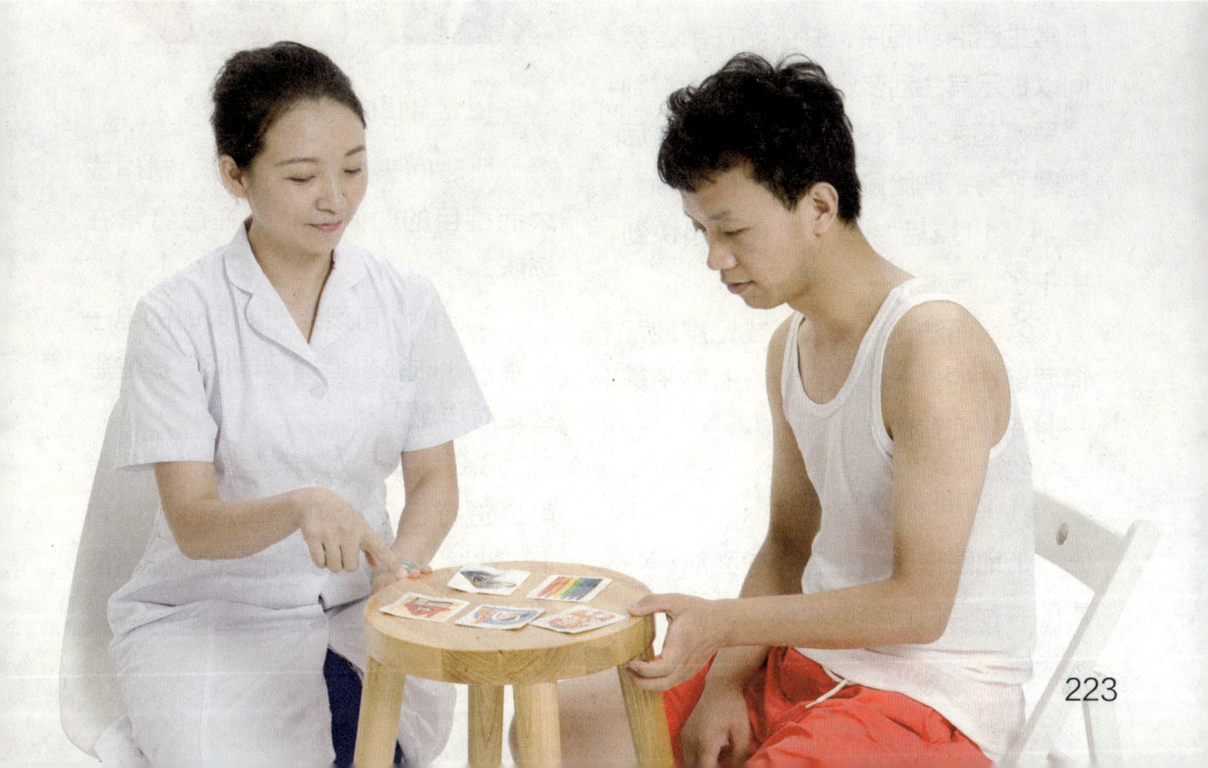

脑、手机等操作，画画、书法、下棋、打扑克牌、玩麻将等。请准备训练工具：笔记本、笔、卡片、故事书、患者感兴趣的文章、歌本、音乐播放器（电脑、MP3、MP4等）。

十 记忆障碍

记忆是大脑皮质独有的功能之一，是大脑获取和储存信息进行思维的一种生理和心理现象。脑血管病人由于脑组织受损，可直接或间接地影响记忆，这就是脑血管病引起的记忆障碍。那么，脑血管病患者的记忆障碍如何康复呢？

记忆训练方法

1.联想记忆法：让患者将要记住的信息和已知信息联系记忆，最简单的办法是患者家属为患者建立恒定的日常生活活动程序，并张贴在患者房间以提示其生活步骤。比如患者看到“早晨起来”4个字，会想到起床后整理被褥，洗脸刷牙，外出散步等。看到“11点后”几个字会想起快到中午了，应准备午餐等。

2.背诵法：反复大声或无声地背诵要记住的信息，遇到情况时脑子第一时间浮现背诵信息。

记忆训练的实际操作

1.地图作业：在患者前面放一张大的、标有自己家庭坐标、道路和附近建筑物的地图，告诉患者从家里出发，沿某条道路到达附近建筑物。反复10次，连续两日无错误，可适当增加难度，比如路程更长、绕弯等。

2.视觉记忆：先将3～5张绘有日常生活中熟悉物品的图片卡放在患者前面，告诉患者每卡可以看到5秒，看后将卡片收回，让患者用笔写下所看到的物品名称。反复数次，成功后增加卡片数量。

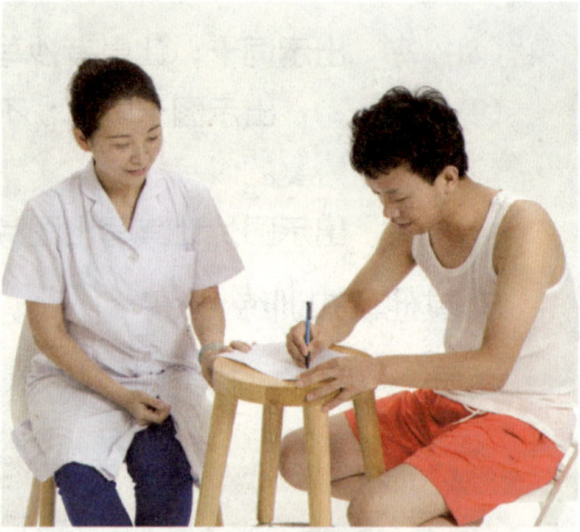

记忆辅助物的应用

1.时间表：将每日活动制作成大而醒目的时间表张贴在患者常在场所。

2.闹钟、可设定时间报时的电子表等，随时给患者播报时间。提醒患者定时作息。

3.日记本：对有读写能力的患者可以进行日记练习。开始时可以每15分钟为一段记事，能力提高后酌情延长。